ワ文庫 NF
.F421〉

かぜの科学

もっとも身近な病の生態

ジェニファー・アッカーマン

鍛原多恵子訳

HAYAKAWA NONFICTION

早川書房

7475

AH-CHOO!

The Uncommon Life of Your Common Cold

by

Jennifer Ackerman

Translated by
Taeko Kajihara
Published 2014 in Japan by
HAYAKAWA PUBLISHING, INC.
This book is published in Japan by
arrangement with
MELANIE JACKSON AGENCY, LLC
through TUTTLE-MORI AGENCY, INC., TOKYO.

メラニー・ジャクソンへ
二〇年来の友情と賢明な助言に心からの感謝を込めて

家族というものは、子どもだけでなく、男、女、たまさかに動物、
そして風邪によって構成されている。

――オグデン・ナッシュ

目次

かぜの科学

もっとも身近な病の生態

序　風邪（コールド）の赤裸々（コールド）な真実

それはあまりによくある変化だ。新鮮な牛乳が酸っぱくなったり、上機嫌だった幼子がむずかったりするのとなんら変わらない。あなたはさっきまで元気そのもので、喉の奥が少しいがらっぽいとはいえ、何も心配していなかった。ところが次の瞬間には、鼻がひどくつまって体がだるい。あなたはこんな状態に陥ったことはないだろうか。「克服し難い『白昼夢』――何をする気にもならず、全く無気力と嫌悪感――生気の停止――自分が今どこにいるのかということにも無頓着――感覚を無くし眠気を催すようなろくでなしの感じ――全身的硬直化――時事に対する牡蛎（かき）のごとき無感覚――意識朦朧状態――」。つまり、こう尋ねたいのだ。「とても悪い風邪にかかったことがありますか？」（『チャールズ・ラムの手紙』三宅川正訳、英宝社より引用）

チャールズ・ラムのこの泣き言めいた問いに、私たちの多くは迷わず「イエス」と答えるだろう。

ウォルター・シラーなら間違いなくそうするところだ。一九六八年、シラーはアポロ七号の船長として宇宙飛行にのぞんだ。アポロ一号が発射台上で炎上するという悲惨な事故後初の有人飛行だった。ところが彼はこの任務で、アメリカ史上もっとも困った、もっとも有名な風邪をひいてしまった。打ち上げから約一時間後、最後の身体検査からわずか六時間後というのに、ふいに、風邪をひいたときに起きる変化に襲われた。少しいがらっぽかっただけの喉は瞬く間に腫れ上がり、地上なら鼻水が大量に流れ出たはずだった。しかし無重力の宇宙空間では、鼻水は流れずに鼻孔やその奥の鼻腔にたまる。取り除くには力を込めて鼻をかむしかないが、そうすると鼓膜が痛む。やがて他の飛行士も悪性の病原体に冒され、三人は気分は最悪で注意力が散漫になり、息をするのも人の話に耳を傾けるのもやっとの状態で宇宙飛行を終えた。シラーの娘が洒落で言ったところによれば、彼らの宇宙船は「一〇日間の風邪カプセル」であった。飛行士たちは全員無事に地球に帰還したものの、いずれも二度と宇宙飛行をしていない。シラー船長はのちに、飛行中に服用した風邪薬のテレビコマーシャルに出演した。画面の中の彼は宇宙飛行用のヘルメットをかざし、視聴者に問いかける。「あなたはこれをかぶってくしゃみしたことがありますか？」

風邪のウイルスが体内に侵入して体を乗っ取るあの決定的な瞬間は、私たちの一生涯で二〇〇回ほども起きる。ことによると、あなたは今しも風邪にやられ、喉を痛めたときのような咳を呪いながら、屑カゴをびしょびしょのティッシュで満杯にしているかもしれない。この本は、あまりに日常的で、その名前が「よく起きる（コモン）」という意味をもつ病気の話だ。私たちはなぜこのけちな伝染病を気にかけるのだろう。もちろん、一回一回の罹患（りかん）そのものは大したことではない。けれども、一人の人が平均寿命のうちにこの取り立てて悪性でもない病原体に苦しむ期間を合計すれば、およそ五年間にわたって鼻づまり、咳、頭痛、喉の痛みに襲われ、おおまかに言って一年間床につく計算になる。ならば、これほど頻繁に私たちの体内に侵入する客人がいったい何者なのか調べてみるのも悪くない。この不健全な闖入者（ちんにゅうしゃ）に健全な興味をもってみてはどうだろう。

改めて考えてみると、風邪（コモンコールド＝普通感冒）には常識（コモンセンス）では計れないことがたくさんある。たとえば、その名前だ。風邪はありふれているには違いないが、医学におけるちょっとしたブラックホールであり、理解はそれほど進んでいない。また私たちは「風邪」とひと言ですませてしまうけれども、風邪の病原体は一種類というわけではなく、たくさんの種類がある。それに、なぜコールド（cold）と言うのだろう。風邪にかかったら寒気を感じるから？　寒い季節に流行るから？　寒くて降雨の多い季節に風邪が流行るのは事実としても、低温との関係は、なくはないという程度でしかない。それでも多くの言語で風邪を意味する語はやはり寒さを反映しており、たとえばイタリア語の raffreddore（ラテン語の frigidus に由来する）、ポルトガル語の resfriado、ドイツ語の Erkältung は、いずれも「風邪をひく」と「悪寒を感じる」の両方の意味がある。

普通感冒は、なぜこれほど普通に見られるのだろう。治療法を求めて長期にわたって研究が行なわれてきたにもかかわらず成果は上がっておらず、イギリスのある風邪研究センターは国民の嘲笑の的になった。イギリスのソールズベリーにある〈コモンコールドユニット（CCU）〉の実験室を描いた一コママンガでは、年配の科学者が年若の科学者の肩に手を回してこう言っている。「わかってるさ。この研究分野には華がないよな。だがな、少なくとも職にあぶれることは永久にないぞ」。私たちはポリオなどの殺人ウィルスを根絶できるのに、いったいなぜ風邪のワクチンや治療薬ができないのだろうか。

ネズミのようにこそこそ忍び寄り、癇に障るだけの風邪がある一方で、チャールズ・ラムをあれほど嘆かせた、何日もひどい症状に苦しむ風邪がどうしてあるのか。信じがたいほど風邪に強い人がいる一方で、誰かがくしゃみするのを見ただけで風邪をひく人がいるのはなぜだろう。

いずれにしても、風邪とは何なのか。実際に風邪を「撃退する」ことはできるのだろうか。ほんとうに効く療法はどれで、どれが効かないのだろう。

科学者が現代を「風邪の黄金時代」と呼ぶにはそれなりの理由がある。まず、憎むべき風邪は以前に劣らず、いや、かつて以上に蔓延している。アメリカの小児は一年に一二回、成人でも二～四回風邪をひく（成人になってどれほど頻繁に風邪をひくかは、小児との接触機会があるか否かにかかっていることが多い。子どもはよく「風邪ウィルスの主要な保有者」と言われる）。現代社会は風邪が人の鼻から鼻へと移るのに理想的な環境をつくり出したようだ。グローバル化と大半の労働の屋内への移動によって、私たちは過去に例を見ぬほど多くの空間と物体表面を他の人と共有している。職場やジム、公共の場では、多くの人が肩と肩が触れ合うほどの近さで働いたり遊んだりしており、そこがウィルスの交換場所となる。保育施設や小学校では、子どもたちが集団となって分泌物を共有しあい、風邪に最適な湿地帯を提供する。「第一次世界大戦時の塹壕以来、病原体がこれほど効率的に共有されている場所は現代の保育施設以外にない」。こう書くのは、コロラド大学デンヴァー校医学部小児科副部長のハーリー・ロットバート医師だ。

　現代はまた、風邪の理解という意味でも黄金時代だと言える。この一〇年ほどで私たちが学んだことによって、風邪に対する私たちの見方――風邪がどういうものか、私たちの体にどのような作用をするか、どうすれば退治できるか、あるいは退治すること自体が賢明かどうか――は大きく変わった。医学的な研究対象として考えるなら、風邪は癌や心臓疾患、糖尿病、肥満など、より重篤な疾病に比べて優先度が低いように思われる。風邪で人が死ぬという話は聞いたためしがない（それとも、あっただろうか）。どうして医学研究は好事家の道楽のような病気にここまで、いたずらに時を費やしているのだろう。この本を書くために調査を始めたとき、編集者が尋ねた。「まともな風邪の専門家に会うには、はるばるウェールズにでも出かけなくてはいけないだろうか?」。彼はかつて脱毛治療に関する書籍を制作したことがある。けっきょくとても薄い本になったという。著者に話を聞きたいと思わせるほどに脱毛の問題に取り組んでいる研究者がいなかったからで、その理由は治療を必要とする深刻な病気がほかに山ほどあるからなのだそうだ。

しかし、風邪はその限りではない。我が家に近いヴァージニア大学医療センターでは、信頼できる風邪の専門家が一部門を構成するほどたくさんいる。彼らは風邪をひいた提供者の鼻から風邪ウイルスをぬぐい取ったり、電話機や照明スイッチ、コンピュータのキーボード、冷蔵庫からウイルスをたっぷり含んだ分泌物を採取したりする。またボランティアの鼻に風邪ウイルスを直接噴霧したり、医師や医学生が鼻をほじる習慣を観察したりする。小児科のおもちゃ箱にある縫いぐるみ、あるいは一般家庭やホテルの客室にあるテレビリモコンを集めて風邪ウイルスの有無を調べ、ウイルスに効くとされる鼻スプレーやローション、洗浄剤などの有効性を調べる。

彼らがこれほど熱心な理由は何だろう。

アメリカ人は一年に延べ一〇億回風邪にかかり、治療に何十億ドルも使う(平均的なアメリカ家庭の医薬品キャビネットを覗くと、八種類もの異なる風邪薬が収まっている。つまり、鼻づまりや咳は深刻な問題なのだ)。風邪は日常茶飯事でも安く上がってはいない。アメリカでは、病院の年間外来患者数のうち風邪の患者は延べ一億人にもなる。風邪で緊急治療室（ER）に搬送される患者は一五〇万人を超え、欠勤日数は延べ数億日にもなり、アメリカだけでも経済損失は推定六〇〇億ドルに上る。子どもたちの場合、風邪の罹患率は他の病気すべてを合わせたより高く、延べ一億八九〇〇万日もの学校欠席につながっている。これは欠席理由の半分に近い。風邪は他の病気を悪化させたり、死をもたらしたりする場合もある。そういう風邪があるのはたしかだ。それに、風邪ウイルスから学べることと――風邪を予防し、流行を阻む方法――は、新型インフルエンザを封じ込めるための突破口となるかもしれない。

科学は風邪にまつわる多数の謎に挑戦し、驚嘆すべき事実をいくつか見出している。たとえば、まったく同じ風邪というものはない。また風邪は「疲れている」からかかるというものでもない。ヴァージニア大学医学部のジャック・グワルトニー・ジュニア名誉教授は、世界でも風邪研究の第一人者との呼び声の高い人物だが、その彼によれば「風邪に関するもっとも誤った俗信は、『免疫力が下がると風邪にかかる』というものだ」。風邪を撃退したいなら、免疫力を「強化」するのは最悪なのだ。それに、これがもっとも意外なのだが、お嬢さんを次々と風邪ウイルスにさらす保育施設を槍玉にあげたくなったら、ちょっと待ってほしい。お嬢さんの鼻が赤いのはいい徴候かもしれない。風邪の病原体を完璧に根絶してしまったら、あとでいろんな意味で後悔する恐れがあるというのだ。

第1章　風邪をもとめて

一〇月のある月曜日、友人たちの制止に耳も貸さず、私は風邪実験のボランティアに志願した。五週間後の一一月一三日金曜日には、三つ星ホテルの七階に缶詰めになり、鼻孔にウイルスを接種されて結果を待った。

豚インフルエンザ（訳注　現在では、WHOの呼称変更にともないインフルエンザA型〈H1N1〉などと呼ばれている）が猛威を振るっていた最中のことだった。同僚や友人、家族が次々とH1N1の高熱に冒されていた。鼻水をすする人を何週間も用心深く避けてきたというのに、私は自ら感染を選んだ。ヴァージニア大学で行なわれる風邪実験に被験者の一人として参加すると決めたのだ。実験では金曜の午後に地元のホテルにチェックインし、鼻孔に風邪ウイルスを放出してもらい、週末を静かに過ごして、風邪の症状が現われるのを待つ予定になっていた。

家族は私が無茶なことをすると非難した。私の計画を聞き及んだ気難しい姉はきっぱりこう言った。「あなたはうちの家系をよく知ってるわよね。きっと胸をやられるわ」。ある友人はその週末を「ライノウイルス歓迎祭」と呼んだ。「あごを上げてしっかりがんばれ」と彼は言う。「そうすれば、鼻水が垂れてこないからね」。別の友人は真顔で言った。「あなたのために祈ってるわ。風邪で死ぬっていうのが私のいちばんの心配の種なの」

風邪で死ぬなんて。

軽い病気とはいっても、数日中にウイルスの攻撃があると知りながらそれがやって来るのを待つのは奇妙な感覚だった。それは大雪やハリケーン襲来を待つのに似ている。具合が悪くならないうちに用事をすませておかねばと思ってはいるのに、ただバスローブをひっかけてうろうろし、熱いお茶を一杯すするだけで何もしていないという焦燥感に駆られるのだ。いったいどんな人がこの週末のエンターテインメントに参加するのだろう。私が知る限りでは、ほとんどが若い男子学生だ。

研究者はホテルの七二六号室を予約してあった。おかしなことに、ロビーに「ウイルス実験参加者の皆様ようこそ！」という看板はなかった。しかし七階に上がると、廊下に若い男性と彼らのバックパックが列をなしている。彼らは一日三回のタダ飯（めし）、清潔なベッド、六〇〇ドルの報酬目当てでここにいるのだ。私は辺りを見回し、この実験のためのスクリーニングで出会った一人の若い男性を探した。彼はタトゥーをした巨漢で、ひどく鼻がつまっているような声をしていた。スクリーニングが行なわれたのは月曜日の午前九時だった。風邪をひいているのではないかと看護師が訊くと、彼は「いや、ひいていない」と答えた。ただ「午前三時半からずっと戸外で遊んでいた」と言う。

あら、何のゲーム？

「動物の罠をしかけていたのさ」

世間からはみ出したような人も何人かいた。実験に先立って登録する順番を待つあいだ、私は自分の前に並んでいる中年の女性に尋ねてみた。こんな実験に参加するなんてどうかしてるとご家族は言っていませんか、と。「とんでもない」と彼女は朗らかに答えた。「じつは一八歳になる娘も連れてきているのよ」。見ると、可愛い黒髪の娘が私たちの右側で看護師と一緒に座り、念のため妊娠検査の結果を待っているところだった。「これでクリスマスが迎えられるわ。夫も来るはずだったのよ。でも夫はヴァージニア大学の学生保健センターで働いているから、利害の抵触とかで来られなかったの」。二年前、彼女は娘のために盛大な一六歳の誕生パーティーを開こうと、同じような実験に参加した経験もあるという。

こうして自ら進んで被験者となってくれる人びとの力を借り、研究者は病気の基本を学び、治療薬を試す。インフルエンザ治療薬の「リレンザ」や「タミフル」が生まれたのは、我が家の近くにあるホテルで行なわれた同様の実験のおかげだ。インフルエンザ研究の被験者になればいい金になる。悪性インフルエンザのウイルスに感染させられ、ホテルの客室で九日間過ごすと一七五〇ドルを手にできるのだ。最近こうした実験に、ある夫婦が交代で参加したことがあった。まず妻が実験でインフルエンザに感染し、そのあいだは夫が男の子三人の面倒を見た。次に夫が実験に参加した。こうして二人で合計一八日間風邪と付き合えば、家族全員で三五〇〇ドルの休暇を楽しむことができる。

しかしそれは、けっして楽な金の稼ぎ方ではない。インフルエンザの威力は情け容赦ないのだ。それにホテルの客室で一人で過ごさなければならない。一つの部屋で九日間過ごすのは、たとえ条件が完璧でも長く感じられる。また条件は完璧とは限らない。ある実験では、ホテルに雷が落ちて三日にわたって停電したことがあった。照明もテレビもコーヒーポットさえ使えないのだ。ホテルの従業員は、被験者八〇人分の食事を地下のキッチンから五階まで運ばなければならなかった。そのため食事は定刻に届かず、すっかり冷めていた。娯楽がないため、若い被験者たちは夕食の果物を取っておき、それを使って廊下でボウリングをして楽しんだ。

エレベーターシャフトで火災が起き、ホテル内にいる全員が避難しなければならなくなったこともあったそうだ。被験者たちは凍える寒さの駐車場にスリッパにパジャマとマスクという姿で立ち尽くし、他の宿泊客の視線を集めた。

それに比べれば、私が参加した三日間の実験は楽なものだ。それでも、奇妙に現実感に乏しく、休暇と病院と刑務所をいっぺんに経験しているような感覚に襲われる。その三日間、私たちは何があろうとも（実験を止めて報酬を返納しない限り）ホテルを出ることを許されない。このためか、私の隣の部屋の若いトム・ジャクソンが、扉の陰から「なんだかホラー映画の『シャイニング』に出演している気分ですね」とつぶやいた。私たちはこの階の廊下の端まで歩くことも許されなかった。そこには一般の宿泊客が宿泊していたからだ（彼らの宿泊料は割引されていたと思いたい）。もちろん、私たちは昼夜を問わず、一連の鼻検査、鼻洗浄、鼻スプレー投与に応じる義務がある。

今回の実験の目的は、新しい鼻スプレーの薬効試験だった。鼻スプレーは風邪薬の中でも最近もっとも期待を集めている。スプレーには、人体の免疫系が病原体を殺すのに用いる化学物質を合成したものが含まれている。これを鼻孔に吹きつけて、鼻で災いをなす前にウイルスを撃退しようというのだ。スプレーは細菌や真菌にも効力があり、結膜炎や膿痂疹の治療にも用いられる。実験は、いわゆる無作為割付けの二重盲検偽薬比較試験となるよう慎重に計画されていた。私たち被験者のうち無作為に選ばれた半数には有効成分を含む本物が、残りの半数にはプラシーボとして生理食塩水が与えられる。誰も自分がどちらの群に属しているのかは知らない。実験を行なっている科学者でさえ知らされていないのだ。だから「二重盲検」と呼ばれる。私は自分がプラシーボ群の被験者であることを秘かに願っていた。自分の鼻に注入されたのが水虫薬だったかもしれない、などというのは願い下げだった。

私たちがホテルの客室に落ち着いたあと、白衣を着て青い手袋をはめた実験主任ビアギッテ・ウィンザーが一人ひとりをウイルスに感染させた。ウィンザーはヴァージニア大学の耳鼻咽喉科准教授で、風邪研究の先駆者である。先頃、彼女と同僚のオーウェン・ヘンドリーは、ひどく気がかりな研究結果を発表している。ホテルをチェックアウトする宿泊客は、部屋にチップ以外のものも残していくというのだ。現在では有名となった彼女たちのホテル研究結果によると、風邪をひいている人は部屋中のあらゆる物体表面に風邪ウイルスを残し、これらのウイルスは鼻をすすっている客がいなくなったあとも長時間生きている。

ウィンザーは私にベッドに横になり頭をベッドの足側の端から垂らすように指示し、ウイルスを混入した生理食塩水を両方の鼻孔に二回ずつ噴射した。「これは鼻ワクチンみたいなものだと言えなくもありません」と彼女は私に言った。「あらゆる安全策を講じてワクチンと同一手法で調製されますが、唯一の違いはこのスプレーには実験用の生きた風邪ウイルスが含まれていることです」。鼻に噴射するのはワクチン投与と同じ理由でそこが理想的な場所だからだ。鼻が身体の免疫反応につながるもっとも直接的な経路なのだ。

「鼻は外界から入ってくるウイルスを検知し、免疫系に警告を発します」とウィンザーは説明してくれる。

風邪の原因には少なくとも二〇〇種の異なるウイルスが関与する。現在私の鼻道あたりにいる実験ウイルス――愛情を込めてT39と呼ばれる――は、すべての風邪の原因の四〇パーセントを占める、いちばん大きなライノウイルス属に属する。風邪ウイルスには少なくとも五つの属がある。ピコルナウイルス（ライノウイルスを含む）、アデノウイルス、コロナウイルス、パラインフルエンザウイルス、インフルエンザウイルス、そう、「あの悪名高き」インフルエンザウイルスだ。風邪の一五パーセントほどはインフルエンザウイルスが原因とされる（別の風邪実験に参加するために意図的に友人から風邪をうつしてもらおうとしていたとき、この事実が頭をかすめた。もし彼女が感染しているウイルスが普通のライノウイルスではなく、もっと危険なものだったらどうしよう?）。これほどたくさんの病原体があるのだから、次から次へと風邪をひいても、次の別種の病原体がなくなるということはない。これがまさに現実に起きていることなのだ。私たちの体はあるウイルス株に出会えば適切な免疫反応を起こして抗体を産生し、同じウイルス株がふたたび体内に入ってきたら撃退できるようにする。けれども、それでも私たちは残りの無数のウイルス株には免疫がない。こうして風邪が多数の病原体によって起きるために現在までワクチンが完成していないのだ。

ウィンザーが風邪ウイルスの入った液体を私の鼻孔に噴射しているとき、私の脳裏には小さな生き物たちがただちに仕事に取りかかる様子がありありと浮かんだ。いったんウイルスが鼻の粘膜に舞い降りると、鼻はほとんど無防備だ。こうして直接ウイルスにさらされた人は、抗体をもっていないならほぼ全員が感染する（実験に参加した被験者は誰も抗体をもっていない。私たちはあらかじめこの特定のウイルス株に対する抗体の有無を調べられ、抗体がないことを確認されている。つまり、私たちの体はこのウイルスにさらされたことがないのだ）。

ところが、不思議なことがある。私たち被験者は全員ウイルスに感染し、誰一人としてこのウイルスに対する抗体をもってはいなかった。ところが実際に風邪の症状が出るのは、私たちのうち七五パーセントに限られる。残りの二五パーセントは、鼻の中でウイルスが活動しているはずなのに、ほぼ無症状のまま終わる。治療しようがしまいが症状に苦しむことはない。これが無症候性感染として知られる現象だ。なぜ感染しても症状の出ない（抗体はできる）人がいる一方で、風邪のあらゆる症状を経験する人がいるのかは不可解極まる問題であり、風邪の科学をめぐる大きな謎の一つでもある。「私たちにはその理由はわかっていないのです」とウィンザーは語る。「でも、それが風邪を理解するカギとなるかもしれません」。つまり、なぜ私たちが風邪にかかり、どうすれば予防できるのかを理解する手がかりになるというのだ。彼女は後でこうも述べている。「私たちはいまだに風邪についてあまりに多くを知らないのです。子をもつ母親としてはもっとよく知りたいですね」

微量のライノウイルス――たった一個の粒子――でも感染には十分だ。それでも念には念を入れ、ウィンザーが噴射した生理食塩水にはウイルス粒子が一〇〇個含まれている。この実験用ウイルスは大手を振って人体に入り込めたわけだ。普通なら、ライノウイルスは鼻道にこっそり忍び込む。たいていは鼻をほじったり眼をこすったりしたために、ウイルスに汚染された指を介して人体に侵入する。風邪ウイルスが涙腺を伝って眼から鼻まで移動できることを発見したのはウィンザーたちだった。鼻までやって来ると、ウイルスは鼻道の肉厚でねばねばした粘膜に到達する。粘膜はウイルスなどの異物をとらえ、肺に入れないようにする。それでも、このねばねばした障害物を逃れ、喉の奥にある咽頭扁桃と呼ばれる大きなリンパ腺に達するウイルスは必ずいる。

奇妙なことに、こうしたウイルスの動きは鼻に助けられている。鼻道の細胞には微小な絨毛があり、それが一斉に活発に運動して自分たちを覆っている粘液を先へと送る。走査電子顕微鏡で観察すると、この絨毛はけば織りの絨毯のように見える。いつもは鼻の主婦役よろしく埃、花粉その他の粒子を喉の奥へ掃き出す。すると粒子は飲み込まれ、胃酸によってあえない最期を遂げる。ところが一方で、これらの絨毛はウイルスを鼻の奥へ導いてくれる「動く歩道」のような役目を果たしてもいるのだ。

感染後一〇～一五分で、ライノウイルスは鼻咽腔に舞い降りる。一九世紀の内科医、サー・ウィリアム・オスラーが喉の「ごみ溜め」と呼んだ場所だ。ここにある咽頭扁桃（いかにもそれらしく「陰窩（いんか）」と言われる）の柔らかい組織の中で、これらの微小な侵入者は自分たちの何千倍もの大きさをした体細胞に近づく。そのさまはまるで小さな快速モーターボートに乗った海賊がオイルタンカーに近寄っていくかのようだ。そして巧妙に自分たちの正体を偽ってタンカーに乗り込む（沿岸警備隊？　あるいは旅行者と偽るのだろうか？）。風邪ウイルスは標的宿主細胞に付着するための特殊な手段を進化させている。つまり、表面にある小さな峡谷が私たちの体細胞の表面にある特殊な受容体（細胞接着分子〔ＩＣＡＭ－１〕と呼ばれる）に結合し、両者は鍵と錠のようにぴったり合う仕組みになっている。

ウイルス粒子がいったん受容体に結合すると、暴動が始まる。ウイルスは自分たちが有益な存在であると体細胞に見せかけ、体細胞はただちにウイルスを細胞内に取り込む。侵入に成功すると、ウイルスは海賊のように細胞を乗っ取ってしまう。もちろん幸いにも、あなたが過去にこのウイルス株にさらされたことがあり、それに対する抗体をもつのであれば話は別だ。その場合には、抗体がウイルス粒子の表面に結合し、粒子が体細胞にくっつくのを妨げて殺す。そうでない場合には、ウイルスは細胞質に侵入し、自身の遺伝物質ＲＮＡを放出する。ＲＮＡはあなたの体細胞の複製機能を乗っ取り、利用して自分のコピーを続々とつくり出す。やがて体細胞は破壊し始め、新しく生まれたウイルス粒子が大量に放出されて周りの細胞を感染させる。

感染がここまで進むと、喉がいがらっぽくなり、風邪にかかったかなと思う。それはパンツのウエストがきつくて着心地が悪い、あるいは暖かな日にウールのセーターがかすかにチクチクする嫌な感覚に似ている。

「風邪ウイルスがあなたの鼻に侵入してから増殖を完了し、新しいウイルスが鼻の分泌物内に放出されるには約八〜一二時間かかります」とロナルド・ターナーは語る。彼はヴァージニア大学の風邪の専門家で、ウィンザーの同僚である。この段階が潜伏期間として知られるものだ。

こんなに小さくて下等な生き物が、これほどまでに精妙な働きをすることには感嘆を禁じえない。「ライノウイルス感染はきわめて効率的なだけでなく、じつに迅速に起こります」とターナーは言う。一個のウイルス粒子が鼻に入ってわずかに二四時間で「完了！」なのだ。感染した細胞は無数の新しいウイルスをつくり出すよう強いられ、それらのウイルスが放出されて他の健康な細胞を感染させる。くしゃみと鼻汁の分泌は感染から一二時間以内に始まり、四八〜七二時間のあいだにそのピークを迎える。

ホテルでは、看護師が一日に三度部屋にやって来て私たちの症状を確かめる。熱、くしゃみ、鼻汁、鼻づまり、喉のいがらっぽさや痛み、咳、頭痛、熱っぽさ、悪寒、倦怠感などが出ていないか、調べるのだ。そのとき私たちは、引き取り手のいない動物収容所のペットのように部屋の入り口で椅子にすわる。耳に入ってくる会話から判断すると、どうも私たちの鼻で増殖しているいる病原体についていくらか誤解があるのは明らかだ。ここにいる若者の一部は、その病原体が細菌だと考えているらしい。だが、そうではない。ウイルスなのだ。だから抗生物質は風邪には効かない。効果はゼロ、皆無だ。抗生物質は細菌が細胞壁をつくるのを阻むことで細菌を殺す。ウイルスは細胞ではないから細胞壁をもたず、したがって抗生物質はまったく効かない。これはまた殺菌効果をうたう石鹸、シャンプー、ローションが風邪の病原体に効果をもたない理由でもある。さまざまなキャッチコピーにもかかわらず、これらの製品を使ったとしても、あなた自身も、あなたの友人も、あなたの家族も、風邪を予防することはできない。

感染一二時間後、私たちのほとんどはまだ症状が現われていない（けれども改めて考えてみると、私は何だか不快感を感じる。でも、これは昨夜遅くと今朝六時半に鼻スプレーを噴霧されたためかもしれない）。

二日めの早朝、仲間のボランティアに症状があるかと尋ねてみると、軽度から重度までさまざまだった。成人は風邪で高熱を発することはあまりないが、被験者の中に朝の体温が「平熱の三七度」だという人がいた。これはじつを言うと朝の平熱ではない。体温は一日のうちで一度少々変動する。朝がいちばん低くて約三六・一度、夜には約三七・二度まで上がる。ということは、午前六時半の三七度は微熱を意味する。

実験の参加者たちは風邪の最悪の症状は何だと考えているのだろう。風邪のひきはじめの喉のいがらっぽさが我慢できない人がいる。ものを飲み込むのが辛くなり、飲み込もうとするたびに鋭い痛みを感じる。あるいは、鼻がつまったりぐずぐずしたりする鼻づまりと鼻水を嫌う人もいる。呼吸が苦しくなり、ものの味がわからなくなるからだ。咳を嫌う人が多いのは睡眠が妨げられるためだ。

風邪が苛立たしく悩ましい理由は、普段気にも留めていない身体機能が突如として不快になり気にかかることにある。

喉の痛みといがらっぽさによって唾液を飲み込むのが辛くなるのは、体が喉の奥の感染細胞に血液を送り込み、周辺組織の血管を広げる化学物質を放出するからだ。私たちが自分の唾液で窒息しないよう唾を飲み込むたびに、拡張した血管によって喉の神経終末が圧迫されて痛みを感じる（これは私たち人類だけの話ではない。ある新しい研究によれば、シカゴのフィールド自然史博物館に展示された七トンもあるティラノサウルス・レックス、愛称「スー」は、喉の痛みで死亡したらしい。スーはハトにも感染する寄生体によってものを飲み込むことができなくなり、飢え死にしたと推測されている。喉の痛みに苦しむのは私たちだけではないのだ）。

風邪による喉の痛みは、ほとんどの場合それほど長くは続かない。だがそれは、金づちで親指を叩いてしまったときのような一時的だが鋭敏な痛みとも異なる。これは残念きわまりない。なぜなら喉が痛いときに、痛みをまぎらわすために罵り言葉（訳注　「Jesus

Christ!」のようにみだりに神の名を呼ぶ行為）を発するという手が使えないからだ。この方法は科学者も認めているように、コンロで火傷したときや足の小指をぶつけたときに経験する鋭敏な痛みを和らげるのに使える、簡便な鎮痛剤なのである。二〇〇九年にイギリスのキール大学心理学科で行なわれたある研究によると、注意を逸らすことで実際に痛みは和らぐという。罵倒することで、心拍数が上がり痛みを減ずるように作用する心身反応が生じるらしい。残念なことに、それはものを飲み込むときの喉の痛みより、金づちで指を叩いたときのような急激な痛みによく効く。喉の痛みに効く唯一のものは、見目麗しいとは言えずとも罰当たりではない塩水のうがいしかない（これについては、あとでもっと詳しくお話ししよう）。

　鼻づまりに関して言えば、鼻の仕事は肺に空気を送ることにほかならない。それはけっして簡単な仕事ではない。空気は鼻の中に真っ直ぐ流れ込むわけではなく、飛行機の翼の上の空気や心臓内を流れる血液より複雑な渦を巻いている。鼻はそんな空気を温め、濾過(ろか)し、加湿する。風邪をひいたら辛いのももっともな話だ。私たちの口は鼻ほど空気の調整がうまくない。そして風味(フレーバー)の七五パーセントは香りだから、臭覚が衰えると味もわからなくなる。少なくとも私に言わせれば、これは風邪の罪の中でもっとも重い（チャールズ・ラムも私と同意見だ。哀れなほど風邪に悩まされたラムは書く。「まさに息を詰まらせた状態で——子牛肉と羊肉の区別もつかず——」）（『チャールズ・ラムの手紙』三宅川正訳、英宝社より引用）。

しかし、鼻づまりは粘液状の鼻汁のせいではない。問題はもっと根本的なところにある。いや、身体構造にあると言えばいいだろうか。

鼻はその外観も機能もすべてにおいてローマ時代の崇高な香りがする。内部には二本の大きな気道が通り、鼻中隔の薄い壁で相互に隔てられている。これらの気道は眼の直上、背後、直下にある四つの副鼻腔につながっている。鼻道の側面には鼻甲介と呼ばれる海綿状の棚が並び、鼻に入ってくる粒子をとらえる。さらに空気を温めて湿気を与え、肺に入るまでには十分な湿気を含むよう調整している。

風邪をひいたときに息をすると鼻がつまったように感じるのは、一見それらしい大量の鼻汁のせいではなく、鼻甲介内の血管が広がることから生じるのだという。鼻甲介は、体内の他の海綿状組織と同様に充血すると腫れ上がる。通常は交互にリズミカルに腫れている——まず一方が腫れ、次にもう一方が腫れる——ため、一方の鼻道にはもう一方より少ない空気が常時流れている。こうなる理由はわかっていないが、一方が懸命に空気調整するあいだ、もう一方を休ませるためかもしれない。風邪をひくと、この交互に働くリズムに偏りが生じ、片方の鼻道が完全に閉じて呼吸が苦しくなる。鼻をかんで鼻道を閉ざしている邪魔なものを力ずくで排除したい欲求は強くなるが、これは避けたほうがいい。鼻をかんでも鼻がつまった感じは取れないのだ。できることなら鼻甲介も吹き飛ばしたいところだが、そうもいかない。

私のボランティア仲間にはまだ症状として現われていないものの、数日のうちには、この階にいる病人の多くが咳に悩むだろう。咳が出るときには、まず息が急激に吸い込まれ、次には本人の意志とはかかわりなく横隔膜（おうかくまく）が上下動する。声門――喉の奥にある喉頭（こうとう）を塞ぐ――がすみやかに開き、肺からの乱流を秒速約二四メートルを超える速度で体外に押し出す。咳は喉や胸部を通る気道を保護するための反射作用だ。喉頭や気管（肺につながる管（くだ））に刺激を与えている異物があればそれを体外に排除しようとする。咳をする音は刺激が与えられている場所によって異なる。たとえば、喉が荒れたときに出すアザラシが吠えるような音は声門が刺激されたときに起きる。

もちろん、異物を体外に排出するのは良いことに決まっている。しかし風邪にかかっているときには、体が産生する化学物質が喉頭や気管にある神経終末を刺激し続けることもある。すると体はそこに何か排除すべきもの――幻の異物――があると思いこむ。オグデン・ナッシュがかつて書いたように、「エスカレーターのステップのように、咳は後から後から出てきて途切れることはない」という始末になる。

三日めまでには、私は初期症状をほとんど経験している。実験参加者のほぼ半数は私と同じ状態だ。そして私の気難しい姉は正しかった。接種された病原体によって、私は痰のからんだ咳に長いあいだ苦しむことになった。科学によってつくり出された今回の風邪は軽くすむように調整されていたはずだ。けれどもどうやら私は例外らしく、咳が収まったのはほとんど一〇日も経ったあとだった。

この新製品の鼻スプレーには薬効がないか、さもなくば私やほかの風邪をひいた仲間がプラシーボを与えられたに違いなかった。私は後者だと考えている。ビアギッテ・ウィンザーはたくさんの医薬品が生まれては消えていくのを見てきた人で、この新製品に心底期待をかけていた。彼女がこの製品を好むのは、それが人体がウイルスを撃退するときと同じように働き、しかも感染初期の段階で作用するからだった。彼女はこのスプレーが予防薬になると考えている。もし子どもが風邪をひいた様子で帰宅した時点で家族全員に使わせれば、流行の拡大は防げるというわけだ。けれども、このスプレーに本当に薬効があるかどうか判明するのは、まだまだずっと先のことになるだろう。今回の実験で良好な結果が得られたにしても、別のより大規模な実験で再確認しなければならない。科学者がよく言うように、一度の実験では何かを発見したことにはならないのだ。それは、ただの始まりに過ぎない。

月曜の早朝、私たちはみな荷物をまとめ、ホテルの客室の出口にすわって家に帰れるのを待っている。誰もがここに来たときには縁のなかった微生物を体内に抱えて家に戻ることになるとはっきり自覚していた。風邪は症状が出てから二~四日めがいちばん他人にうつしやすい。だから、たった今、私たちはみな「チフスのメアリー」（訳注　二〇世紀初頭のニューヨークで腸チフスが流行したときに感染源となった健康保菌者のメアリー・マローン）なのだ。私たちがいなくなったあと、実験スタッフはホテルの客室をアルコールとブリーチでふき、洗面台の蛇口やテレビのリモコン、照明スイッチ、電話機に残る小さな生き物を退治しなければならない。

彼らは私たちをごしごし洗ったりはしないが、自分で手を洗うよう依頼した。

このあとホテルのロビーでビュッフェ形式の朝食をとっていただけますと聞いたとき、私はこのホテルチェーンでブランチは食べないようにしようと心に決めた。しかし、スタッフはここでも注意を払っていた。私たちには実験参加者のみの別室が用意されていたのだ。それでも、私は考えざるをえない。彼らはどれほど真剣に清拭したのだろうか。いや、それは私たちにしても同じだ。小さなT39が、私たちからロールパンやジャムナイフを介してウェートレスにうつる可能性はどれほどなのだろう。

普段の生活の中で、いったい私たちはどのようにして風邪をひくのだろうか？

第2章　風邪はどれほどうつりやすいか

混んだ食料品店なのに、そのレジだけベルトコンベアーに何も載っておらず、買い物客の列がなかったのは、誰もがそのレジを避けたからに違いなかった。けれども私は食料品をすべてベルトに載せてしまって初めて、レジ係がすりむけた赤い鼻をしているのに気づいた。クリスマスを数日後に控えて気が急（せ）いていたのだ。食料品をカートに戻し、急いで隣のレジに移そうかとも考えた。でも、もう手遅れだった。彼女はすでに私のミルクとチーズに取りかかっている。見るからに辛そうで、私のオーガニックタマネギ、ポテト、ピーマンなどをゆっくり処理しながら、一〇秒ほど経つたびに音を立てて鼻をすする。それでも彼女の苦しみもさほど害があるとは思えなかった。ところがあと数品目というところまで来たとき、彼女が突然鼻に皺を寄せて息を止め、少し向きを変えると大きなくしゃみをした。本人の袖にも飛び散ったことだろうが、細かな飛沫の大半は大きく膨らんだ私のエコバッグに舞い降りた。そこで彼女はペーパータオルを一枚ちぎると、大音響を立てて鼻をかんだ。副鼻腔(ふくびくう)が大丈夫か心配になるほどだった。彼女の名誉のために申し添えれば、彼女は手に殺菌剤を振りかけてから、私のブロッコリーに手を伸ばした。ところが直後に手の甲で鼻をふくと、私のエコバッグをつかんでカウンター越しに私に手渡したのだった。バッグを受け取りながら、私はライノウイルスも一緒にもらったのではないかと戦々恐々とした。

私が恐怖心を感じたのは余計な心配だっただろうか。ブロッコリーと一緒に狂暴な風邪を家に持ち込んだ可能性はどれほどだろう。いちばん危険なのは、くしゃみの飛沫、鼻をこすった手、私のバッグの持ち手のどれだろうか。

日常の実生活で、いったい私たちはどのようにして風邪をひくのだろう。

実際、それほど簡単なこととも思えない。おかしな話だが本当だ。風邪は滅多やたらに広がるわけではない。少なくとも結核やインフルエンザと比較すればそうだ。風邪研究の黎明期、イギリスの〈コモンコールドユニット（CCU）〉を率いたサー・クリストファー・アンドリューズは、たとえ同じ部屋に住み暮らしていても風邪はそう簡単にはうつらないことを発見した。事実、一方の人が風邪にかかっていても、もう一方の人に風邪がうつる割合は平均してたった五分の一だった。アンドリューズは風邪がどのようにして伝播するのかに強い関心があった。しかし風邪ウイルスがある人の鼻から別の人の鼻へそれほど簡単に移動するわけでもないらしく、風邪の伝播経路を知ろうとする彼の取り組みはなかなかうまくいかなかった。そこでアンドリューズは、自分の実験に参加しているボランティアがすでにそのウイルスに対する抵抗力をもっていたのだとみなすことにし、では一般社会から隔絶された環境にいた人びとのあいだでどう風邪がうつるか調べてみてはどうだろう、と考えた。長期にわたって南極探検に従事しているような「世捨て人」は、社会に復帰すると病気にかかりやすいことが知られており、文明社会に戻ってくるとすぐに風邪をひきがちだ。そこで一九五〇年、アンドリューズはスコットランド北岸の先にある、険阻（けんそ）な崖に囲まれた小さな孤島、アイリーン・ナン・ロン島（アザラシ島）を実験のために用意した。一二人の被験者に一〇週間にわたって完全な隔離状態で過ごしてもらい、しかるのちに風邪に感染したばかりの六人と一緒にした。結果はきわめて落胆すべきものだった。アンドリューズの言葉を借りれば、「被験者一二人のうち誰も風邪をひかなかったのは意外であり、残念なことだった」。

一〇年後、ヴァージニア大学のジャック・グワルトニー・ジュニアらがこの問題を解明した。彼らはヴァージニアのシャーロッツヴィルにある〈ステートファーム・インシュアランス・カンパニー〉の従業員を対象に一五年にわたって研究した。研究では五〇〇人の従業員のあいだで個々のウイルス型（訳注　抗原の構造に基づいた血清型の異なるウイルス）の拡散状況が調べられ、必ずしも同じ場所で働く人のあいだで広がるわけではないことが発見された。風邪がうつるには親密で長い時間にわたる接触が必要である。そして、従業員は家庭で風邪に感染することのほうが多かったのである。家庭では同じ家屋に共に暮らし、風邪にかかった子を抱き寄せ、冷蔵庫の取っ手からバスタオルまで何でも共有する。（「子どもが学校で病原体にさらされ、その結果として家族にライノウイルスの風邪がうつるという知見につながったのはこの研究でした」とグワルトニーは述べている。「感染した子どもが他の家族に風邪をうつすのです」）

この結果は、ポーカー好きのウィスコンシン大学医学部教授によって、一九七〇年代から八〇年代に追認された。エリオット・C・ディック教授は健康な被験者と重い風邪にかかった被験者を半数ずつさまざまな状況に置いた。彼らはトランプしたり、大声で何時間も話したり、三六時間学生寮で一緒に暮らしたり、熱烈なキスを交わしたりした。感染した人と一緒に暮らしたりキスしたりした健康な被験者のうち、風邪をひいたのはたったの八〜九パーセントだった。トランプをした被験者は一人も風邪をひかなかった。ディックが行なった他の実験によると、同じ家屋に一緒に暮らす夫婦間でも風邪がうつるのは全体の三〇〜四〇パーセントだった。

それでも、風邪は成人なら少なくとも一年に二回、小児なら一〇回以上かかる。それはどのようにして起きるのだろうか。

風邪ウイルスは、数百万年にわたって霊長類に感染してきたと考えられている。この過程で、向こうも私たちの弱点や奇妙な習慣を利用する術（すべ）を学んできたのだ。

もちろん感染拡大の源（みなもと）は、風邪にかかった人の鼻からの分泌物に含まれるウイルス粒子だ。風邪にかかった人が出す粘液は無数のウイルス粒子を含む。その量はひきはじめの三日間にとりわけ多く、この時期がいちばん風邪がうつりやすい。それにしても、ウイルスはある人から別の人へどのような経路をたどって伝播するのだろう。

ディックが発見したように、ライノウイルスは滅多に経口感染しない。ディックは多数の夫婦を対象に調べた。くしゃみと鼻汁に苦しむ既婚者一七人から唾液の検体を採取すると、検出可能なレベルのライノウイルスを含む検体は半数にも満たなかった。風邪をひいた人の湿った口唇から採取された検体の場合、三〇個のうちウイルスが検出されたのはわずかに四個であり、しかも微量だった。さらに風邪をひいたボランティアに健康なボランティアと一分半にわたってキスしてもらったところ、一六例のうち交差感染が認められたのはたった一例に過ぎなかった。唾液をとおして感染を起こすには他の経路の八〇〇〇倍という量のウイルスが必要になると推定されている。ライノウイルスに関する限り、キスしたり同じ飲み物を口にしたりしたくらいでは大した問題にはならない。けれども、唾液にはアデノウイルスなど他の風邪ウイルスやインフルエンザウイルスも含まれている可能性があり、キスするときにはやはり注意が肝要だ。

大半の風邪ウィルスの場合、鼻と眼が主たる侵入口となる。しかしこれらの侵入口にたどり着く主要な経路についてはさまざまな議論があり、これを解明するためにヴァージニア州のホテルやウィスコンシン州マディソンの学生寮の実験などが行なわれているのだ。

学者の中には、ウイルスは咳やくしゃみなどのように空気感染によって拡大すると主張する一派がいる。ウイルスは比較的大きな飛沫となって飛び散ってすみやかに降下するか、微粒子状の「飛沫核」となって何も知らない犠牲者に吸い込まれることもある。インフルエンザウイルスの拡散は主としてこの経路を取る。空気感染できる微生物は多くはないものの、それが可能な微生物にとって感染は朝飯前の仕事なのだ。「結核の例を考えてみてください」とグワルトニーは言う。「伝染病というものは一つの共通感染源から起きるものです。それは駆逐艦の空調システムの近くにいる船乗りとか、スクールバスに乗っている一人の子どもなのです」

別の一派は、ほとんどの風邪ウイルス、とりわけライノウイルスは、手や物体表面との接触という、より確実な経路を介して広がると主張する。

この問題はくしゃみ一つで片づけられるものではない。風邪の通常の伝播経路を理解することは、風邪を寄せ付けないための戦略を練るのに欠かせない。たとえば、手指洗浄剤や除菌シートを使うといいのか。あるいは空気殺菌剤や殺菌灯がいいのだろうか。この問題はまた、新型インフルエンザの蔓延を阻止するための示唆に満ちてもいる。

この問題の解決に見事な貢献をしたのが、ほかでもないジェイムズ・ラヴロックだった。ガイア理論として知られる生態系仮説を提唱したラヴロックは、私たちの世界観を変える発明や発見をする天与の才に恵まれていた。微量の残留農薬などの有害な化学物質を検知する装置――携帯電子捕獲型検出器(ガスクロマトグラフ)――を発明したのは彼だ。この装置によって得られたデータから、レイチェル・カーソンの『沈黙の春』が生まれ、オゾン層を破壊するフロンガス(CFC)が大気中に蓄積されている事実が判明したのだ。

第二次世界大戦の最中、防空壕の混雑が伝染病の発生につながりかねないという懸念が生じ、ラヴロックはイギリスCCUの要請で呼吸器系疾患の伝播経路を解明しようと試みた。明らかな媒介物はくしゃみだ(風邪の拡大に関する限り、口を覆うなど何も注意を払っていないくしゃみは「衛生上の罪」である、と初期に人気のあった衛生学専門書には述べられている。「おそらく、それはいずれ社会的、法的に罪と認められるようになるだろう。路上で唾(つば)を吐くことがそうなったように」)。くしゃみや咳をすると唾液の飛沫は秒速四五メートルで、三メートル以上の距離を飛ぶ。くしゃみした人から出る微粒子のもやもやした雲が初期の閃光撮影写真によってとらえられ、そのポスターが「咳とくしゃみが病気を広める」というスローガンとともにイギリス中に貼られた。

しかし風邪は咳とくしゃみで広がるのだろうか。

くしゃみ犯人説を確認するため、CCUの独創的なチームは、マッ材のクローゼットという外界と隔絶された空間を用いて実験を行なった。彼らはクローゼットに椅子を置き、その狭い空間に被験者に入ってもらった。その後、風邪ウイルスを混ぜた液体を入れたスプレーを被験者の顔に向けて噴霧して人工のくしゃみをつくった。五日後、ウイルスにさらされた被験者は風邪にかかった。

それでもラヴロックは、風邪が主にくしゃみなどの空気感染で広がるという説は疑わしいと考えた。彼はもっと地に足のついた経路が妥当ではないかと推測した。これを証明するため、彼は鼻汁を出す代理鼻というすばらしい装置を案出した。この装置は実験助手の鼻に取りつけられ、液体を溜めた小型貯留部がその人の額に固定される。スイッチを入れると、装置はかなり重い風邪にかかった人が鼻汁を分泌する速度で液体を放出する。この液体には蛍光色素が含まれている。実験助手は装置を装着してスイッチを入れてから、ブリッジで遊んだり食事したりして、ほかの人と数時間を過ごす。彼はズボンの後ろポケットに入れてあるハンカチで必要に応じて鼻をふく以外は普通に振る舞う。照明を落としたとき、「紫外線ランプの光は恐ろしい真実を浮かび上がらせた」とアンドリューズは回想する。もちろん、大半の蛍光はハンカチの上にあったのだが、人工の鼻汁は「あらゆる場所――彼の顔や衣服、食べ物、トランプにまで広がっていた」。

少なくとも、風邪のウイルスも手や物体の上をこれと同じように移動するということはラヴロックには明白だった（彼は自分の研究がもたらした重要な業績は、「新たな宿主を探したい微生物のための強力な助っ人」と彼自身が呼ぶ湿った木綿のハンカチからティッシュペーパーへの転換を促した点にあると考えている)。

無生物が接触感染の受動的な保菌物となりうることは、ウイルス発見のはるか以前に、天然痘の発生が輸入綿花にたどられたときに明らかにされていた。こうした病原体の中継地点は、「つけ木」または「火口」を意味するラテン語 fomes に由来する「媒介物(fomite)」と呼ばれる。媒介物は、コーヒーカップやコンピュータのキーボード、ポーカーチップ、ドアノブ、エレベーターのボタン、現金引出機(ATM)など病原体が付着できる小さな無生物ならほとんど何でもなることができる。この分野の専門用語では、机の表面のように病原体を運べる広い表面は「環境表面」と呼ばれる。こうした媒介物と環境表面は、体からの分泌物や体液が付着したり、汚れた手やウイルスを含む飛沫(会話やくしゃみ、咳によって発生する)に接触したりすると汚染される。風邪ウイルスは物の表面では増殖できず、増殖には人の細胞内の諸器官を必要とする。しかし無生物や物体表面で驚くほど長期間生き長らえ、いったん鼻へ入ると感染力を発揮する。

風邪の伝播に手指が果たす役割を示す最初の証拠はたまたま得られた。あるときジャック・グワルトニー・ジュニアは、風邪に感染した被験者とそうでない被験者の鼻孔内面を調べていた。そのとき、汚染された鼻検鏡——鼻孔を広げて鼻道を観察するための器具——を介して、感染させられていない被験者にも感染が意図せずして広がることを見出した。グワルトニーはこう考えた——鼻検鏡によってウイルスが移動するなら、人びとが普段している親密な行為によってウイルスが直接鼻に入る方法はいくらでもあるに違いない。

はたしてグワルトニーらは次のような事実を発見した。風邪をひいた人の手には普通風邪ウイルスがくっついており（いちばん考えられるのは鼻をかむかふいたため）、短い接触でも他の人の手にウイルスを移すことが可能なのだ。グワルトニーの同僚オーウェン・ヘンドリーの研究によれば、ライノウイルスは皮膚の上で少なくとも二時間生きたままでいられ、他の人を感染させられる。接触がおよそ一〇秒と短くとも、感染者の手から新たな犠牲者の手に移ることができる。したがって風邪にかかった人が誰かと握手し、相手が鼻か眼に手をやれば、ウイルスは待ってましたとばかりにその人の体内へ侵入する。

ある最近の研究では、アメリカ人一〇人につき一人が、手で鼻をふいたあとに、その手で握手したり、ドアノブに触ったりすることを認めた。

少なくとも一人の政治家が握手の習慣を止めたほうがいいと確信したのは、こうした研究があったからだ。先頃、コネティカット州サウスベリーのマーク・クーパー行政官は、これ以降自分は有権者と握手しないと公言した。誰かが手を差し出したら、彼は丁重に断り、黴菌の拡大に関する小冊子を渡す。

鼻が風邪をうつす主犯格なら、手——ウイルスがついた指先——は共犯だ。こうして、手から手へ（あるいは手から物体表面そしてまた手へ）さらに鼻への連鎖が始まる。

とはいえ、人はそれほど鼻に手をやるだろうか。ラヴロックによるロンドン地下鉄の利用客の観察によれば、私たちは間違いなくそうするという。しかも鼻に頻繁に指をやるのは衛生意識の低い人びとに限らない。最近カリフォルニア大学バークレー校公共健康学部のマーク・ニカス教授は、一〇人の学生がそれぞれ一人で三時間働く姿をビデオ撮影した。すると、学生たちは一時間につき平均で一六回も眼や鼻、唇を手で触ったのだ。そのうち五回は鼻孔に指を入れた。三人の学生は三時間のあいだに三〇回近く鼻をいじったり、ほじったりした（こうした癖を表わす専門用語があるのを知って私はうれしくなった。それは「鼻」を意味するrhinos、「引く」を意味するtillesthai、「外」を意味するexoを組み合わせたrhinotillexomaniaという語だ）。

医療従事者とて例外ではない。ヴァージニア大学のオーウェン・ヘンドリーらは、医学校の大講堂で一時間の最新医療講義が行なわれるあいだ、内科医その他の医療関係者をこっそり観察した。その結果、少なくとも一回、観察時間内に三分の一が眼をこすり、三分の一が鼻をほじった。日曜学校でも同様の観察をしたところ、日曜学校のほうが大講堂より鼻をほじる人が少なかった（これは私の作り話ではない）。

ここで少々、鼻の穴をいじることについて論じるのは無益ではない。というのも、子ども（そしてたぶん自分たち）のこの癖を嫌う親の多くにとって、これは微妙な話題だからだ。科学がこの行動にまともに関心を寄せたのはごく最近になってからだ。二〇〇一年、インドのバンガロールにある国立精神衛生脳科学研究所の研究者二人が、一般大衆のこの癖に関する文献が世界的に見て少ない状況を正そうと考えた。彼らは都市部の学校四校の若者二〇〇人を対象に調査した結果、ほとんど全員が一日ほぼ四回鼻をほじることを認めたと報告した。三四人の学生が、自分には鼻をほじるという非常に悪い癖があると考えていた。この研究者二人はこの研究によってイグ・ノーベル医学賞を受賞した。この賞は「まず笑わせてくれて、次に考えさせてくれる科学」に与えられる（同年にこの賞をもらったのはほかに「ココナッツの落下による傷害」「シャワーカーテンが内側になびく一つの理由」「放屁（ほうひ）が外部に漏出する前に臭気を除去する脱着可能な木炭フィルターを有する気密下着」に関する研究をした面々だった）。鼻ほじりの研究は、「鼻をほじる行為は疫学的、疾病（しっぺい）分類学的研究に値するかもしれない」と結論づけた。

まさにそのとおりだ。

人が鼻をほじるのは、鼻のあたりに違和感がある場合がほとんどだ。アレルギー疾患のある児童は、粘液の分泌・乾燥のサイクルが止めどもなく続くため、そうでない児童よりそうした違和感に見舞われる可能性が高い。過度に鼻をほじる場合は不安感や自閉症、アスペルガー症候群の恐れもある。しかし、ほとんどの場合は無害だ。

実際、グワルトニーはこの行動には目的がある可能性もあると言う。鼻前庭、つまり外鼻孔にたまった物質は、いわゆる粘膜繊毛エスカレーターによって喉の奥に運ばれて飲み込まれることがない。「そこに付着したままになるのです」とグワルトニーは語る。「そこで自然はそれを容易にほじり出せるように鼻をつくったようです。放っておくと取り除けませんからね」

いずれにしても、幼児のこうした癖は就学前には消えると聞けば親たちも安心するだろう。専門家は、手の代わりにティッシュを渡したり、指に絆創膏を貼ったり、手を使うことをさせたりするよう推奨する。もう少し年齢の高い子どもには、優しいユーモアはどうだろう。「てっぺんまで行き着いたら手を振ってね！」（訳注　手を振るには顔から手を離す必要があるため、この表現は暗に「鼻から指を出しなさい」と言っていることになる）何よりも大切なのは、大騒ぎしないこと。癖は自然に消えることが多い。

ウイルスの空中飛散によって風邪がうつると唱える専門家も、自説を強化する（あるいは他説に反駁(はんばく)する）のに懸命だ。風邪の伝播手段から接触と媒介物を除外するため、空気感染派のエリオット・ディックのチームは、かつて突飛だが説得力のある実験を思いついたことがある。ディックのチームは、被験者に丸いテーブルで一二時間にわたってポーカーをしてもらった。被験者のうち二四人は風邪の感染源で、三六人は健康な感受性の宿主だった（訳注　感受性とはその病原体に対する感染しやすさのこと）。宿主の半数は、腕に固定具をしており、ポーカーはできても顔に触れることはできないようにされていた。残りの半数は直径九〇センチメートルもあるプラスチック製のカラー（傷を舐めないように犬の首にはめるエリザベスカラーのようなものと言えなくもない）を首に巻かれていた。カラーをした宿主たちは、手は自由に使えたものの眼や鼻に触れることはできなかった。こうした拘束手段を用いたにもかかわらず、ウイルスはきちんと仕事をこなし、感受性宿主の半数から三分の二を感染させた。この結果からディックは、ウイルスは空気感染しているはずだと考えた。この場合、自己接種するのは不可能だったからである。

しかし彼らはそこで実験を止めなかった。さらに別の一二人の健康なボランティアにポーカーをしてもらった。今回ボランティアが使ったのは、風邪にかかっている人の汚染分泌物で文字通り「ねばねばの」チップやトランプカード、鉛筆だった。まずこれらの道具を使って一時間ポーカーしたあと、汚染された別のものに取り替え、一五分ごとに手を鼻にやる一方で、鼻や眼の粘膜を十分にこするよう指示された。一二時間後、トランプカードは「著しく汚染され」「べたべた」だったが、被験者の手からウイルスは検出されず、誰も風邪をひかなかった。こうして研究者たちは、ライノウイルスが媒介物を介して広がるのはほぼありえないと結論づけた。

この結果を定量化するため、ディックはのちに指‐媒介物‐指‐指（最後の「指」は鼻の代替物）という接触の連鎖によって、ライノウイルスがほぼ消滅する様子を入念に記録した。「感染源の人の手に感染性の粒子が何千と付着していても、媒介物に移るウイルスは少量になる」とディックは述べる。「宿主の手や鼻に達するころには、粒子レベルはゼロかそれに近いレベルまで減少している」

「こうした初期の研究によって、風邪ウイルスは物の表面では生きていけず、伝播は直接手と手が触れたり、その手が鼻や眼に触れたりすることで起きるはずだと信じられるようになったのです」とビアギッテ・ウィンザーは語る。だが、もはやそうではない。新しい高感度のウイルス検知技術出現のおかげで、ウィンザーらの研究者グループはさまざまな物体表面で長期間にわたって生きている風邪ウイルスを発見した。彼女は手と物体表面による風邪伝播の研究を生涯の仕事と心得ている。またラヴロックと同様、彼女はくしゃみと呼吸によって風邪が拡大するという説に深い疑念を抱いている。

ウィンザーによれば、咳やくしゃみによって発生する飛沫が風邪を広めるという証拠はないに等しいという。「くしゃみをするときは、まず鼻がムズムズして、高圧の空気が押し出されます。このときに口の前のほうにたまった分泌物が体外に出るわけで、鼻から出るわけではありません」。唾液にはほとんど（あるいはまったく）ウイルスが含まれておらず、くしゃみによって飛沫になった唾液が感染を広げることはあまりありそうにない。実際に、研究者たちが重い風邪にかかったボランティアのいる部屋で空気の検体を採取して調べたところ、八二パーセントもの空気を調べたにもかかわらずウイルスはまったく検出されなかった。さらにボランティアがウイルス検出用の物体表面に向かって直接咳やくしゃみをしても、ウイルスが検出されたのは二五回のうち二回のみだった。

風邪が空気を介して容易にうつるわけではないとウィンザーが考えるようになったのは、彼女が学生のときにコペンハーゲンの実験室で六週間にわたる風邪実験に加わったときだった。「私たちは狭い部屋に四人いました」と彼女は回想する。「一方、被験者は六〇人で、全員が種類の異なるウイルスによる重症の風邪にかかっていたのです。部屋に入る前に、彼らが廊下で鼻をかむ音が聞こえました。そして私たちは彼らとその狭い部屋で長い時間一緒に過ごしたのです。ひどいものでした。部屋は粘液にまみれているかのようで、本当にぞっとしました」。彼女たちは風邪をひいたボランティアといるとき自分の顔に触れないよう注意を怠らなかった。「それでも、きっと私たち全員が風邪をひくだろうと私は思っていたのです。ところが驚いたことに、誰一人風邪にかかりませんでした。まるで信じられませんでした。でも現在では、風邪をひいた人のごく近くにいなければ飛沫感染は起こらないとわかっています。それより手を介する接触感染のほうがはるかに多いのです」

手を通じた伝播こそが真実であることを証明しようと、ジャック・グワルトニー・ジュニアとそのチームは、母親たちの手をヨウ素でふくことで、自然な環境下でウイルス感染拡大における手‐鼻の連鎖を断つことを試みた。ヨウ素溶液を用いれば手を最長で四時間まで滅菌できることは知られていた。グワルトニーはこれを五〇世帯について行なった。

母親の半数は家族が風邪にかかったときヨウ素溶液でまめに手をふいた。残りの対照群の母親は茶色の食用色素溶液で手をふいた。グワルトニーによれば、ヨウ素溶液を用いることによって、風邪一般が四〇～五〇パーセント、ライノウイルス感染は九〇パーセント減少した（残念ながらヨウ素は色を残すため、実用的な手指洗浄剤として実際に開発されることはなかった）。

その後ウィンザーらは、ライノウイルスその他の病原体は、物体やその表面（たとえばラヴロックのトランプカードや食器）を介して新たな宿主に移動する能力に優れている事実を発見している。物の表面が乾くとウイルスの大半（およそ九〇パーセント）は再生しないことがわかっている。つまるところウイルスは、宿主に依存する真の意味での寄生体なのだ。だがわずかながら残ったウイルスは、驚くほど長期間にわたって生き長らえる。しかも私たちが知っているように、感染にはたった一個の粒子があれば事足りるのだ。一九八〇年代初期、ジャック・グワルトニー・ジュニアとオーウェン・ヘンドリーが、ライノウイルスに汚染されたコーヒーカップのもち手などに手を触れた人の半数が風邪をひくことを発見した。殺菌ウイルス――細菌に感染するウイルス――を標識（マーカー）として用いる別の研究によると、ドアノブにこのウイルスを付着させたところ、ノブに連続して触れた一四人と、彼らと握手した六人にウイルスの移動が確認された。

「物の表面を介するウイルス移動は非効率的かもしれません」とヘンドリーは述べる。

「しかし、それはきわめて効果的です。ライノウイルスはいまいましいほど多くの表面にいるようですから、これが彼らの主要な移動手段なのでしょう」

ウィンザーやヘンドリーらは、さまざまな状況下における鼻から物体表面、そして指先へのウイルスの移動痕跡を追跡し続けている。ホテルの照明スイッチにウイルスを付着させておき、誰かがそのスイッチに一時間後か翌日に触れると、ウイルスはその人に移動する。風邪をひいている児童が病院の待合室に備えてあるおもちゃに触れると、次にそのおもちゃで遊んだ児童は「いい患者さんでしたね！」と書いてあるシールと一緒にウイルスをもらう可能性が高い。

空気感染を裏づける新たな証拠も見つかっている。ある最近の小規模な実験によって、ただ呼吸しただけでウイルスを含んだ飛沫が発生する可能性が浮上した。オーストラリアの研究者たちが、風邪の症状を呈する患者九人に鼻と口をぴったり覆う特殊なマスクをかけてもらい、二〇分間本を音読し、二〇分間静かに呼吸し、二〇回咳をするよう依頼した。患者六人のマスクがライノウイルスをとらえ、そのうち三人の場合はただ呼吸していたときのマスクだった。しかし彼らに反対する立場をとる人びとは、汚染が飛沫によるものかマスクとの接触によるものかが明確でなく、この経路によって感染が拡大するか否か追跡実験が行なわれていないと指摘する。

結局、七〇年を超える研究を経てもなお、風邪のウイルスが災いをもたらす正確な経路は謎のまま、ということになる。空気感染と接触感染がいずれも感染に寄与しているのは間違いない。「それはおそらくあなたがさらされた風邪ウイルスの種類によるでしょう」とロナルド・ターナーは述べる。「たとえばインフルエンザウイルスによって引き起こされる風邪は細かな飛沫粒子となって拡散するのかもしれません。ライノウイルスが空気感染することも可能でしょうが、それは長い時間すぐ近くでさらされた場合に限られると思われます。多くの場合、感染経路はおそらく直接接触でしょうね」

私たちがどのように風邪をひくかという話はこのくらいにしよう。ではどこでひくのだろう。

先だって、アリゾナ大学の微生物学者チャールズ・ガーバは、さまざまな病原体にさらされる危険性がいちばん高い公共の場を見つけようと考えた。ガーバは日常生活に潜む病原体に取り憑かれている。環境微生物学教授である彼は、この二〇年ほどウイルスや細菌が日頃どこに潜んでいるのかに興味を抱いてきた。かつて「便器計（コモドグラフ）」なる装置も開発したことがある。トイレに水を流したときに発生する飛沫を測定する器機だ。彼はまた自宅のものをはじめとして洗濯機に大腸菌がいることを発見し、洗濯機に洗濯物を入れずにブリーチだけ入れて回し、「マウスウォッシュ」するようにもなった。

二〇〇五年、ガーバと彼のチームはアメリカ四都市における一〇〇〇カ所を超える公共の場（ショッピングセンター、託児施設、職場、空港、映画館、レストランなど）の物体表面を対象に、病原体を含む可能性のある物質（血液、唾液、糞尿、粘液など）の生化学的マーカーを調査した。その結果、児童公園の遊具や託児施設の物体表面がいちばん汚染されていた。この事実は驚くべきものではないのかもしれないが、それでもやはり悩ましい。ガーバのチームが肉眼では見えない蛍光性樹脂で物体表面を人工的に汚染しておくと、それに触れた人の八六パーセントに樹脂が移動した。八〇パーセントが樹脂を私物に付着させたり、数時間後でも家に持って帰ったりしていた。いちばん汚染されていたのは、児童公園の遊具とバスの手すりや肘掛けで、次に来るのがショッピングカートのハンドル、椅子の肘掛け、自動販売機のボタン、そしてエスカレーターの手すりだった。

ガーバらによる風邪ウイルスの棲処（すみか）探しは、さらにホテル、病院、保育施設、自宅におよんだ。では風邪ウイルスの天国はどこだろうか。

病　院

もしあなたに小さなお子さんがいたら、想像するのは難しくないはずだ。小児科医院の待合室のおもちゃは、風邪ウイルスまみれに違いない。ヴァージニア大学のダイアン・パパス博士とそのチームは、ヴァージニア州フェアファックス市内にある三カ所の小児科医院でおもちゃのDNAサンプリングをした。調べたのは病気の子ども用の待合室、健康な子ども用の待合室、そして診察を終えた子どもたちへのごほうびとして与えられる袋入りの新品のおもちゃである。健康な子ども用の待合室では、おもちゃのほぼ一七パーセントが汚染されていた。病気の子ども用の待合室の場合は二〇パーセントが病原体だらけだった。「ごほうび」として与えられる袋入りの新しいおもちゃが最悪の状態にあり、おもちゃの三〇パーセント程度が誰かの置き土産とおぼしいウイルスに汚染されていた。さらにパパスによれば、病院の規則にしたがって消毒薬でおもちゃを殺菌しても、ウイルスの減少は四〇パーセントから二六パーセントと小幅にとどまるという。

(ジャングル)ジム

児童公園の遊具がいちばんの病原体の巣だった。しかし風邪ウイルスがいるのはジャングルジムやブランコだけではない。ハワイにある軍関係施設のフィットネスセンター二カ所を病原体の有無について調べたところ、人が手を触れる物体表面の六三パーセントからウイルス(主にライノウイルス)が検出された。とりわけ汚染がひどかったのが、バーベル、ダンベル、錘(おもり)、フィットネスバイクとステアクライマーのハンドルだった。

エレベーターその他の公共輸送機関

ガーバが四都市で行なった実験では、バスの手すりや肘掛けはその汚染度において児童公園の遊具に次ぐ第二位だった。エレベーターに関しては、マンハッタンのダウンタウンにあるオフィスビルの一七階で働く、私の友人のことをお話ししよう。彼女は毎朝エレベーターには乗らず、仕事場まで階段を使う。階段を上るのが健康に良いと知ってもいるが、彼女がエレベーターに乗らないのは運動したいからではない。またエレベーター内はそれなりに込み合ってはいるものの、階段を選ぶのは閉所恐怖症だからでもない。むしろ彼女は、エレベーターがウイルスの上下移動手段だと考えているのだ。彼女の心配ももっともかもしれない。一部の専門家によれば、重症急性呼吸器症候群（SARS（サーズ））の流行が拡大したのは、ウイルスに感染した一人の教授が中国から香港へ来て、メトロポールホテル九階の九一一号室に一泊したのが発端だ。エレベーターのボタンに手を触れることで、彼は自分ではそれと知らずにこの病気をほかの宿泊客にうつした恐れがあるのだ。SARSにかかった一六人はすべて九階に宿泊または来訪しており、九階のボタンに手を触れたはずだった。それからの数日で、これらの一六人の宿泊客がはるばる遠方の三〇カ国までウイルスを広げた。

銀行あるいは現金を扱う場所すべて

スイスの研究者たちが最近、ウイルスが紙幣上で――おそらくドル紙幣上でも――何週間も生き延びることを証明した。チームはインフルエンザウイルスとヒトの鼻粘液の混合物を紙幣に垂らし、さまざまに設定した時間のあいだ室温に放置し、生きたウイルスの有無を調べた。すると干上がったウイルスなら三日の命であるのに対し、粘液と混じった場合には二週間以上生き延びることがわかったのである。ドル紙幣に付着したウイルスの感染力は、付着した粒子の数と、紙幣の湿り具合（死ぬほど乾燥していないか否か）にかかっている。また現金を扱って感染するか否かは、あなたが紙幣とどう接触するかにもよる。ただ触っただけか、より密接な接触をしたかで異なるのだ。たとえば、紙幣をまるめてドラッグを吸うときのように「嗅ぐ」とウイルスはたちどころに呼吸器系に入り込んでしまう。インフルエンザウイルスはたいていの他の風邪ウイルスより物体表面上で長生きするので、慰めにもならないが、こうした「嗅ぐ」行為によって普通の風邪ウイルスに感染する危険性はインフルエンザよりは低い。

職　場

風邪はたいていの場合は職場ではなく家庭でうつるものの、仕事場におけるあらゆる伝播経路を知ることはやはり賢明ではある。

先頃、職場の汚れた空気と風邪の罹患(りかん)率の関係に興味をもつボストンの科学者チームが、外気との換気がほとんどないオフィスビルにおける呼吸器系感染症の罹患率を調べた。過去に湾岸戦争中に行なわれた研究では、空調設備の整った兵舎で寝起きする兵士のほうが、テントで寝起きする兵士より風邪にかかる割合が高かった。ボストンのチームは、換気の悪いビル三棟の空気フィルターを調べ、風邪をひいていると申し出た労働者から粘液検体を採取した。フィルター検体の三二パーセントから呼吸器系疾患を引き起こす、空気感染するウイルスが検出された。さらに、空気検体中のライノウイルスと、そのビルの風邪をひいているある社員から検出された病原体は、遺伝学的な一致率が高かった。風邪をひいた労働者がこの特定のライノウイルス株を空気中に出したか、もともとこのビル内でのウイルス感染連鎖に入っていたかのどちらかだと研究者たちは考えている。喜ばしいことに、フィルターによってウイルスの少なくとも一部は除去されていた。憂慮すべきは、そもそもそこにウイルスがいたことである。

チャールズ・ガーバが二〇〇五年に、職場のさまざまな物体表面に蛍光性樹脂のマーカーを付着させて行なった実験によって、職場全体に病原体がいるというあまり歓迎できない事実が明らかになった。職場のトイレの蛇口のコックや出入り口のドアノブに付着していた樹脂は、従業員の手や顔、電話、髪の毛に移動していた。共有電話からペンやドアノブ、キーボード、飲み物のコップへ、そしてコピー機のボタンからは、文書やコンピュータ、そしてさらに多くの人びとの手や顔に移っていた。ガーバは、平均的な仕事場の机——彼に言わせればこれは細菌の「大運動場」である——には、一インチ四方（訳注　六・四五平方センチメートル）当たり二万を数える「仲間」がいる。これは便座についた細菌の約四〇〇倍に当たる。同様に、キーボードや、ファックスのエンターキーや送信キーも黴菌天国だ。女性のオフィスはたいてい男性のオフィスより清潔そうに見えるが、男性のオフィスのほぼ三倍もの細菌がいる（これはひとつには女性はより健康志向で生物分解性の食べ物を机の上で食べるため）。けれども男性の財布には女性のそれの四倍もの細菌がいる。黴菌が多い職業は教師、会計士、銀行員、ラジオのＤＪ、医師、テレビプロデューサー、コンサルタント、広報係、弁護士である。

職場に潜むウイルスということで、ガーバは風邪その他の呼吸器系感染症の原因であることが少なくないヒトパラインフルエンザウイルス１型についても、その有無を五都市の職場で調査した。ニューヨーク、アトランタ、シカゴ、トゥーソン、サンフランシスコのオフィス、更衣室、会議室から三〇〇以上の検体を採取したのである。人が触る回数の多い領域はウイルスにまみれていた。四七パーセントの机の上から、四六パーセントのコンピュータ・マウスから、そして四五パーセントの電話機からウイルスが検出されたのだ。トゥーソンがいちばんウイルスが少なく、ニューヨークがいちばん多かった。ニューヨークでは検査した物体表面の半数からウイルスが検出された。

要するに、感染した従業員は手を触れるもののほとんどすべてに微生物の痕跡を残すということになる。ガーバによると、風邪をひいた人が一人でもいれば部屋の物体表面の三〇パーセントにウイルスが残るという。

保育施設と学校

「昔の人は子どもたちに一日の大半を戸外で過ごさせましたが、現代人は彼らを狭い場所に集めようとします」とビアギッテ・ウィンザーは述べる。「これがウイルス蔓延にとって最適な状況なのです」。風邪をひいた子の多くは学校を休んで家で休養するが（平均的な生徒は毎年風邪で一一日間学校を休む）、それでもスクールバスに乗り込んでくる子もいる。風邪が学校の始まる夏の終わりから秋の初めにかけて流行するという事実は現在ではよく知られている。「学校が始まって一七日ほどすると、呼吸器系感染症がピークを迎え、通常の三〜四倍に跳ね上がります」とロンドン大学インペリアル・カレッジのセバスチャン・ジョンストンは述べる。「人びとはバカンスに行ってウイルスを持ち帰り、それを子どもたちが友達全員と共有するわけです」。アメリカ疾病予防管理センター（CDC）によると、一七歳未満のアメリカ人子弟のあいだで毎年五二〇〇万件以上の風邪の症例が見られるという。

二〇〇九年、ガーバが小学校教室の物体表面のウイルスの有無を調べたところ、半数からウイルスが検出された。頻繁に使われる媒介物がもっとも汚染されていた。机の上、蛇口のコック、ペーパータオルディスペンサー、入り口のドアノブなどだ（教師の机も黴菌天国であり、ガーバは以前の研究で、他の職業の人の机に比して最大で二〇倍の微生物を検出している。メリーランドで特別支援教育教員をしている私の姉が、机を洗浄剤でふき、一日に三〇回くらい手を洗うのはこのためだ）。

学校や保育施設におけるウイルスの感染拡大に関する研究は簡単ではない。幼児に本物のウイルスを接種するわけにはいかないので、ある独創的な科学者グループは保育所や保育園でウイルスがどう感染拡大するのかを調べるための安全な手法を考え出した。彼らはカリフラワーモザイクウイルスと呼ばれる植物ウイルスの断片を、本物のヒトウイルス病原体の代用マーカーとして用いた。おもちゃのボールにこの断片を付着させ、いくつかの異なる条件下にある保育施設に置く。すると児童が触れ始めてわずか数時間で、おもちゃのボールに付着していたウイルスDNAは広がった。ウイルスをつけなかった他のボール、児童や保育士の手、児童がよく手を触れるベンチや箱に移動したのだ。一日後にウイルスを付着させたボールを取り除いても、ウイルスDNAは二週間という長きにわたって施設内で広がり続け、児童の家庭や家族の手、いくつかの物体表面（食事どきなどに用いる小児用の椅子、おもちゃ、ベビーベッド、バスタブの縁）で見つかった。

家　庭

残念なことに、子どもが学校や保育施設で風邪をひくと、風邪が家庭に持ち込まれる。現に家庭に子どもがいると、同居している成人が風邪をひく割合は倍加する。「お子さんがいる場合、あなたが風邪に感染する率は高くなるのです」とロナルド・ターナーは述べる。「子どもたちが効率よくウイルスを移動させられる理由は、私たちと子どもの接触の仕方にあります。私たちは愛する子どもの鼻をふいてやったりしますからね」

しかし子どものいない家庭にウイルスが持ち込まれないというわけでもない。一五カ所の家庭で黴菌の有無を調べると、ガーバは家の中でいちばんきれいな場所――少なくとも細菌に関してだが――が便座で、いちばん汚い場所が台所のスポンジや排水口であることを見出した。「まな板はとても不潔です」と彼は述べる。「まな板には便座の二〇〇倍もの糞便性大腸菌［細菌］がいます。こうしたデータを見ると、家庭でサラダをつくるのにいちばん安全な場所は便座の上ということになりそうです」

二〇〇八年、ウィンザーのチームは風邪をひいた人の家庭にライノウイルスがいるか否か調べた。チームは風邪をひいた人三〇人に家の中で一八時間以内に触った一〇カ所を教えてもらい、それらの場所のウイルスのDNA指紋を調べた。調べた一六〇カ所のうち六七カ所からライノウイルスが検出された。DNA指紋法の結果が誤っている可能性はある。それでも、とウィンザーは語る。「風邪の感染拡大に関しては、家庭の中で人びとがよく手を触れる物体表面が従来考えられていたよりはるかに重要です」

後日、追跡実験として、チームは人がよく触れる物の表面に被験者の粘液を塗布した後で、彼らに照明をつけたり、電話に応答したりという日常の動作をしてもらい、物体に塗布したウイルスが彼らの指に移るかどうか調べた。一時間後では、ウイルスは九〇パーセントの確率で指先に移っていた。この確率は二四時間後にようやく七〇パーセントに下がり、四八時間後で五三パーセントだった。ということは、粘液を塗ってから丸々二日後でも、被験者の指先に五〇パーセントを超す確率でウイルスが移ることになる。

風邪ウイルスはもっと意外なところにもいる。たとえば、衣服の縫いひだや折り目――とりわけハンカチや子どものシャツの袖などだ。「洗濯がどれほど危険な行為か、初めて知りました」とガーバは言う。「それが家庭内における病原性微生物の主要な移動拠点かもしれません……たとえば、下着を［洗濯機から乾燥機に］移す人の手にはかならず大腸菌が移るのです」。洗濯によって九九パーセントの細菌は除去されるけれども、そもそも一〇〇万個の菌がいたのなら、それでも一万個ほど残る勘定になる。そして細菌に比べてウイルスは布から洗い落とすのが難しい。「したがって、洗濯は危険度の高い家事ということになります」とガーバは述べる。「とりわけその家庭に病気の人や小さな子どもがいる場合にはそうです。子どもたちの下着やおむつ、あるいは風邪をひいている人の使った汚れたハンカチがありますからね」

ホテル

二〇〇七年、ビアギッテ・ウィンザーとオーウェン・ヘンドリーは、ある研究で残念な事実を明らかにした。ライノウイルスに感染している成人がホテルに宿泊すると、通常の動作によって手を触れる一五〇カ所以上の物体やその表面の三分の一にウイルスRNAを残すというのだ。いちばん汚染がひどいのがドアノブとペンだった。これを僅差(きんさ)で追うのが、照明スイッチ、蛇口、テレビリモコン、電話機――いずれも清掃係はめったにふかない。そして「清潔な」ホテルの部屋にチェックインする私たちにとって極めつけの気が滅入るような事実がある。これらの場所にいるウイルスRNAは一八時間という長時間そこに残ったままになるというのだ。二人の調査によると、汚染から一時間後にライノウイルスのRNAは物体表面から指先へ三〇回のうち一八回の確率で移動し、一八時間後では三〇回のうち一〇回という確率になった。「次にホテルに泊まるときには」とヘンドリーは言う。「清掃係がどれほどきれいにしたか考えてみるのもいいでしょう」

飛行機

風邪をひいたからといって、大半の人は予約していた飛行機便を延期したりはしない。これが意味するのは、私たち（とウイルス）が密閉空間内で何百人という旅行者と顔を突き合わせて過ごすということだ。となれば、結果は見えている。

二〇〇八年七月の暑い日、私を乗せたワシントンDC行きの飛行機がシャーロッツヴィルを飛び立つ三分前のことだった。スコット機長がコックピットから出てきて、離陸前に私たち全員とハイタッチしたいと告げた。「安全な着陸のためです。ちょっとしたおまじないでね。私はハイタッチしないで飛んだことがないんですよ」。乗客がどよめいた。通路を隔てた隣席にいた無愛想な男性は苛立ちを隠さない。スコット機長を睨みつけて両手を垂らしたままだ。「いいから早いとこ離陸できませんか、機長さん、お願いしますよ」けれどもスコット機長は考えを改めるでもなく、男性をなだめたりすかしたりした。男性は根負けしてやっと小指を立て、機長はめでたくタッチした。風邪の手から手への伝播に関する研究の記憶がまだ生々しい私の頭に真っ先に浮かんだのは、いちばん前の列の席で良かったという考えだった。私がさらされるのはスコット機長と通路の反対側にいるあまり挨拶に気乗りしない男性の病原体のみで、二人とも健康そのものに見えた。そこで私が快く手のひらを上げると、スコット機長は大きな笑みを浮かべ、飛行機の最後尾まで乗客全員の手に触れていった。離陸は順調そのものだった。ところが、ハイタッチした甲斐もなく三〇分後の着陸はかなり荒々しかった。飛行機が到着ゲートに進むあいだ、私はあの機長は離陸前にかならずあの奇妙な儀式をするのかと客室乗務員に尋ねた。「そうなんです」と彼女は小声で答えた。「私には少し職業倫理上の問題があるように思えます」。彼女はもうささやき声だ。「あれをするとお客様をいらいらさせると私は思うんです」

そのとおりだ。そして、くしゃみする可能性も高くなるだろう。しかし病原菌を広げるパイロットがいなくても、飛行機に乗ることは風邪につながるだろうか。機内の特殊な状況――全般的なストレス、狭い空間、四〇〇人ほどの乗客との接触の機会に長期にわたってさらされること（とりわけ長時間のフライトの場合）――はどれも、私たちが荷物以外のものをもらってジェット機を離れる可能性を高めるものばかりだ。

ある最近の研究によるとそのようだ。カリフォルニア大学の科学者が、サンフランシスコ－デンヴァー間を飛行機で移動する乗客一〇〇〇人以上について調べた結果、飛行後一週間以内に風邪の症状が現われた人が全体の二〇パーセントを占めた。これはきわめて高い罹患率と言わざるをえず、家にとどまっていた場合のおよそ四倍にもなる。

有力な一説によれば、飛行機内の風邪伝播の犯人は、客室の換気システム、とりわけ空気の再循環システムだという。一九七九年、インフルエンザその他の空気感染病原体の拡散を防ぐためには高機能の客室換気システムが欠かせないことが指摘されている。アラスカ航空の飛行機便が離陸時にエンジン故障を起こす、という事故に際してのことだ。エンジンを修理する三時間というもの、飛行機は地上に停止したままとなり、客室換気システムも止められた。折悪（おりあ）しく、乗客の一人にインフルエンザの症状が出た。三日後、乗客の七二パーセントと乗務員の四〇パーセントがインフルエンザにかかった。このことがあってから現在では、離陸遅延が三〇分以上におよぶ場合は換気を行なうよう推奨されている。

飛行機に乗って病気になる原因として再循環換気システムが疑われて久しい。たしかに、風邪ウイルスが飛沫となって飛散するのであれば、飛行機内で空気を再循環させる戦略はかえって、新たな宿主を探して頻繁に空中を行き交う病原体にとって格好の移動手段となる。過去には、民間航空機はエネルギー消費も顧(かえり)みずにエンジンで冷やされた新鮮な冷たい空気を一〇〇パーセント使用していた。一九八〇年代以降に製造された新型の航空機は、エンジンの仕事を減らして燃費を上げるために客室内の空気の約半分を再循環している。新鮮な空気を使う旧式の飛行機の大半は現役を退きつつあるものの、カリフォルニア大学が調べたカリフォルニア－コロラド便ではいまだに多くのそうした飛行機が活躍中だった。二種の異なる換気システムを使用する飛行機があったことから、チームは自然の成り行きで一つの実験を思いついた。それぞれのタイプの飛行機でサンフランシスコとデンヴァー間を旅した乗客の風邪の罹患率を比較しようというのだ。結果は、大差なかった。飛行機に乗った一週間後、どちらの種類の飛行機に乗った乗客も、五人に一人の割合で呼吸器系疾患の症状を呈した。

これらの再循環システムに用いられるフィルターは、病院の手術室や無菌室に用いられているものと似通っており、客室の空気から細菌やウイルスを九九・九パーセント除去するという高性能を有する。飛行機内の空気は一時間当たり少なくとも二〇回総入れ替えされるが、おおかたのオフィスビルでは一時間に一二回、家庭にいたっては一時間にたったの五回だ。要するに、こうして得られる空気は地上のたいていの密閉空間より質が良い。少なくともカナダのヴィクトリア大学に所属するマーティン・ホッキングによれば、犯人は再循環ではなく、空気そのもの——新鮮であるか再循環されているかにかかわらず——だという。彼は、問題は湿度つまりその欠乏だと主張する。高高度の空気は湿気がないに等しく、一時間以上飛行する航空機内の典型的な湿度は飛行時間の大半を通じて一〇パーセントを割り、さらに長時間のフライトでは五パーセント未満まで下がる。ホッキングは、乾燥した空気によって私たちの呼吸器系感染症に対する抵抗力が低くなるらしいと考えている。一部の実験によれば、空気が乾燥していると、私たちの鼻や喉を覆う薄い粘液の膜（ウイルスをとらえ胃に送って酸で殺す）の機能がうまく働かなくなる。ただし、すべての人がこの説に賛同するわけではない。粘液を胃に運ぶという私たちの身体機能は乾燥しても悪化しないと考える専門家もいる。いずれにしても、航空機内の湿度を上げるのなんて簡単だと思うかもしれない。しかし、ブリティッシュ・エアウェイズが一九八〇年代にボーイング747を加湿しようと試みたとき、空調機は空気と一緒に小さな白い粒子を吹き出し、機内（とりわけコックピット）に人工雪を降らせてしまった。もし鼻の乾燥を避けたいなら、生理食塩水の鼻スプレーなどを携帯して自己防衛するのが安全だろう。

ジャック・グワルトニー・ジュニアは、先のカリフォルニア大学の実験で調べられた乗客が実際に風邪をひいていたかどうかは疑わしいと考えている。彼らはウイルス感染の有無について調べられてはおらず、呼吸器系に何らかの異常を感じそれを風邪と考えた可能性が高いというのだ。彼は飛行機に乗った人がそうでない人より風邪をひきやすいとは考えていない。しかし機内の特殊な状況のために、やはり風邪に似た症状——鼻づまりや鼻水——は起きる。グワルトニーは、空気感染するインフルエンザなどの病気はまた別の問題だという。「もし飛行機に乗って、乗客の中にインフルエンザにかかっている女性がいたら、あなたもインフルエンザにかかる可能性は非常に高い」

第3章　黴菌

微生物は小さ過ぎて
肉眼ではまったく捉えられない。
——ジョセフ・ヒレア・ピエール・ルネ・ベロック

風邪ウイルスは世界でもっとも成功を収めたヒト病原体であり、他のどの病原体より多くの感染症を引き起こしている可能性がある。それでもフランス生まれの英国作家、ベロックが言うように、風邪ウイルス観察は難しい。

「ライノウイルスなどの一般的なウイルスはあまりに小さくて私たちの眼では見られません。高分解能の標準的な電子顕微鏡でもだめです」とビアギッテ・ウィンザーは述べる。

「ただのゴミのように見えるだけなんですよ」。よく知られた細菌なら、子どもでも普通の光学顕微鏡を使ってその動き回る様子を観察できる。ところが風邪ウイルスは幅二〇ナノメートルとあまりに微小で、高解像度の電子顕微鏡の倍率を一〇万倍に上げてやっとその姿をとらえることができる。これほど小さいものは、きわめて大きなものと同様に理解が難しい。一ミリメートル幅に五万個、いや髪の毛の幅に二四〇〇個並べられると言われても想像するのは容易ではない。ならば逆に『不思議の国のアリス』の世界のように拡大してみてはどうだろう。一個のライノウイルスをたとえばゴルフボールほどの大きさまで拡大したとすると、あなたの体はさしずめ伝説の木こり「バニヤン」のように巨大になり、横に寝かせれば北米大陸の東海岸から西海岸まで届く。

「風邪ウイルスは染色して初めてその姿をとらえることができます」とウィンザーは語る。結晶学者ならライノウイルスをきわめてエレガントな対称構造をもつ正二〇面体として描くことができる。もう少し倍率を上げると、たくさんの小峡谷をもつ、月面のような微小な地形が目に入るだろう。けれども、こうした眺めは完全に人工的なもので、視覚的な錯覚なのだ。風邪ウイルスは生き物というより、ごく簡単な実験器具のようなものだ。遺伝物質、この場合には一本鎖RNAが、カプシドと呼ばれる堅い蛋白質でできた殻に包まれた芯(コア)の中にきちんと折り畳まれている。かつて生物学者のピーター・メダワーが、あらゆるウイルスは「蛋白質の皮にくるまれた悪いニュース」に過ぎないと言ったが、まさに言い得て妙だ。それなのに、それは勇敢に外界に飛び出して、私たち一人ひとりに生涯でおよそ二万四〇〇〇時間もの鼻風邪の症状を与える。

過去の学者にとって、肉眼で見えないほど微小なものにこれほどの災いをもたらすことができるとはとても考えられなかったのは想像に難くない。古代の人は風邪を得体の知れない毒気のようなものの産物、または「体液」の乱れから起きると考えた。事実、現在でも一部に使用する人もいる「カタル（catarrh）」という語は、体液が頭から「流れ落ちること」を指してヒポクラテスが用いた語「カタラス（katarrhous）」に由来する。風邪にやられた脳が粘液をたくさん産生し、それが頭蓋底に開いた小孔から漏れ出し、（関節に流れ込んでリウマチを起こさない場合には）鼻から流れ出ると考えられたのだ。

ウィリアム・バカンは著書『家庭の医学（*Domestic Medicine*）』の一七七二年版で、水っ洟を垂らしている鼻に「発汗不全」という絶妙な呼称を与えた。バカンが風邪の原因として槍玉にあげたのは、濡れた服、濡れた足（「しばしば死の病を招く」）、夜気（とりわけ夜露――その悪影響は「穏やかで気づかないほど」だが「けっして軽んじてはならない」）、湿気を帯びたベッド、湿度の高い家屋、暑さから寒さへの急激な変化だった。彼は書く。「現に、つねに一定の暖かな状態を維持できるなら、人は風邪をひかない」

ところが一七七〇年代という早期にあって、慧眼の持ち主のアメリカ大統領ベンジャミン・フランクリンはすでに、風邪には気温以外の要素が関与しているらしい、と目星をつけていた。先見の明のあったフランクリンは、寒さと湿気をその原因から除外した。「私は厳冬の中を旅し、凍らなかっただけましというほどの極寒に耐えてきた」と彼は一七七三年に書いている。「けれども風邪はひかなかった」。湿気に関してはこんなことを言っている。「私は二週間にわたって毎夜二、三時間川に入った……もし湿気によって風邪をひくのであれば、とっくにそうなるほど水を浴びている。けれども風邪はひかなかった」。そこでフランクリンは、真の原因は人から人へうつる病原体であると考えた。「人は馬車の中など小さな部屋に一緒にいると風邪をうつしあう」と彼は書き記している。「近くに座って会話し、互いの体からの蒸散物を吸い込むと風邪をひく」

一九世紀の中頃までには、パリのルイ・パスツールとベルリンのロベルト・コッホのような偉大な「微生物の狩人」が顕微鏡を覗き込み、感染症を起こすことのできる微小な生き物が実際に存在することを立証した。そうなってみると、新たに発見された「化膿を促進する細菌」によって風邪が起きると考えるのは自然の流れだった。そして研究者たちが風邪をひいた人の鼻を調べて、風邪の原因とおぼしきミクロコッカス・カタラーリス（*Micrococcus catarrhalis*）とバシラス・リニティス（*Bacillus rhinitis*）という二種の菌にたどり着くのは時間の問題だった。ところが細菌が風邪の原因ではなかったことが間もなく判明した。これらの細菌は健康な人の鼻や喉にもいて、その数は風邪をひいた人の鼻や喉より多かったのだ。

第一次世界大戦が始まったころ、ライプチヒの研究者たちが風邪をひいた人の鼻汁によって別の人が風邪をひくことを初めて証明した。ヴァルター・クルーゼは重い鼻風邪をひいた気の毒な助手の鼻から分泌物を採取し、細菌を捕捉するセラミックフィルターで濾過(ろか)した。こうして得られた透明な濾過液を一二人の被験者の鼻に数滴垂らしたところ、四人が風邪をひいた。クルーゼは風邪の感染源は細菌より小さな「濾過性病原体」であると結論づけ、これをアファノゾーム・コリーゼ（*Aphanozoum coryzae*）と呼んだ。しかし問題の解決には、愛らしい若いチンパンジーたちが登場する一九三〇年を待たねばならなかった。

風邪実験の被験者としてチンパンジーを使うのは、コロンビア大学の内科医アルフォンス・ドゥーケイのアイデアだった。彼にはヒトにおける風邪の原因究明は困難であるとわかっていた。第一に、人間の被験者を隔離するのはじつに難しいので、風邪をひいたとしても、それが鼻に垂らしたウイルスのせいなのか、外出したときにうつされたのか判断できない。第二に、被験者は研究者の期待に応えようと、風邪をひいたと思い込んでそう申告することもある。風邪の研究者ジョージ・ジー・ジャクソンがかつて述べたように、「実験の被験者としてはおそらく、ヒトはもっとも扱いにくく、信頼が置けず、神経質で、移り気な生き物だろう」。ドゥーケイはチンパンジーが世話係の人間から容易に風邪をもらうということを動物園の園長から耳にし、被験者にチンパンジーを使うことを思いついた。人間と比べれば、彼らは感染したと「思い込む」ことがはるかに少ない。

ドゥーケイの観察によれば、風邪をひいたチンパンジーは風邪ひきの子どもに似ている。鼻に「ねばねばした」大きな鼻糞をつけ、鼻水を上唇までずるずると垂らし、まぶたが重たげで、鼻がつまって息苦しそうで、総体的に不機嫌で体がだるいようだ。風邪をひいた人の鼻の洗浄液を濾過して細菌を除去し、濾過液をチンパンジーの鼻に接種すると、チンパンジーを容易に風邪に感染させられることをドゥーケイは見出した。接種後二四時間で、鼻水を出し、くしゃみをし、まぶたが厚ぼったくなる。さらにヒトに対する実験を重ね、彼はこう結論づけた。「風邪をうつすのに成功したこれらの濾過液に含まれる活性病原体は、真に超顕微鏡的なウイルスである」

これは画期的な進展だった。それでもウイルスの性状はまだ謎に包まれたままだった。ウイルスを同定するには分離培養できなければならない。風邪のウイルスの分離培養はおそろしく難しく、ある研究者は野生動物を追うかのようだと評した。ドゥーケイの研究に精通したイギリスのウイルス学者サー・クリストファー・アンドリューズが、一九三〇年代初期にこの問題に対する斬新な解決法を思いついた。資金難でチンパンジーを使えなかった彼は、地元の聖バーソロミュー病院の医学生に声をかけた。なぜなら「チンパンジーの次に良いのはバーソロミューの医学生だった」からだ。「けっして満足のいく代替物ではない。それでも、使える動物はそれしかいなかった」と彼は述べる。

しかしながら、動き回ることのできる医学生は、風邪ウイルス分離に適した厳密な管理を可能にする被験者とは言いがたい。理想としては、被験者は隔離されており、彼らが風邪をひいたなら、それは実験で接種されたウイルスのせいであって、外でもらってきた「野生株の風邪」でないことが望ましい。そこで一九四六年、アンドリューズは〈コモンコールドユニット（CCU）〉を設立した。以降CCUは、ほぼ四〇年にわたって風邪ウイルス研究の最前線にあった。

CCUは元ハーヴァード病院だった建物にあった。イギリス南部ソールズベリー郊外の風吹きすさぶ丘の上に建つ一連のその建築物は、ストーンヘンジの古い石柱群から数キロメートルの場所にあり、ポートンダウンの、化学・生物兵器の開発を行なった陸軍微生物研究所からさほど遠くはない。病院は一九四一年にアメリカによって建設された。戦火を避ける人びとで混雑するシェルターで、コレラや腸チフスなどの伝染病が発生した場合に病人を収容するためだった。およそ三六メートル長の迷彩を施された建物群は、交差感染とドイツ軍による攻撃を最小限にとどめるため相互に分離されていた。しかし伝染病は一度も発生せず、病院はアンドリューズが目をつけるまで使用されていなかった。古い写真では建物そのものが戦争捕虜収容所のように見えるが、アンドリューズは「とても明るく風通しがいい。チョークダウン（訳注　石灰岩質の丘陵）の眺めも最高だ」と書いている。彼にとってそこは人間モルモット収容にもってこいの場所だったのである。

それから数十年のあいだに、およそ二万人のボランティアが、同時期に最大で三〇人という規模で（私が参加したヴァージニア大学での実験の先駆け）、ＣＣＵのがらんとした小さな部屋で一〇日にわたって実験の被験者として過ごした。ＣＣＵはボランティアに旅費を支払い、宿と食事を無料で提供し、少額ながら小遣いまで与えた。見返りに、ボランティアは実験と風邪をひく確率およそ四〇パーセントを甘んじて受けたのだった。

ＣＣＵはたちまちイギリスでも抜群の知名度を誇るようになる。ハイテクのウイルス学実験室と伝統的なイギリスの保養地を組み合わせたような風変わりで人目を引くその場所では、白衣の医師が風邪に関する迷信を検証した。被験者に応募する人は引きも切らず、ボランティアの多くはそこでの経験を楽しんだ。ある新聞が書き立てたように、彼らは「ウイルスとの付き合いがすっかり病みつきになり」、何度も戻ってきては実験に参加した。ある夫妻は六人の子だくさんで、子育てから解放されるために定期的にやって来た。いちばんの記録は一五回参加した二人だ。海外からの参加者もいた。あるアメリカのボクサーが出した条件は、女王との面会とイギリスの一流ヘビーウェイト級ボクサーとの試合だったという。ＣＣＵはアイリス・マードックの小説『網のなか』にも登場する。「ぼくが初めてヒューゴーと会ったのは、互いに例の風邪にかかったためだった」と、落ち着きのない反抗的な態度のこの小説の主人公ジェイク・ドナヒューは言う。「ぼくがとりわけ金に困っていた時期のことで、当時の暮らしは万事につけ実にひどいものだったが、やがて信じられないほど寛容な取り決めを見つけ出した。これによると、風邪と薬の実験のモ

ルモットをつとめるかわりに、賄いつき下宿がただで手に入るということだった」（『網のなか』鈴木寧訳、白水社より引用）

今日、CCUを記念するものは、かつて建物があった場所にある小さな銘板だけだ。だがボランティアどうしはいまだに連絡を取り合っている。アンジェラ・グリーンスレイドとジャネット・ウィルソン＝ウォードは、一九七二年にCCUで同室になった。アンドリューズによると、一〇日間の独居生活はあまり歓迎されないので、ボランティアはたいてい二人ごとに一室をあてがわれた。どうやらスタッフは馬が合いそうな他人どうしを見つけるのに長けていたらしい。二〇〇八年、アンジェラとジャネットはジャネットの六〇歳の誕生日を祝うためにロンドンを訪ねており、私はコヴェント・ガーデンにあるレストランで二人とランチをご一緒した。すでに二人が風邪の冒険を共にしてから三五年以上経過していた。現在はバース大学の法学教授であるジャネットは、法律を学んでいた学生時代にオルタナティブニュースペーパー（訳注　週刊または隔週刊の新聞）の広告でCCUについて知り、無料の休暇と静かな勉学時間を求めて応募した。彼女は求めていたものと生涯の友を得たことになる。サザビーズに勤務するアンジェラは、CCUでの三度にわたる「休暇」を素晴らしい、とても幸福な体験だったと語る。「あんなに笑ったことは私の人生でなかったわ」と彼女は私に話してくれた。「まさに天国でした」。ボランティアにはマスクをした係員によって保温器に入った温かい食事、無料のビールが届けられ、図書館とスポーツ施設の使用も許されていた。石灰質の草原を歩くためのゴム長靴まで支給された。「まるで学校の休みみたいでした」とアンジェラは言う。「でも先生はいないんです」。それを考えれば、風邪にかかるなど安いものだった。

施設に着くと、ボランティアは自分の部屋をあてがわれ、スタッフにさまざまな規則の説明を受ける。アンジェラはこの機を逃さず、CCUと近くのポートンダウンにある陸軍微生物研究所のあいだに何か関係があるのかと冗談半分に医師たちに尋ねた。それはもっともな質問だった。一九三九年から八九年までの五〇年のあいだで、ポートンダウンは数千人もの軍人を集めて種々の生化学実験を行なっている。軍人もまた週末の外出許可証と一五シリング目当てに実験に参加したのだった。ただの風邪の治療研究に参加すると説明を受けたはずなのに、実際には幻覚剤、マスタードガス、サリンその他の神経ガスを与えられたと主張するボランティアもいる。一九五三年、二〇歳の空軍技師ロナルド・マディソンは、家族の話によれば、風邪の研究に志願したはずだったが、部屋に隔離され、腕に何かを巻かれてサリンを垂らされたという。彼は一時間後に亡くなった。実験から半世紀以上過ぎて、イギリスの秘密諜報機関MI6はプログラムに参加した元軍人の一部と示談を交わした。しかし責任や過誤は認めていない。

アンジェラによると、いくらかユーモアのセンスに欠けるとおぼしい一医師が、この風邪研究とポートンには関連はありません、と彼女やほかのボランティアに請け合った。彼はその後次のような指示を与えた。ボランティアは全員、同室の人と防護したスタッフを除いて、互いに約一〇メートルの距離を保たなければならなかった。距離にたしかな根拠があったわけではないが、その目的は「別種」の風邪を見知らぬ人からうつされないようボランティアを守ることだった。「散歩中に誰かに会ったら、顔を覆うよう指示されました」とジャネットは語った。「近くに野営している人びとがいて、スタッフは彼らに対して、ボランティアがあなたたちと出会って突然手やスカーフで顔を覆っても、それはあなたがたに会いたくないからではないと説明しなければなりませんでした」

ボランティアのなかには施設内での距離の規則を破った人もいた。CCUに来てから二日後のことです、とアンジェラは話し始めた。彼女とジャネットが寝る用意をして部屋でテレビを見ていたとき、窓をたたく音がした。それは施設の説明時に出会った青年だった。「それが彼だとわかったときは叫び声を上げてしまいました。髪に特大のカーラーを巻いていたし、顔中にクリームを塗りたくっていたのですから」。当時を思い返して彼女は頬を赤らめた。「すぐに物陰に隠れてカーラーとクリームを取り、建物の外で彼とほんの少しだけ抱擁しました。誰かが私たちを見つけて隔離の規則を破ったために家に戻されるのが心配だったので、すぐに彼を部屋に帰しました。それでも、このことがあったために、私たちの経験は楽しくて、ドラマチックで、現実離れしたものになったのです」。CCUでは距離の規則があったにもかかわらず、ほかにもロマンスが生まれた。あるギター好きのボランティアはCCUに九回やって来た。そのうちの一回で、あるオーボエ奏者に恋をし、一〇メートルの距離でデュエットしたという。結婚に発展したロマンスもあった。

最初の説明のあと、ボランティアは二日間隔離され、風邪の症状の有無を調べられる。もし風邪の症状があった場合には、そこに来る前に野生株の風邪ウイルスにさらされていることを意味するので、その時点で家に戻される。隔離の三日め、残っているボランティアは風邪ウイルスを接種される。「私たちは横になって頭を後ろに垂らし、マスクと白衣の科学者が私たちの鼻に液体を注入しました」とジャネットは回想する。「それは奇怪で滑稽で、映画の一場面のようでした」（その感覚は私にもよくわかる）。液体はプラシーボ（ただの生理食塩水）か、風邪をひいたスタッフまたは他のボランティアの鼻の洗浄液から抽出した生きた風邪ウイルスを含むものだった。科学者自身もどのボランティアがどちらの液体を注入されたのか実験後にならないとわからない。現在ではこのいわゆる二重盲検偽薬比較法は臨床試験の標準的な手法となっているが、CCUの初期の実験ではそれは画期的なイノベーションだった。

それからの五日間、ボランティアは症状が出るかどうか観察される。毎朝、スタッフの内科医が訪れ、扁桃腺を触診して聴診器で呼吸を確かめる。後で係の人がやって来てその日に使用したティッシュを集めて回る。ティッシュはボランティア自身が集めて、ビニール袋に密封してある。二度めの実験でジャネットは重い風邪をひき、三日にわたって一日に八〇枚のティッシュを使った。施設での一日の使用量の記録は一六五枚だった。しかしアンドリューズによると、使用したティッシュの枚数だけが風邪の重さの指標ではない。ボランティアにはティッシュで鼻を一度ふいたら捨てる人もいれば、「ぐしょぐしょ」あるいは「ぼろぼろに裂ける」まで何度も使う人もいる。だからビニール袋のまま重さを量(はか)り、ティッシュと袋の重さを引けば、簡単に答えが出る。鼻から流れ出た液体の重量が風邪の重症度の定量的測定値として得られるのだ。これは現在でも風邪実験の一部で用いられる基準となっている。

このようにしてCCUは、風邪のさまざまな問題についてほぼ四〇年にわたって研究した。テーマはさまざまで、風邪が季節ごとにどう違うか、風邪がうつるためには人と人はどれほど近くにいなければならないか、ストレスや人格は風邪に対する感受性と関係あるか、オレンジジュースを大量に飲むと風邪の症状にどのような影響を与えるか、などだった。

アンドリューズが行なった初期の実験で、一九五〇年代初頭に発表された中に、彼が「やや過酷」と評したものがあった。この実験は古くからあまねく知られる「寒いと風邪をひく」という迷信の真偽を試すものだった。彼は被験者群に風邪ウイルスを接種した。半数は暖かく快適な環境に置かれ、残りの半数は熱い風呂に入ったあと、寒い廊下に濡れた水着姿で三〇分、またはアンドリューズの言葉を借りれば「我慢できるだけのあいだ」

立たされた。このあと服を着ることを許されたものの、濡れた靴下を数時間はかされた。寒い環境にいた被験者は辛い思いを経験するにはしたが、暖かくしていた被験者より風邪をひくことはなかった。「寒さだけで風邪をひいた例は一つもなかった」とアンドリューズは書いている。三度の実験のうち二度では、寒さとウイルス接種にさらされた被験者のほうが接種のみの場合より風邪をひく確率が低かった。

一方CCUのアンドリューズらは、ヒトの体外で風邪ウイルスを増殖させようと必死だった。まず鶏卵、次にヒト胚細胞、そしてさまざまな動物に風邪をひいた人間の鼻の洗浄液を接種したものの、すべて失敗している。さらに子ネコ、ハタネズミ、リス（ハイイロリスとムササビの両方）、フェレット、マウス、ラット、ハムスター、ウサギ、モルモット、ハリネズミ、サル、ヒヒ、スーティーマンガベイ（訳注 オナガザルの一種）、そして何頭ものブタについて試した。ブタの実験が失敗すると、戦後すぐということで肉に飢えたイギリスのスタッフは喜んで食べた。研究者たちは、チンパンジーを除けば、動物は人間の風邪には感染しないと結論づけざるをえなかった（ネコはひどい風邪をひくが、ネコの風邪ウイルスによってひくだけで、ヒトの風邪ウイルスではひかない）。

当時CCUの研究チームのメンバーだった（のちに所長となった）デイヴィッド・ティレルは、ウイルス増殖にいちばん適した環境は人間の鼻だと考えた。しかし人の鼻細胞はある自明な不利な点を有する。つまり、鼻はその人の体と切り離すことができない。そして厄介なことに、ウイルスは人の体温に設定した培養器では増殖しない。そこでティレルはひらめいた。風邪ウイルスが自然に増殖する鼻道の温度は、人体のほかの部位より低いのではないか。自分の鼻の温度を測ってみると、それは約三六・一度や三六・七度ではなく三三度だった。ティレルは風邪ウイルスが血液や内臓より低い温度で生き延びるのだと考えた。はたして培養器の温度を三三度に下げると、ウイルスの培養に成功した。のちに彼はこのウイルスが鼻(ラテン語で rhino)を好むことからライノウイルス(rhinovirus)と名づけた。

しかしこの画期的なアイデアは生まれるのがほんの少し遅かった。ライノウイルス分離競争に、互いにまったく独立に勝利を収めたのは二人のアメリカ人内科医だった。一九五六年、ウィリアム・モギャブギャブが初めてライノウイルス株を発見したと報告した。シカゴにあるグレートレイクス米海軍訓練所(米海軍訓練司令部)に勤務するかたわら、モギャブギャブは軽度の呼吸器系疾患にかかった海軍最下級兵からウイルスを分離することに成功したのだった。

時を同じくして、ジョンズ・ホプキンズ大学の公衆衛生学者ウィンストン・プライスもまた、インフルエンザと考えられていた病気の大流行中にたまたまライノウイルスを発見した。ジョンズ・ホプキンズの看護師たちが微熱、咳、鼻汁、喉の痛みを起こす病原体に感染した。プライスは病気の看護師の喉と鼻の洗浄液を採取した。彼女たちがそれ以上重い症状を見せなかったため、彼は自分が手にしているのは風邪ウィルスではないかと推測した。ウィルスをサルの腎臓細胞、ウマ血清、ウシ胚抽出液の混合液でゆっくりと培養して分離した。分離したウィルスからつくったワクチンによって風邪を予防するのに成功したと一年後に発表したとき、プライスは喝采を浴びた。「ベッド脇の電話が朝の三時まで鳴り続けました」と彼はあるキャスターに話している。アメリカ中の新聞はこの発見が風邪の根絶を意味するのかを知りたがった。もちろん、そうではなかった。ワクチンはその特定の風邪ウィルス株にしか効かなかったからだ。しかしワクチンは失敗に終わったにしても、風邪ウィルスの分離技術開発にはたしかに成功したのであり、これがそれ以降数十年にわたる新たなウィルス株の発見につながった。

現在の私たちは、風邪が一種類のウィルスではなく、相互に関連のない少なくとも五つの属のウィルスによって起きると知っている。これらのうちの半数以上がウィルス培養によってすでに同定されている。しかし研究者が新たなウィルスを手早く簡単に同定できるようになったのはDNA技術の発展のおかげだ。ポリメラーゼ連鎖反応（PCR）は、特定のDNA配列をたったの二時間で数百万倍に増幅できる。この手法を用いて科学者たちは、過去にはその存在が知られていなかったウィルスを多数発見している。たとえば、ボカウイルス（一種のパルボウイルス）、ヒトメタニューモウイルス（「HMPV」二〇〇一年に初めて発見されたが、少なくとも五〇年はヒトを宿主として広まってきたと考えられる）その他多数の新しいライノウイルス株がある。

一九九〇年代になるまで科学者たちは、ライノウイルスが病気に果たす役割はそれほど大きくないと信じていたが、それはウイルス検出と同定法の感度が低いためだった。「ウイルス同定法が改善するにつれ、ライノウイルスが多数の重症疾患の主要な原因であることが突き止められました」とビアギッテ・ウィンザーは語る。PCRに基づく手法によって、他の方法では検出できなかったライノウイルスが、ありとあらゆる病気の原因——少なくとも一因——であることが確認された。たとえば、喘息、中耳炎（耳感染症）、急性副鼻腔炎（ふくびくうえん）などがそうだった。二〇〇七年、ウィスコンシン大学の小児科医グループが、重い病気の小児から検出されたライノウイルスの半数以上が未知のウイルス株であり、それらの中にまったく新しいいわゆるグループC（訳注　ヒトライノウイルスは従来遺伝学的にグループAとBに分類されており、グループCはこのとき初めて報告された）に属すると思われるウイルスが五〇種あると報告した。さらに成人の風邪を起こすウイルスの半数はいまだもって同定されていない可能性が高いらしい。

どうやら、敵は一人ではなく大勢いるのだ。

ライノウイルス属の風邪ウイルスはごく一般的で、風邪全体の半数がこれらのウイルスが原因で起こる。これらのウイルスはまぎれもなくウイルスのスーパーグループであり、異なる抗体に反応する少なくとも一〇〇種の遺伝学的に異なるウイルス株を含む（ライノウイルスの血清型は二〇〇種に近いと考える科学者もいる)。二〇〇七年、研究者たちがライノウイルスのゲノム配列を決定し、これらのウイルスの謎を一部解読したと発表した。多数のウイルス株をもつライノウイルス属はきわめて利口であると言える。私たちの免疫系は、抗原——ウイルス、細菌その他の侵入物の表面にある小さな蛋白質フラグあるいはマーカー——を認識するようにできている。ある特定のフラグがついている病原体に出会うと、免疫系はそのフラグに対応する抗体という武器をつくる。しかしこれらの抗体は他のフラグを認識しない。ライノウイルスが利口であるという根拠はそこにある。異なるライノウイルス株はおそらく、免疫系に対する固定フラグとなりうる類似部分を多数共有しているだろう。ところが、それぞれのライノウイルス株は異なる小さなおとりのフラグをもっていて、それが免疫系を攪乱(かくらん)させるのだ。「まあ、大きな鼻のマスクで変装した銀行強盗と考えるといいでしょう」とロナルド・ターナーは説明する。強盗の鼻があまりに目立つため、目撃者は髪の毛の色をさっぱり思い出せない。ライノウイルス株はみなブロンドの髪をしていても、それぞれに違う小さな鼻のマスクをしている。だから鼻にだけ注意を集中している免疫系は、ウイルスをいつもの侵入者だと認識できない。異なるライノウイルス株に対する交差免疫を与えることはできないのだ。

したがって、感染症の世界では、「今月の風邪ウイルス」とでも呼びたくなるようなものがある。例年のように、感染病流行は九月の一連のライノウイルス感染に始まり、やがて一〇月と一一月のパラインフルエンザウイルスの蔓延(まんえん)にいたる。冬期には呼吸器系シンチウムウイルス、ヒトメタニューモウイルス、インフルエンザ、コロナウイルスが活発に活動する。そしてライノウイルスが戻ってきて、三月と四月に小さな感染の波を起こしてサイクルが一巡する。夏期はエンテロウイルスの独壇場だ。

毎年のように巡ってくる風邪の季節は、実際には多数の異なるウイルスがそれぞれに同じように起こす小さな流行の集合体なのだ。比較的小さな町でも、一度の風邪の季節で八〇種ほどの多数のウイルス血清型に見舞われているかもしれない（感染のこの「集団」モードはインフルエンザウイルスの連続的な流行とは大きく趣(おもむき)を異(こと)にする。インフルエンザウイルスは一般的に一種ずつ順を追って流行し、同時期に流行するのは一〜二種類に限られる）。現に、研究者は一つの家庭にライノウイルス株がいくつもある可能性を見出している。同族の異なる病原体が、兄と妹を同じ症状で苦しませている恐れがあるのだ。また一人の人間がいくつもの風邪ウイルスに感染することすらあるが、二種類のウイルスに襲われたからといって風邪の症状が重くなるわけでもない。

病原体が異なれば、好みの環境も異なってくる。ライノウイルスは彼らにとって居心地の良い鼻咽腔(びいんくう)を好む。パラインフルエンザウイルスは声帯と気管、呼吸器系シンチウムウイルスは肺の末梢気道を、インフルエンザウイルスは肺そのものを好む。いずれの病原体も軽い咳やくしゃみから重いインフルエンザ症状まで種々の程度の症状を引き起こす。たとえばインフルエンザウイルスが軽い風邪を起こし、ライノウイルスがインフルエンザのような症状を起こすこともある。ロナルド・ターナーは、こうした相違点は宿主側の要因——年齢と感受性——だけではなく、感染部位にもよるのではないかと考えている。飛沫となって吸い込まれ、大きな気道に舞い降りたインフルエンザウイルスは、典型的なインフルエンザ症状を発症させるだろう。しかし同じウイルスでも鼻に直接接触した場合には、軽い風邪の症状で終わることもある。

多数の風邪病原体が存在する理由を突き止める過程で、科学者たちはいくつかの不思議な発見をした。ライノウイルスはインフルエンザウイルスに似ているのではないかと考えられていたが、どちらかと言えばポリオウイルスに似通っており、これと半数ほどの遺伝子を共有している。ライノウイルスがポリオウイルスほどの脅威を与えないのは、周りを覆っている蛋白質が胃腸内の温かい酸性環境で生き抜く能力を失っており、一般的にはやや涼しい鼻孔を好むからだ。ヒトメタニューモウイルスはもともと鳥類に感染していたが、二世紀ほど前に種（しゅ）の壁を乗り越えた。呼吸器系シンチウムウイルスが最初に分離されたのは風邪をひいたチンパンジーからで、成人なら軽い風邪症状ですむ。ところが子どもがこのウイルスに感染すると、しばしば肺炎や細気管支炎にいたり、とりわけ冬期にはその可能性が高い。

さらに衝撃的とも言える新たな知見がある。アデノウイルスには鼻づまりだけではなく、肥満をも起こすものがあるというのだ。アデノウィルスのうちの三種は通常なら風邪の症状しか起こさないが、二〇パーセントの人では、脂肪細胞の形成速度に影響を与え（脂肪を備蓄するため幹細胞を脂肪細胞に変える）、このウィルスに感染すると同じ食事をしても感染していない場合に比べて太りやすいという。いずれにしても私にとってそれは、エレベーターで誰かがくしゃみし、そのおかげで風邪と肥満をもらうという悪夢のようなシナリオだ。

こうしたさまざまな風邪の病原体はその由来と構造において異なってはいるが、いずれも他の生命体に寄生して生きる。自分たちが生き延びるためにヒトの細胞を食いものにし、その結果として私たちの生命に災いをなすのだ。しかし私たちはそうした危害をただ病原体のせいにするだけでいいのだろうか。科学はそうではないと言っている。

第4章　大荒れ

病気の原因を外界に求めるのはよそうではないか、
なぜならそれは我々の中にあるからだ。

——セネカ

それはもうあなたにはお馴染みになった苦しみだ。まず喉の奥に小さな拳が頑固にいすわり、ものを飲み込むと痛む。次いで鼻がつまり、くしゃみと鼻水が出て、鼻の穴がひりひりする。症状はたいてい三日めくらいにピークを迎え、その後も三、四日は私たちの暮らしを台無しにする。ときにはそれ以上長居することもある。とりわけ子どもの場合には。

風邪ウィルスには二〇〇種以上あるとはいえ、いったんどれかのウィルスに感染すると症状はほぼ同じだ。これはどうしてなのだろう。ウィルスがみな似通っているわけでもないというのに。最近になってわかったその答えは、ポゴ（訳注　ウォルト・ケリーのコミック・ストリップ『ポゴ』の主人公）が口にした懐かしい台詞にある。「敵にはもう会ってる。それは僕たちさ」

二〇年前までの科学界は、どの病気でもその症状は病原体か、病原体が産生する毒素によって起きると決めつけていた。風邪ウイルスとて例外ではなかった。なんと言っても、ライノウイルスは培養細胞を殺してしまう。「私たちはひどい風邪にかかると、鼻が内側で壊れるんじゃないかといつでも考えます」とビアギッテ・ウィンザーは言う。風邪をひくとつらいのは、鼻の中の哀れな細胞が風邪ウイルスによって破壊されるからだと考えられてきた。インフルエンザウイルスが下気道の細胞に悪さをするのと同じというわけだ。

だが、ウィンザーと彼女のデンマークの同僚たちが鼻の検体をきわめて特殊な方法で採ってから事情は変わった。当時ウィンザーは、コペンハーゲン大学で鼻生検の専門家ニールス・ミューギンの指導のもとに研究する医学生だった。鼻の生検とは、鼻にステロイドを噴霧すればアレルギー反応を緩和できることを示すのにミューギンが用いた手法だった。ミューギンは、風邪によって鼻内面にどのような損傷が起きるか綿密に調べるようウィンザーに指示した。そこでウィンザーと仲間の学生たちは、正常な鼻組織と風邪で損傷を受けた鼻組織を比較することにした。まず、ひどい風邪をひいた五六人の鼻組織の生検をした。二週間後、風邪から快復した同じ人たちの鼻からふたたび組織を採取した。チームは標準的な照明下と走査電子顕微鏡の高倍率のレンズ下で、双方の検体の盲検評価を行なった。

さて、鼻をじっくり見つめた結果はどうだったのだろう。「それは衝撃的でした」とウィンザーは語る。「どの検体を見ても、鼻の内表面にはまったく損傷が認められなかったのです。風邪をひいて二、三日めの人の検体を光学顕微鏡で観察したときには、たしかに好中球［多形核白血球――白血球の一種］の増加が認められました。これは通常の鼻水、くしゃみ、その他の初期症状と一致しています。ところが鼻の上皮細胞はというと、風邪をひいた人の検体も、ひいていない人の検体もすべて正常そのものだったのです。まったく思いがけない結果で、私たちは『うーん……どこでどう間違えたんだろう？』と考えました。自分たちが目にしたものが正しいと認めるまでにはかなり時間を要したのです」

ライノウイルスの無害性についてはほかにも証拠があがり始めていた。たとえば風邪に感染した人の鼻では、ウイルスが増殖するのはきわめて少数の細胞に限られていた。「ウイルスの中にはインフルエンザウイルスのように、体に直接損傷を与えるものもあります」とジャック・グワルトニー・ジュニアは述べる。「こうしたウイルスは呼吸器の上皮に壊滅的な損傷を与えます」。しかし鼻道のほんの少数の上皮細胞にしか感染せず、与える損傷が非常に少ないウイルスもある。ライノウイルスがそうだ。「私たちの推測とは異なり、ライノウイルスは細胞を破壊しているわけではありませんでした」とグワルトニーは説明する。「というより、これらのウイルスは普段は眠っている身体プロセスを活性化するのです」。こうしたいわゆる炎症プロセスによって、ウイルスが撃退あるいは破壊される一方で、私たちは苦痛を強いられるのだ。

すなわち、鼻のもっとも奥深い秘密、新たな「風邪の理論」の出発点はこうなる。風邪の諸症状はウイルスの破壊的影響ではなく、こうした侵入者に対する身体反応の結果なのである。

換言すれば、風邪は私たち自身がつくり出していることになる。ウイルスが侵入すると、体が一連の炎症過程を起こし始めるのだ。次の段階で起きることを正確に図示しようとすれば、巨大なホワイトボードとマーカーが何本も必要になるだろう。ひと言で言うなら、それは体細胞がサイトカインと呼ばれる化学物質の複雑な混合物を放出するということに尽きる。これらの微小なホルモン様物質は体の隅々にまで行き渡り、私たちの免疫反応を媒介・調節し、白血球に働きかけて病原体を攻撃する。なかでもインターフェロンのようなサイトカイン（訳注　炎症抑制性サイトカインまたは抗炎症サイトカイン〔anti-inflammatory cytokine〕）は、私たちの細胞内でのウイルス増殖を抑制することで直接これらのウイルスを攻撃する。また、挑発的な電子メールとでも言えそうなサイトカイン（訳注　炎症誘発性サイトカインまたは炎症性サイトカイン〔proinflammatory cytokine〕）もあり、これらのサイトカインは免疫を活性化する。怒りに燃えるメールを受け取ると、体は自身の細胞や組織を「炎上させる」。体内のあらゆる部分に鼻水や咳、痛みなどの風邪の症状を起こすのだ。ということは私たちの体の防御作用そのものが病気だったわけであり、あの懐かしいポゴの台詞どおりになる。

事実、グワルトニーによれば、まったくウイルスがなくても人工的に風邪をつくり出すことは可能だという。ウイルスに反応して体が普通に産生する成分の混合物さえあればいいのだ。レシピは、免疫系を刺激するための炎症誘発性サイトカインを多めにひと絞り(喉の痛み、鼻づまり、鼻水を起こすキニン少々を忘れないこと)、咳を起こすプロスタグランジンをひとつまみ、くしゃみを起こすヒスタミンをひとつまみ、最後におまけとして眠気を誘うインターロイキン少々で出来上がる。

実際の風邪は、ウイルスがあなたの咽頭(いんとう)まで侵入し、咽頭扁桃(いんとうへんとう)の細胞に結合して始まる。これに反応して細胞がキニンを放出し、それが神経線維を刺激すると、風邪のひきはじめを告げるいがらっぽい感覚が起きる。その後、感染はあなたの鼻まで広がる。鼻のじめじめした粘膜上皮は小さいながらも強力な媒介物として機能し、サイトカインと白血球の体内移動を促進して一連の防御過程が始まる。

やがて炎症反応が全面的な「適応」免疫反応に発展し、感染源のウイルスからあなたを守ろうと抗体を産生する。まず感染と闘う白血球の一種であるT細胞が血流やリンパ腺から感染部位に駆けつけ、感染細胞と悪漢ウィルスを破壊しようとする。感染部位にたどり着いたT細胞は、自前のサイトカインを放出し、それがいわゆるB細胞に働きかける。B細胞は感染源の風邪ウィルスに特異性をもつ抗体をつくる。抗体はただちにウィルスを攻撃するというより、次回の感染時にその効果を発揮する。サイトカインはB細胞を刺激してその増殖を促し、さらに抗体がつくられる。やがて数日後にウィルスが死に、免疫系は元に戻る。後に残るのは感染によってつくられた抗体やB細胞にとどまる感染の記憶だ。いったんこの記憶ができ上がると、同じウィルスにふたたび巡り会っても、あなたの体はすぐさま撃退する態勢が整っており、感染にはいたらない。

二〇〇八年、科学者たちが風邪ウィルスに対するヒトの体細胞の反応を調べた際、驚異的な規模の遺伝学的作用が認められた。チームはヒトゲノムの個々の遺伝子――一つひとつの細胞内に折り畳まれた何万という遺伝子――を調べた。健康な人に比べて風邪をひいた人の遺伝子が化合物をより多く、あるいはより少なく産出するかについて観察したのだ。すると、免疫系の深刻な過剰反応が見られた。感染から四八時間後、風邪をひいた人では、六五三〇個におよぶ遺伝子の発現に変化が認められた。活性化している遺伝子を機能別に分類したところ、多くの遺伝子は化学走性に貢献する炎症誘発性サイトカインを産生していた。化学走性とは免疫細胞を感染部位に急行させる作用のことである。さらに炎症反応を緩和するサイトカインや、風邪ウィルスやインフルエンザウィルスを直接攻撃する強力な抗ウイルス化合物をつくるサイトカインも検出された。

言わば、免疫系とは一種の有機的なインターネットであると言える。それは並外れて複雑で相互に関連した通信システムであり、病原体に対して異なる反応を示す多くの細胞や分子からなる。感染に対して健全な免疫反応を起こすか否かのカギは、これらの要素の精妙なバランスと調整にかかっている。

この考えを理解するには、少し離れて問題を眺めるといい。一度誤解してしまうと、このシリアルや、あの栄養補助食品（サプリメント）が免疫系を「強化し」、風邪を寄せつけない、という企業広告のあやしい主張を鵜呑みにしてしまう。最近の事例をあげると、豚インフルエンザが流行していたころ、ケロッグ社は「ココアクリスピーズ」を「免疫強化食品」と銘打って宣伝した。二〇〇九年、同社はこのチョコ味の甘いシリアルのビタミン四種の含有率を一日の推奨摂取量の一〇パーセントから二五パーセントに上げ、製品の箱に黄色で派手なキャッチコピーを書いた。「これでお子さんの免疫力が上がります」。マリオン・ネスルなどの栄養学者はこれに反論する。「たしかに免疫機能にはすべての栄養が関与しています」とネスルは自身のブログにこの問題について書いている。「けれどもココアクリスピーズを食べれば、子どもが風邪や豚インフルエンザにかからないという可能性が少しでもあるのでしょうか。そうであってほしいものです」

ジャック・グワルトニー・ジュニアはこう述べる。「もしサプリメントやシリアルに

［対象となる特定のウィルスを標的にした］抗体を即座につくるような魔法の成分が含まれているのだとしたら、それは素晴らしい。でも、そうではありません」。市場に出回っている製品の大半は免疫力を上げるという単純で代わり映えのしない主張をする。しかし、たとえこれらの製品が免疫系の諸要素を変えられる成分を含むのだとしても、ほんとうに感染から防御してくれるという保証はどこにもない。どの細胞を何個強化すればいいというのだろう。誰も答えは知らないのだ。それに先天性の免疫要素を強化するのはかならずしもいい結果にはつながらない。風邪のつらい症状が実際には私たちの体自身の炎症反応であるなら、これらの反応を強化して風邪を予防あるいは短縮するというのは科学的に筋が通らない。というより、風邪症状の起源についての私たちの知見を考慮するなら、炎症誘発性サイトカインを増量して体内バランスを崩すのは何としても避けたい。ビアギッテ・ウィンザーがこういう話をしてくれたことがある。コペンハーゲン大学時代の同僚が風邪を治そうと免疫強化薬を服用したときの逸話だ。「彼はあれほどひどい経験をしたのは生まれて初めてだったそうです」とウィンザーは語った。「でも、そのはずなのです。すべての白血球をフル稼働させたら、私たちの体はより強い免疫反応を起こし、症状がもっとひどくなるはずですから」

では風邪ウィルスに対する体の自然な反応とは普通どのようなものだろう。

くしゃみ、「自然のトランペット」

たいていの言語には、あの急激な吸気と爆発的な呼気を表わす擬音語がある。ヘブライ語ではapchi、スウェーデン語ではatjo、ロシア語ではapchkhi、日本語ではhakushon、韓国語ではachee、キプロス島のギリシャ語ではapshooである。くしゃみ、すなわち「自然のトランペット」、医学用語で嚏嚔(ふんてい)は、痒いところを引っかくのと同じで、もっとも快い自然な行為だ。ただし花粉症や重い風邪のときのように容赦なく襲ってくる場合にはそうとばかりも言っていられない。風邪の場合、くしゃみは罹患(りかん)後二、三日めにピークを迎える。

サー・トーマス・ブラウンが一七世紀に言っているように、「誰かがくしゃみをすると挨拶したり祝福したりする」習慣は古くからよく知られる。吉凶はともかく、それはくしゃみが何かの予兆と考えられてきたからであり、胸の病と関連づけられてきたからでもある。「胸を病む者にとって嚏嚔は死を意味し、くしゃみする者は死ぬ」

その昔、大きなくしゃみは脳から毒気のある蒸気を排除する作用であると考えられた(これは納得しやすい。くしゃみは悪霊などを追い払う感じに似ていなくもない)。けれども現在私たちは、それがもっと普通に起きる類いの反射作用で、鼻の中の炎症性化学物質によって起きると知っている。これらの化学物質によって感覚神経が発火し、「くしゃみせよ」という指令を脳幹(のうかん)の延髄(えんずい)内にある特殊な中枢まで伝える。この中枢はくしゃみ反射を制御する部位であり、「ベナドリル」など初期の抗ヒスタミン薬がくしゃみの抑制作用を発揮する部位でもある。

グワルトニーによれば、くしゃみ反射を人工的に起こすのは難しいという。彼のこの言葉は信じていい。人の鼻をくすぐったり、胡椒（こしょう）を吸い込んでもらったりとあらゆる手だてを試してきた人なのだ。かならず効くのは鼻の内表面にヒスタミンを塗る方法だ。ということは、くしゃみはヒスタミンによって起こされているように思われる。「ところが、アレルギー性鼻炎のときとは違って、風邪をひいても鼻の分泌物中のヒスタミン量は増えません」とグワルトニーは指摘する。「そうではなく、風邪をひくと、普段でも鼻にあるヒスタミンに対して体の感受性が高くなるようなのです」

刺激されると、くしゃみ中枢は顔面神経の反射作用や、横隔膜（おうかくまく）や胸部の呼吸筋肉を始動する。眼が閉じられ、顔がゆがみ、空気が吸われ、そしてその空気が急速かつ爆発的に吐き出される。こうして鼻水がだらだら流れ出るのだ。

鼻づまりと鼻水

風邪をひいた人は、どんどん鼻から流れ出す液体をふくのに、平均で一日に軽く二〇〜三〇枚はティッシュを使う。古代の人はこの液体が頭蓋骨の篩状板（しじょうばん）（鼻のすぐ上にある）に開いたスイスチーズのような穴を通って頭蓋腔（とうがいくう）から鼻に漏れ出すと信じていた。あまり歓迎できないこの液体は、じつは粘液腺からの水様性の分泌物と血漿からできている。炎症メディエーターによって、鼻の血管壁の細胞間隙が血漿は通すけれども赤血球は通さないほど「開き」、血管壁から血漿が滲み出るのだ。風邪をひくと一〇〇倍ほどに増えるこの漏出液は炎症性化学物質の複雑な混合物であり、鼻付近の痛覚神経線維を刺激するとともに皮膚に炎症を起こす。

私たちの鼻や鼻腔の粘液腺が一日当たりほぼ一・九リットルもの粘液――水分、脂質、炭水化物、そしてムチンと呼ばれる糖蛋白質の粘稠な混合物――を分泌すると知れば驚かずにはいられない。この粘液が鼻の粘膜を乾燥から守り、咽頭そして胃にいたるまでの気道の病原体や異物を取り除く(私たちは普通一日に一リットル弱の病原体や異物を飲み込む)。風邪にかかって体が粘液を大量に出すまでは、私たちはこうした作用には無頓着でいられる。

粘液は魔法のような必須混合物ではあるけれども、私はあまり好まない。私の鼻だろうが他人の鼻だろうが変わりはない。だがどうやら鼻水を好む人もいるようだ。二〇〇八年冬、スカーレット・ヨハンソンは、テレビ番組《ザ・トゥナイト・ショー・ウィズ・ジェイ・レノ》に出演し新作映画の宣伝に努めた。だが共演者からもらったという たちの悪い風邪をひいていた。自分が生み出すものすべてに価値があると信じて疑わない彼女は、もののはずみで使用済みのティッシュをイーベイ(eBay)のオークションにかけることを決めた。入札は〇・九九ドルから始まった。八三を数える入札があり、けっきょく五三〇〇ドルで落札された。世界でもっとも価値のある鼻水をふいた紙切れの収益は慈善団体に寄付された。

俗信とは相容れないが、風邪をひいているときにミルクを飲んでも鼻水の量は増えないし、鼻水の色の変化に大した意味はない。子どもがよく鼻から垂らしている緑っぽい鼻汁(私の幼い娘たちがこういう色の鼻水を出したとき、私の義理の妹は自分の家族用に手術用のマスクを買いに走った)は一部の医師が考えるような細菌感染症の徴候ではない。というより、それは免疫系の強靭さを示している。好中球として知られる白血球がどんどん鼻に駆けつけると、粘液の色は透明から黄色さらに緑へと変化する。好中球は緑色をした鉄含有酵素を含むので、粘液がその色に染まるのだ。

風邪をひいたお子さんのほうがあなたより鼻水をたくさん出すと信じているなら、あなたは正しい。小児は成人と同じ数の粘液腺をもつのに、鼻の粘膜面積が小さく、喉の奥へ粘液を運ぶ能力がまだ低い。だから鼻水が目立つのだ。子どもの鼻水はいつも片方の鼻だけから出ている場合を除けば心配はいらない。片方の鼻孔だけから出ている場合には、豆、消しゴムその他の小さな物体がその鼻孔に詰まっていて、それを体外へ押し出そうと体が懸命に分泌物を出していることを意味する。

なぜ鼻水が悩みの種(たね)になるのだろう。作家のマーガレット・ヴィッサーがこんなことを書いている。「私たちの文化は異常なほど液体と固体を区別しようとする。両者の境界にあるものを嫌悪して止まない。とりわけそれが身体にまつわるものである場合はそうだ。『はらはらと流れる（run）』涙はいい。だが『流れるような（runny）』唾液や鼻汁はいただけないのだ」。さらに鼻水は、私たちの多くが忘れたがっている付属物——顔の真ん中にでんと構えた、膨らんだ赤い代物——に思いがけず注意を呼んでしまう（もしあなたもそんな風に感じるのなら、ゴーゴリの小説に出てくる気の毒なコヴァリョフの話を思い出すといい。彼はある日、自分の鼻が己の人生をまっとうしようと出奔してしまい、落胆した元の持ち主の自分にはのっぺりした味気ない顔しか残されていないことを知る）。

ところで、寒い戸外を散歩したり、ジョギングしたり、スキーしたりすると、鼻水が出る。しかしこれは風邪をひいたときに出る鼻水とはまったく別物だ。寒さによる鼻炎、別名「スキーヤー鼻」は、運動、ストレス、スパイシーな食べ物、とりわけ乾燥した冷たい空気によって起きる。「それには取り立てて何か目的があるわけではないのです」とデュ－ク大学の生物人類学者スティーヴン・チャーチルは語る。「けれども、重要な機能——吸い込んだ空気が肺に入る前に温めて加湿する——の副産物なのです」

少々脇道にそれるが、空気はあなたの肺に入るときには、体温と同じ温度で絶対湿度一〇〇パーセントでなければならない。吸気がとても冷たい場合、鼻はその調整のために超過勤務しなければならない。あなたが空気を吸うと、乾燥した冷気が鼻の中の湿った組織に触れる。鼻甲介（びこうかい）の血管が拡張して粘膜組織が膨れ上がり、鼻腺がいつもより多くの粘液を出す。粘液中の水分が蒸発し、乾燥した空気を肺に到達する前に加湿する。あなたが息を吐くときには、肺からの温かく湿った空気が鼻の中でふたたび冷える。すると水分が粘膜上で結露して次の呼吸の準備が整う。問題は、私たちの中にこの仕事をじつに効率よく行なう鼻の持ち主がいることだ。そういう人の鼻では、寒い日には、水分を再捕捉する作用が水分を粘膜にふたたび取り込む能力を超えてしまう。すると水分が鼻道にたまり、ばつの悪い鼻汁となって流れ出すのだ。

チャーチルが発見したように、鼻水の出やすさは、鼻の内部構造が生み出す気流と深い関係がある。気流によって粘膜に触れる空気が増えて、熱と水分の交換が促進されるのだ。

このことをいま少し考えてみるのもいいだろう。チャーチルの研究は、科学者が鼻の秘密を知るためにどれほどの努力をするのかを示す好事例だからだ。鼻の構造が空気の流れにどう影響するかを知るため、チャーチルはじつに珍しいモデルをつくった。まず彼は解剖用の人体を一〇体入手した。男性が六体、女性が四体だった。遺体の頭部を逆さにして喉を粘土で塞ぎ、溶融金属を鼻から流し込んだ。鼻道にすっかり金属を行き渡らせてから、その部分を切り離し、人体組織を取り除いた。こうして得られた気道の金属雄型から、解剖学的に正確なアクリル樹脂製の鼻気道モデルを作製した。最後に水を張ったタンク内に解剖学的正位（訳注　頭を上に直立し、脚はそろえ、両腕は手のひらを前に向けてまっすぐ下ろした姿勢）でモデルをつり下げ、色素で着色した水を鼻から吸い上げて、水の流れる様子をビデオに撮影した。

こうしてチャーチルは、加湿効果の高い空気流が、大きな気道と下向きの鼻孔をもつ鼻でもっとも効率よく得られることを発見した。この発見は、鼻の形状に見られる地域的多様性が気候に対する適応であるという科学的知見と符合する。「寒く乾燥した気候に適応した人びとは大きく高い鼻をもち、鼻孔が下を向いている傾向にあります」とチャーチルは語る。「暖かく湿潤な環境に適応した人びとは、低い鼻をもち、鼻孔が前を向いています」。だから、風邪をひいていなくて健康そのものなのに、鼻を袖でふく必要を突然感じたなら、あなたの祖先を呪うしかない。

鼻の高低と形状が風邪に与える影響について、ロナルド・エクレスは最近、これらの要素が風邪その他の呼吸器系疾患に対する感受性に与える影響を調べ、関連はないと結論づけた。「鼻の形状は見た目には重要です。けれども鼻科学とはほとんど関連がないようです」

風邪患者は、通常の場合、症状が出てから三日間は一日平均して四五回鼻をかむ。とりわけくしゃみしたあとにはその必要に駆られる。すでに述べたように、力一杯鼻をかむのはあまりよくない。そうしても鼻がつまって息苦しい感覚はなくならない。なぜならその感覚は粘液が多いためではなく、鼻甲介に張り巡らされた海綿状の血管が拡張したために起きているからだ。研究によって、おそらくより重要であると思われる事実も判明している。力を込めて鼻をかむと、ウイルスや細菌、炎症性化学物質を含むねばねばした鼻水を副鼻腔（ふくびくう）に追いやり、そこで二次感染が起きる恐れがあるということだ。鼻はそっと片方ずつかむのがいい。

実際、風邪の影響はほとんどの場合副鼻腔にまでおよぶが、二次感染にいたることはきわめて稀だ（全症例の約二パーセント）。先頃、ジャック・グワルトニー・ジュニアが風邪の初期症状を呈している人の副鼻腔をCTスキャンで調べた。驚いたことに、風邪にかかったばかりの人の八七パーセントの副鼻腔に異常――内壁に異物が厚く堆積し、自然口が閉塞している――が認められた（これらの自然口はふつう鉛筆の芯ほどの大きさで詰まりやすい。粘液は通常は毎分一センチメートルという驚異的な速度でここを通り抜けている）。抗生物質を服用しなくても、こうした異常の大半は二週間もあれば完治または改善した。とはいえ、風邪の合併症として細菌性の副鼻腔炎を起こさないとも限らない。「風邪をひいたなら普通は副鼻腔もやられているのです。風邪につきものですからね」とグワルトニーは述べる。

副鼻腔の痛みは内部の空洞もしくは血管内の圧力が変化し、粘膜に張り巡らされた感覚神経が圧迫されることで起きる。

こうした鼻づまりによって匂いがわからなくなる人もいる。コメディアンのヘニー・ヤングマンは、一九六〇年に初めてのスメロビジョン映画が公開されたときにそんな喪失感を味わったことだろう。この方式の映画はニンニクやパイプ煙草、靴墨などの香りを発生すると喧伝（けんでん）されていた。しかしヤングマンの映画評はこうだった。「僕にはあの映画は理解できなかった。風邪をひいてたんだ」

咳

あの辛い思いを経験したことがない人なんているだろうか。コンサートホールや会議、正式な晩餐会で最前列の席にすわっているとき、咳をこらえようと散々苦労することがある。それは煮えたぎる鍋の蓋を押さえつけようとするようなものだ。そうした現象の物理はどうあがいても打ち消せない。咳は喉頭（こうとう）直下にある喉の感覚受容体が刺激を受けて生じる抑制しがたい反応だ。刺激の元凶が肉片であるか粘液であるかにかかわらず、それを気道から吹き飛ばそうとする防御反応なのである。しかしそれは単純な反射行動にはほど遠い。刺激された神経は脳幹内の咳中枢に指令を送る。そこで急激に息が吸われ、横隔膜の筋肉が急激に縮む。喉頭に開口する声帯が瞬間的に閉じて空気の圧力を上げる。声帯が突如としてふたたび開くと、空気の乱流が肺から秒速二五メートルを超える速度で放出され、体外に排除したい余分な分泌物などを引きはがす。

けれども風邪をひいた人の三分の一ほどが苦しむ咳は、乾燥していて、何も体外に排出しないこともしばしばだ。何の目的も果たさず、ただ睡眠やバッハの美しいカンタータの邪魔をするだけなのだ。こうした咳は喉頭まで広がった炎症反応によって起きる。これらの厄介な炎症メディエーターは、私たちの気道の感覚神経終末を「ムズムズさせて」過敏にする。そこでこれらの神経終末はいつもなら無視するような刺激――たとえば、ただの唾液――に反応してしまう。咳は正午から午後六時までのあいだにピークを迎え、真夜中から午前六時までは鎮まることが多い。一般的には風邪の四日めくらいに収まり始める。しかし、約二五パーセントの人では二週間も続くという研究もある。オグデン・ナッシュが言ったように、「やっと咳が収まったと思ったら、その瞬間にはもう次の咳が出ている」のだ。

いちばん腹立たしいのは、その衝動をこらえられない点にある。だからコンサートや劇場に足を運ぶ人の中には、無粋な音を立てる人に渡せるようのど飴を大量に持参する人がいるのだ。たとえば《ニューヨーカー》誌のコラム「トーク・オブ・ザ・タウン」に、ヴィックスドロップで自衛を試みた人の話が掲載されたことがある。この人物は、カーネギーホールの金曜午後のコンサートには、もう二〇年というもの同じバルコニー席に姿を現わす年配の婦人だった。ある金曜のコンサートで近くにいた女性が咳をし始めると、婦人はハンドバッグに手を突っ込み、ヴィックスを女性に渡すよう同列の人に託した。女性は感謝の体(てい)でそれを飲み込み、耳障りな咳は収まった。コンサート終了後、婦人は自分が犯した誤りに気づいた。切り花の寿命をもたせる錠剤を花屋からもらっていたのを、それと気づかずに女性に渡したのだった。

いつまでも止まない咳は後鼻漏のせいだという研究者もいる。後鼻漏とは喉の奥を常時流れている粘液流のことで、一日で一リットル近くもの量になる。一九世紀の耳鼻咽喉科学者はこれを次のように評した。「鼻の奥深くに何かが溜まっているという感覚によって、口蓋垂……［そして］口蓋が常時チクチクもしくはムズムズする」。私たちにはみな後鼻漏があり、普通は自分では知らないうちに飲み込んでいる。ところが風邪になると、それがどんどん溜まっていって炎症と咳につながる。しかし後鼻漏説に賛同しない研究者もいる。たとえば、サウスマンチェスター大学病院のフィリップ・ジョーンズはこう書く。「胸部内科医――彼らのけちな綿靴下に幸あれ（訳注　濡れた綿靴下を足にはく療法を勧める内科医が一部にいることから）――は、粘液は口蓋垂に大量にとどまっており、下方で声帯が開くと（もちろん鼻をつまんで）飛び降りて喉頭に落ちるといまだに信じている」。後鼻漏は咳と関連があるが、その原因ではない、とジョーンズは述べる。風邪にかかると、はっきりした理由はわかっていないが、炎症化学物質が溜まっていき、気道の炎症が起きて声がかすれる。

耳管狭窄

ライノウイルス感染者の七五パーセントで、罹患後二日めごろに中耳内の圧力異常が起きる。あなたがパイロットや宇宙飛行士でなければこれは心配ない。ジェイムズ・ラヴロックは、第二次世界大戦中にある奇妙な依頼を受けた。当時アメリカ人パイロットがB17爆撃機に乗ってドイツ占領下のヨーロッパ上空を飛んでいたが、彼らの風邪予防策を立ててほしいというのだ。戦時中に風邪などという些事になぜこだわるのかと訝しく思う向きもあるかもしれないけれども、彼は自伝に間違いなくそう書き記している。たしかにそれは官僚にありがちな失策ではなかった。予圧されていない飛行機で高度約六〇〇〇メートルを飛ぶと、パイロットが風邪をひいている場合には耳がひどく痛む。ラヴロックへの依頼はこれを配慮してのことだった。飛行機が上昇するときパイロットの中耳には過剰な圧力が加わる。普段ならこの圧力は外に逃がされるのだが、風邪をひいていると鼻づまりのためにうまくいかず、鼓膜が膨張して耳が痛むのだ。

この圧力の問題は耳管の腫れあるいは狭窄によって起きる。耳管は中耳の空洞を鼻の後部とつなぐ細い管だ。この管は普段は閉じているが、つばを飲み込むと引っ張られて開き、新鮮な空気を中耳の空洞に供給して圧力を外界と等しくする。ところがこの管が詰まると、圧力調節がうまくいかなくなる。通常、異常な圧力は腫れがひくにしたがって自然に消える。しかし狭窄が長引くと、中耳内に液が滲み出して感染を起こす。

私たちの多くは、風邪をひいているときに飛行機に乗って辛い思いをした経験がある。

もちろん、B17爆撃機のパイロットが経験した痛みに比べれば大した話ではない。なぜなら現代の航空機内の圧力は調整されており、高度約一五〇〇メートル相当の気圧以下に下がることは滅多にないからだ。それでも風邪をなだめながらの空の旅はけっして楽しいものではない。上昇または下降時の圧力変化によって、激しい副鼻腔炎性頭痛を起こしたり、中耳に空気が溜まったままになったりし、耳の痛みやめまいが生じる。そんなときには、搭乗三〇分前に経口鼻炎薬を服用するか、鼻炎スプレーを使っておくといい。そうすれば鼻の粘膜が収縮して空気が副鼻腔に送られ、余分な粘液を排出できる。耳管の狭窄がそれほどひどくなければ、頻繁に唾（つば）を飲み込んだり、ガムをかんだりすれば圧力を調整できる。または穏やかな耳管通気法（ヴァルサルヴァ）を行なうのもいい。この方法では、三〇秒ごとに鼻をつまんで口を閉じたまま息を吐き、鼓膜が元に戻るまで口と声帯に圧力をかける。飛行機の下降時に赤ちゃんや幼児が耳の痛みを感じないようにするには、立った姿勢でおしゃぶりやミルク瓶を口にふくませると耳管が開く。年長のお子さんならコップで何か飲ませるといい。

悪の枢軸（すうじく）――頭痛、倦怠感、能率低下

「仮に世の終末が明日に迫ったと貴君に言われても、『そうかね』と言うのみで――細かい所まで注意を払う気力も無くなり――ましてや徹底的に物を探す気力はさらになく――私の目は頭の奥に落ち込み――私の頭脳は、ムアフィールズに住む或る貧しい親戚に会いに出かけていて、いつ帰ってくるかがわからず――私の頭蓋骨はグラブ街の屋根裏の貸部屋同然となって」いる（『チャールズ・ラムの手紙』三宅川正訳、英宝社より引用）。

このチャールズ・ラムの言葉はちょっと大げさだろうが、私たちはみな風邪にかかったときの気だるい感覚――軽い頭痛、疲労感、食欲不足――を知っている。風邪をひいた人のほぼ半数は感染初期に頭痛に襲われる。これはおそらく脳内で作用するあの厄介な炎症誘発性サイトカインの仕業だろう。子どもの場合には、熱が出ることもある。

幸いなことに、頭痛や痛みは一～二日で急速に収まるものの、倦怠感――いらいら、食べたり人と話したりする楽しみに対する興味の喪失、集中力の欠如、細切れの睡眠、要するに「げんなりした気持ち」――はもっと長く続き、私たちの気分を台無しにする。

風邪をひいたフランク・シナトラは「絵の具のないピカソ、ガソリンのないフェラーリ、いや、それよりひどかった」と、《エスクァイア》誌に伝説的な歌手の有名な紹介記事を書いたのはゲイ・タリーズだった。風邪のためにシナトラの声はか細く不安定になっただけでなく、彼自身がすっかりふさぎ込んでしまっていて、そのおかげで、「彼を取り巻く大勢のスタッフのあいだに落ち込んだ気分が広まってしまった」。

歌で稼いでいる人でなくとも、風邪のくしゃみや息苦しさで仕事の能率は下がり、心が落ち込む。研究によれば、風邪をひくと、私たちはぼんやりとはっきりしない心持ちになり、世界観がより「ネガティブ」になる。二〇〇七年、ドニーズ・ジャニキ＝デヴァーツらは、多数の健康な成人ボランティアを実験用のライノウイルス株に暴露し（訳注　暴露とはウイルスなどの病原体にさらすこと）、その後六日間隔離した。隔離期間中、風邪によってつくられた炎症誘発性サイトカインの量を毎日測定した。さらにボランティアの気分も毎日測定した。測定には、「ポジティブスケール」（活気、穏やかさ、満足感が測定項目で、質問は「あなたはどのくらい元気だと感じますか？」「どのくらい陽気あるいは幸せですか？」）と、「ネガティブスケール」（鬱、不安感、怒りが測定項目で、質問は「あなたはどのくらい悲しいですか？」「どのくらい緊張していますか？」「どのくらい敵意を感じますか？」）の両方が用いられた。チームは、一日に三種のサイトカインがより多く産生されると、翌日のポジティブスケールの得点が低い（ネガティブスケールの得点が高かったというわけではない）ことを発見した。

風邪をひくと活気と陽気な気分が失せる。なんという新発見。

身体の働きに関しては、風邪をひいても肺機能や運動能力は損なわれない。しかし、ランナーは注意したほうがいいことがある。一部の研究によれば、風邪をひくといわゆる運動学的特性――歩幅や歩数頻度――が変化し、怪我をする危険性が増えるという。それでも大半の医師たちは風邪をひいていても運動をすることを勧める。それは運動をすれば気分が爽快になるからだ。おそらく運動によって血管が拡張し、血流が促進されるからであろう。

　脳の働きはまた別問題だ。風邪をひくと特定のタスク能力に支障が生じる。とりわけ感覚と運動技能の協調を要求する単純な精神運動タスクが影響を受ける。風邪によって反応時間が遅くなり、手と眼の協調が妨げられる。このため、動く標的を追ったり、手先の器用さを要求したりする仕事（たとえば、一群の穴から別の一群の穴へ手早く釘(ペグ)を移す）がうまくいかない。ある研究では、風邪をひくと、予期しない出来事に対する私たちの反応は鈍くなり、注意力を維持するのが難しくなるという。この研究の教訓は何だろう。もし鼻風邪をひいているなら、アーチェリーやペグボードだけでなく、車の運転も差し控えたほうが賢明だということだ。

　推論や学習、記憶など脳のより高次な機能については、かならずしも一貫した知見が得られているわけではない。風邪をひいているからといって、推論したり、単語や数字列を覚えたりする能力が衰えることはないようだ。とはいえ、さまざまな研究からは風邪をひくとより複雑な情報、たとえば物語などを学習したり、覚えたりする能力に支障を来(きた)すということは言える。物語を聞かせて、覚えている情報を思い出すよう指示されると、風邪をひいている人は瑣末な詳細を覚えているのに対し、健康な人はもっとも重要なことを覚えている。これが意味するのは、風邪をひくと関連のある情報を分析・処理する私たちの能力が影響を受けるということだ。さらに風邪をひくと、認知タスクを行なうための処理が遅れるらしい。二〇〇七年の研究で、ウエスタンオーストラリア大学のロモラ・バックスらは、風邪をひくと私たちがものを記憶する速度が減少することを見出した。精度はそれほど落ちないものの、言葉や絵を認識して覚える速度は落ちる。当然と言えば当然なのだろうが、この効果は高齢になるにつれて顕著になる。「こうしたことすべてが教えてくれるのは、きわめて軽度の感染症でも私たちの脳の働きは影響を受けるということです」とバックスは指摘する。「速度が落ちる効果は適応応答かもしれません。つまり、私たちは精度を維持するために速度を落としているのでしょう」。だから、と彼女は助言する。風邪をひいたら、自分にあまり大きな期待はかけないほうがいいのです、記憶にしろ情動にしろ、脳を使うタスクは長くかかるし、難しく感じるはずですから、と。

しかし鼻で起きる風邪がなぜ脳の働きに影響を与えるのかは謎のままだ。単にいらいらする症状によって注意が散漫になるだけかもしれない。あるいはそれは例の厄介者のサイトカインの仕業だろうか。「普通感冒によって『頭』または『脳』に起きる症状の一部にサイトカインが直接あるいは間接に関与しているようです」と語るのは、オーストラリアのジェームズクック大学精神医学教授のベルンハルト・ボーヌだ。詳細はわかっていないものの、風邪のときに生成されるサイトカインの一部は学習と記憶の固定化——記憶がより永久的に保存されるように作用する脳内変化——に影響するようだ。あるいは風邪によるこの変化をもたらすのはただの睡眠不足かもしれない。

ヘンリー・フォード病院睡眠障害研究センターの研究者クリストファー・ドレイクによって行なわれたある研究によって、風邪の症状に苦しむ人は睡眠時間が健康な人に比べて一夜につき二三分短いこと、またこちらのほうがより重要かもしれないが、熟睡時間が三六分短いことが明らかになった。風邪をひいている人では、「睡眠は細切れで、より軽い睡眠ステージに頻繁に移行する」とドレイクは述べる。二〇〜三〇分睡眠時間が短縮するくらい大した話ではないように思えても、ドレイクはそれが脳機能に影響すると考えている。とりわけ風邪が長引いて睡眠負債が蓄積する場合にはそうだ。睡眠が妨げられるのを防ぎ、全体として適切な睡眠時間を確保するには、風邪をひいたらベッドで時を過ごすのがいちばんとドレイクは助言する。

こうした辛い症状はいったい何のためなのだろうか。私たちの炎症エンジンが速度を上げても何の役にも立たないとしたらなんと無益なことだろう。実際のところ、風邪の症状には有益なものもあるかもしれず、専門家の中には、すべての症状をなくすこと——もしそんなことが可能であるとして——は賢明ではないようだと考えている人もいる。

たとえば、倦怠感は身体を休ませて体力を温存する目的をもつ。「病的行動」として知られる嗜眠（しみん）と社会的ひきこもりは、快復を促進するために私たちにものの優先度を再整理させようとしているのだ。軽い鬱状態は生存メカニズムであると主張するのは、エモリー大学医学部精神医学教授のアンドリュー・ミラーだ。それは動物界ではよく見られる現象だという。天敵がリスを追いかけず、リスがナッツを埋めず、人がメモ帳を開かないのは、体にエネルギーを蓄え癒えるのを待つためだというのだ。

くしゃみや咳、鼻水に関しては、「それらはみなウイルスを洗い流して、排除しようとする体の働きです」とビアギッテ・ウィンザーは述べる。これらの症状の背後にある炎症反応によって、体はインターフェロンなどの抗ウイルス物質を産生する。これらの物質がすみやかにウイルスを攻撃し、やがて抗体をつくり出す。抗体ができるのは感染からおよそ二週間後で、同じウイルスの再感染を防いでくれる。「まず機械的な方法がウイルスに対処します。次に体がつくった抗ウイルス物質や抗体の番になるのです」とウィンザーは説明する。「炎症反応も全部排除しないほうが賢策です。さもないとこの抗ウイルス・抗体反応も妨げられてしまいますから」と彼女は言う。「そうなればウイルス増殖が促進され、おそらく症状も長引くでしょう」

こうしたシステムはいくつか障害があることを除けば申し分ない、とジャック・グワルトニー・ジュニアは述べる。「鼻水はブタクサの花粉や細菌を鼻から追い出すには適しています」と彼は説明する。「これらの症状は私たちの体がずっと昔に生み出した反応であり、そのころまだ呼吸器系ウイルスは存在していませんでした。ですから鼻水などの症状は鼻の細胞内まで侵入したウイルスを体外に排除するには向いていないのです。鼻がなくなってもいいと思っている人はいないですからね」

さらに風邪に感染しても症状の出ない二五パーセントの人の問題がある。これらの人びとは自力で風邪を撃退し、やがてそのウイルスに対する抗体を産生できるようだ。ところが風邪につきものの苛立たしい症状に悩まされることはない。

しばらく前にグワルトニーは、この問題に対する自分の直感的な答えを実証すべく小規模の略式実験をした。彼は一度も風邪にかかったことがないと主張する人びとに一五年にわたる研究に参加するよう呼びかけた。その中にはいまでは故人となった彼の妻もいた（「彼女はとにかく風邪というものをひきませんでした」と彼は私に話してくれた。「いまいましいくらいでしたよ」）。グワルトニーはこれらの被験者から血液を採取して抗体の有無を調べ、誰も一〇～一二種のライノウイルス株に過去に暴露されていないことを確認した。その後一五年間、彼は被験者たちの風邪の記録を取った。期間の終了時に、ふたたび種々のライノウイルス株に対する抗体の有無を調べた。すると風邪をひいたことがないこれらの被験者は、風邪をひく人と同様に抗体をもっていることが明らかになった。換言すれば、風邪にかかったことがないという被験者たちは、過去に感染して抗体をつくったが、誰一人症状に苦しむことはなかったというわけになる。「彼らはちゃんと感染していました」とグワルトニーは述べる。「ただ感染が『不顕性』――症状が出ない――なのです」

これによって風邪ウイルスが実際より感染力が低いように見える理由の一端がわかる。これらの病原体はかなり容易に広がるものの、感染がかならず風邪に結びつくわけではない。そしてある一つのパラドックスがある。「こうした症状の出ない人は風邪の症状を出す炎症メディエーターを正常な量だけ産生できないだけなのかもしれないのです」とグワルトニーは言う。「もしそうだとしたら、ほんとうに皮肉なことですね。活発な免疫系をもつ人が弱い免疫系をもつ人より風邪の症状に苦しむのですから」。これは免疫力が弱いと風邪にかかりやすいという俗信と真っ向から対立する。

どうやら風邪をひくか否かはウイルスの性状ではなく、あなたの体質によって決まるらしい。かつてルイ・パスツールはこう述べた。「病原体は問題ではない。土壌が肝心なのだ」

第5章　土　壌

自分は整った身なりをしていると承知しているご婦人が風邪をひいたためしがあるだろうか。

――フリードリヒ・ニーチェ

良い身なりをしているか否かにかかわらず、風邪とはまるで縁のない人が現実にいることを私たちはみな知っている。反対にどんなウイルスにでもかかならず感染するのではないかとすら思える人もいる。ことによると、あなたの連れ合いはまるで風邪をひかないタイプで、あなたは年がら年中風邪をひいているタイプかもしれない。病原体に対する抵抗力に関する限り、あなたは遺伝的な貧乏くじをひいたのだろうか。あなたの「強化された」弱点は如何（いかん）ともしがたいのだろうか。あるいはどうにかできるのだろうか。

知って損はないのは、ほとんど誰でも年を重ねるにつれて風邪をひきにくくなることだ。たとえば、五〇歳以上の人が風邪をひく回数は一〇代の若者のたった半分である。年配の人の利点はそれまでに風邪に何度もかかっていること、したがって多くの風邪ウイルスに対する抗体に恵まれていることにある。しかし、それはまたその人の体質の問題でもある。

子どもは風邪を吸い寄せる、歩く磁石と言っていい。新生児は母親から一時的な免疫を授かっている。母乳が赤ちゃんの感染予防に役立つのは間違いない。母乳は母親の体が風邪に対してつくった抗体だけでなく、炭水化物、蛋白質その他の成分の魔法のような混合物を含んでいる。赤ちゃんはこうした成分を母親からもらって気道が保護されるのだ。生後四カ月のあいだは、ミルクを飲んでいる赤ちゃんに比べて母乳を飲んでいる赤ちゃんでは、多種類の呼吸器系病原体（赤ちゃんによく見られる耳の感染症を含む）が検出されることが少ない。しかし六カ月になるころまでには、どの赤ちゃんも多種類の病原体にさらされる可能性が出てくる。一歳の誕生日までには新たな現象が起きる。赤ちゃんが熱心に外界を探検するので、ありとあらゆる病原体にさらされるのだ。周りの環境を探るために、赤ちゃんはいちばん使いやすい道具——手指、眼、口、そして鼻すら——を用いる。研究によれば、一歳児の手から口、物から口（しばしば鼻へも起きる）の接触は一時間におよそ六四回起きた。四歳までには、この回数はおよそ一〇回まで減る。それでも、まだ多い。

そしてやがて保育所や保育園の時期、ハーリー・ロットバートが「ホットゾーン」と呼ぶものの時期がやって来る。そこには乳幼児と病原体が多数集まっている。ロットバートは子をもつ親と話をする機会が多く、いちばん多く受ける質問は「子どもを保育所に預けると自宅にいるより病気にかかりますか？」だという。答えは「イエス」だ。しかしいい面もある、と彼は言う。「学校に上がるまでに自然に免疫ができます。小さいころに自宅で過ごしていた乳幼児は、そこまで強力な免疫をもっていません。なぜなら病原体にそれほどさらされたことがないし、幼稚園に入ってから病原体に出会うからです。それでも一〇歳になるまでには、みなほぼ同じウィルスに遭遇しており、生後の五年間をどこで過ごしたかは関係なくなります」

もう一つよくある質問は、「寒いときは子どもにいっぱい服を着せたほうがいいでしょうか」だ。私たちは寒いから風邪をひくわけではないと知っている（それはウイルスによって起きる）。それでも寒いと風邪をひきやすいだろうか。寒いと風邪をひくという昔からの言い伝えはたいていの研究によって否定されているが、少ないながらも寒さと風邪に対する感受性に関連があるとする研究もある。少なくとも一つの新説によれば、冬に鼻が冷えることで、ウイルス感染に対して本来鼻がもつ抵抗力が低くなり、ウイルスが増殖するという。二〇〇五年にイギリスのカーディフにある〈コモンコールドセンター〉で行なわれた実験では、学生一八〇人を動員して足を冷やす効果が調べられた。研究者たちは九〇人のボランティアに氷水の入ったバケツに裸足を浸したまま二〇分間すわるよう指示し、残りの九〇人には靴下と靴をはいたまま空のバケツに足を入れてすわってもらった。どちらのグループの学生もすぐに風邪をひいた人は一人も出なかった。しかしその後五日間で、足を冷やした学生はそうでない学生に比べて三倍もの人が風邪の症状を訴えた。研究者たちは、足を冷やしたことで鼻の血管が収縮し、元々鼻にいたウイルスに対する免疫反応が阻害されたと考えた。しかしすぐに反論があったことでもわかるように、この実験には重大な限界がある。まず、ウイルス検査が一度もなされていない。被験者が実際に感染していたのか、あるいはただ症状を経験していただけなのかが調べられていないのだ。さらに、研究は盲検ではなかった（足が冷たかった人と暖かかった人はそれぞれに自分がどちらのグループにいたかを知っていた）。したがって、本人の判断にはバイアスがある可能性が否定できない。

ほとんどの専門家と同様、ヴァージニア大学のロナルド・ターナーは俗信を否定する。「寒さと風邪のかかりやすさには何の関連もありません」と彼は語る。風邪が秋と冬に流行るのは、寒くて降雨の多い天候のために人びとが屋内で過ごし、ウイルスが人から人へと簡単に移ることができるからだ。相対湿度も関係があるかもしれない。ライノウイルスは約二〇～四〇パーセントという比較的低い湿度を好み、この数字は寒い季節と一致する。しかし本格的な風邪のピークが九月と一月の初めにやって来るのは、学生が夏休みや冬休みを終えて学校や大学に戻って来るからだ。子どもたちが大勢一緒に過ごす保育施設や学校、大学は病原体にとって理想的な増殖環境になる。そしてそこを基点に社会全体へと広がるのだ。

年齢を別にすると、なぜ風邪に対する感受性が人によってこれほど異なるのかはずっと解けない謎だった。二〇世紀前半には、「風邪体質」——おそらく私の母が「頑健体質」と呼んだものの正反対——が実際に存在するか否かについて熱い議論が闘わされた。一九三〇年代には、科学者は身体的・民族的特徴と風邪に対する抵抗力との関連を探究した。なかには風邪に対する感受性と目の色や人種とのあいだの関わりを見出そうとする者すらいた。驚くまでもないが、ユダヤ人と非ユダヤ人、あるいは目の色が青い人と茶色の人のあいだに風邪の罹患率、重症度、症状の差異はまったく認められなかった。

一〇年後、ボストンの研究者チームがもう一度同じテーマを取り上げた。彼らは、仮に風邪体質というものが存在するのなら、ある人が風邪にかかる回数はかなりの精度で毎年一致するはずだと推論した。チームがフィリップス・エクセター・アカデミー（訳注 ニューハンプシャー州にある、世界的に著名な寄宿制中等教育学校）の少年たちを調べたところ、彼らはそれぞれ毎年同じ回数風邪をひく傾向にあり、回数は少年によって少なからず異なった。しかしこの違いは体質あるいは環境のどちらの問題なのだろう。アカデミーという環境はすべての少年にとって同一であったため、チームは「未確認の」体質要因に軍配を上げた。これはDNAや遺伝子、風邪に対する身体反応にかかわる炎症細胞や分子の発見以前のことだった。しかし研究者たちは正しかった。後年、寒さ、湿気、空気汚染などの環境要因は原因からほぼ除外された。

この学校で得られた結果は、一九六〇年代末に大規模に行なわれた疫病研究シアトルウイルスウォッチと正確に符合する。ウイルスウォッチでは、六五世帯における感染パターンが調査された。各世帯の風邪ウイルス感染の有無を検査し、結果を記録した。すると、感染するたびに症状を呈した世帯と、感染してもまったく症状の出ない世帯とがあった。四年間の研究期間中に三八回感染した世帯が五戸あり、三八回すべてで症状が出た。別の三世帯では、二〇回感染したが、症状は皆無だった。

最近新たな科学技術が出現したことに鑑(かんが)みて、トーマス・ボールは体質の問題を再検討することにした。「私は普通感冒に興味を抱き、児童の一部がより風邪にかかりやすい原因を説明する体質要因が存在するという考えにすっかり心を奪われました」とボールは語る。彼は現在アリゾナ大学の小児科学教授である。「私自身は健康な一族出身です。小児科医になって二二年というもの、病気らしい病気をしたことがないのですから」

ボールらはトゥーソンにある保育施設と学校に通う一〇〇〇人以上の児童を長期にわたって追跡し、頻繁に風邪をひく傾向が子ども時代を通じて続くか否か、またそうした風邪に対する感受性の指標に用いることができる化学マーカーが存在するか否かについて検討した。二〇〇二年、ボールは得られた知見を発表した。それによると、乳幼児のときにたまにしか風邪にかからなかった児童に比べて、乳幼児のときに頻繁に風邪にかかった児童は学生時代をとおして二倍の頻度で風邪をひく傾向にあった。

「当時存在した唯一の化学マーカーのインターフェロンに注目したところ、案の定、これらの児童には免疫的に他の児童と異なる点がありました」とボールは述べる。風邪にかかりやすい児童の血球は、刺激（たとえば風邪ウイルス）に対して低レベルの抗ウイルス化学物質で反応した。「これはかなり精度の低いマーカーです」と彼は認める。「現在ならもっと優れたマーカーがあります。とはいえそれは、宿主側に何らかの要因があることを示していました。

もし一五年前に尋ねられたら、私はきっぱり答えたでしょうね。風邪を起こすのはウイルスで、あなたがひどい風邪をひいたり、軽い風邪ですんだり、まったくひかなかったりするのはただの偶然ですよって。いまの私は宿主要因がきわめて重要で、全体の四〇〜六〇パーセントを占めると考えています。児童の中に、ほんとうにほかの子より風邪をよくひく――どんな病原体にも感染するマジックテープみたいな子――がいるのは明らかです」

ここ五年から一〇年で、人によって風邪に対する感受性が異なる理由を説明できそうな遺伝的多様性が発見されている。それはたとえば、ライノウイルスが結合する小さな細胞受容体の違いや、私たちが産生する炎症性化学物質の性質や産生量の違いである。細胞受容体の違いは、そもそも感染率に影響する可能性がある。また体内で自然につくられ風邪の症状を起こす化学物質サイトカインの発現の違いによって、私たちが鼻づまりその他の症状に苦しむか否かが決まる可能性が考えられる。これは遺伝子を一種ずつ調べていくという気の長い話だった。

ロナルド・ターナーの夢は、この過程を短縮することだ。「これまでは」と彼は口を開いた。「私たちは個々の遺伝子を眺めてきました。よし、インターロイキン－8は重要なサイトカインだ。この遺伝子の違いに着目するぞ、などと言ってきたのです」。ターナーは、私たちのゲノム全体を俯瞰し、風邪の感染と症状に関するあらゆる遺伝的多様性を発見したいと考えている。「大勢の人を調べ、方々の土地に暮らす人びとの遺伝的青写真を一括して比較する必要があるのです」と彼は言う。「ゲノム全体を調べるのはコストがかかりますが、私たちにはそうする能力があります。まず八〇〇人程度の大きなボランティア群からDNAを採取しておき、しかるのちに彼らをウイルスに感染させます。大半は感染し、一部は発症します（およそ七〇パーセント）。症状の軽重にもばらつきがあるでしょう。ゲノム全体を解析・比較すれば、人びとの感染や症状の違いと符合するSNP［単一ヌクレオチド多型もしくは一塩基多型］の違いや不正対合（ミスマッチ）（訳注　DNA複製時に生ずる誤り）を発見できるはずです」

こうした大規模で野心的な研究を行なえば、感受性にかかわる大きな疑問に答えられるかもしれない。たとえば、感染しない人の遺伝子は他の人とどこが違うのか。また感染しても症状が出ない人の場合はどうか。あるいはとりわけ重い症状に見舞われる人、風邪をひくと副鼻腔(ふくびくう)や耳の感染症などの合併症にかかる人はどうだろう。「誰が感染し誰が症状に苦しむかを予測するSNPをすべて見つけられるでしょう」とターナーは言う。「これには、炎症反応からまったく関連がないと思われる要因まで無数の要素が関連しています」

病気の治療薬発見にもっとも有益なのが思いがけない要素であることもしばしばだ。このほど科学者たちは、こうした広範囲にわたるゲノム比較研究を黄斑変性(おうはんへんせい)と呼ばれる進行性眼病について行なった。結果は驚くべきものだった。ターナーは話す。「この病気の人とそうでない人のゲノム全体を調べたところ、違いは補体H因子と呼ばれる、免疫蛋白質の遺伝子でした。いったい誰がそんなことを想像したでしょうか」。病気の進行を遅らせる新たな戦略――補体を抑制または阻害する薬剤の開発――が降って湧いたように現われたのだ。

こうした有益な結果が得られる風邪の遺伝的研究は、おそらくそれほど遠い未来の話ではないだろう。しかしターナーも指摘するように、人体内で起きていることは遺伝子のみによって決まるわけではない。かならず他の要因が関与しており、そうした要因は人体の内側に限らず外側にもある。

たとえば、疲労だ。いろいろな人に訊いてみるといい。疲れていたときや眠れなかったときに風邪をひいたと答える人は多いはずだ。ジャック・グワルトニー・ジュニアによれば、ただ疲れたという感覚だけでは風邪に対する感受性にほとんど影響はないという。一〇年という歳月をかけ、グワルトニーは三〇〇人を超える学生ボランティアを風邪に感染させ、疲労は風邪にかかるか否かに関係ないことを明らかにした。

しかし、睡眠不足は別問題だ。学生時代に徹夜したとき、あるいは人の親となって子の世話で睡眠時間をとれなかったとき、三六時間後には風邪をひいていたという話は山のようにある。最近の研究でも、睡眠と風邪のかかりやすさには確かに関連があることが示されている。二〇〇九年、カーネギーメロン大学のシェルドン・コーエンらは、毎晩の睡眠時間が七時間を割る人は、八時間以上寝る人に比べて三倍以上風邪の罹患率が高いことを見出した。睡眠効率、すなわちベッドで実際に睡眠に費やされる時間はより大きな影響をもっていた。「ちょっとした妨害によるわずかな睡眠中断――寝つけなかったり、夜中に目が冴えたりする――ですら大きな影響があります」と彼は指摘する。全体の睡眠時間の二～八パーセント（平均睡眠時間が八時間としておよそ一〇分から四〇分）眠れなかっただけで、その人はすぐに寝ついてぐっすり寝た人と比べて風邪の罹患率が五倍にもなった。とはいえ、睡眠と風邪が関係する理由はいまだに謎のままだ。コーエンは、風邪の症状を発生させる炎症誘発性化学物質がカギを握るようだと考えている。これまでのところ、睡眠不足によって体内の炎症誘発過程に拍車がかかることが研究によって判明している。十分な睡眠を取らないと、免疫系の調整がうまくいかないのかもしれない。

ストレスもいま一つの要因と言えよう。私たちの大半にとって、「ストレスに負けそう」なとき、とりわけ風邪にかかるようだというのは常識みたいなものだ。しかしストレスに負けそうだとはいったいどういう状態を指すのだろう。この言葉は頻繁に使われるあまり、その意味がはっきりしなくなっている。私たちはそれがある一つの明確な状態であるかのように話す。だが、そうではない。ストレスに対する反応は人さまざまだ。ほんの些細な心配事でも大きな不安感やストレスを抱え込む人がいる一方で、おおかたの人なら対処できないほど過酷なストレスにもまったく動じない人もいる。しかも体にいいストレスすらあるのだ。急性ストレス、すなわち上司と対決したり人前で講義したりするときの短期ストレスは、私たちの体に驚くべき効果をもたらす。いわゆる「戦うか逃げるか反応(fight-or-flight response)」として知られるストレス反応を起こし、私たちの感覚を研ぎ澄ますとともに、心拍数と血圧を上げて短期の難題に対処する準備を整えてもくれるのだ。ストレス反応は大量のエネルギーを費やす反面、私たちの能力を向上させ心身を健全にしてくれる。ただし、それはストレスが短期である場合に限られている。

私たちがくじけそうになるのは慢性的なストレスだ。すなわち、仕事や借金、結婚、家族の病気など長期にわたってストレスにさらされたときに感じる、溜まりに溜まったプレッシャーのことである。こうした慢性的ストレスはどんどん蓄積していき、睡眠が短くなり、運動をしなくなり、食欲が失せる。すべての要素が組み合わさって風邪にかかる素地ができ上がるのだ。短期のストレス、たとえば一〜二週間にわたって残業したり、義理の親戚と夕食をともにしたりする必要があったからといって、風邪をひきやすくはならない。しかし戦闘区域での生活、極貧生活、近しい親類の死、配偶者や子どもの病気などの長期にわたるストレスは、実際に私たちの健康に悪影響を与えている可能性がある。

軽いストレスの場合でも、風邪に対する感受性との関連が、少なくとも一九五〇年には認められていたことは、この年に初演されたミュージカル『ガイズ&ドールズ』を見ればわかる。このミュージカルでアデレードは、こんなことを言う。「あの小さな金の指輪を待ってるだけで女は風邪にかかるわ」。けれどもストレスは個々人によって異なりさまざまなので、風邪との関連はソフトサイエンスの域を出ないもの——すなわち、直感的で不確かで裏づけに乏しいと見なされてきた。

だがそれもシェルドン・コーエンがこの問題に挑むまでの話だった。一九八〇年代初期、若き心理学者だったコーエンは、都市部の慢性的な雑音が子どもたちの読む能力に悪影響を与えるという説に興味をもっていた。この説を検証した彼は、執拗な雑音によって子どもたちは言語音の習得が妨げられるだけでなく、血圧が上がることをも見出した。コーエンの言葉を借りるなら、雑音のようなストレスがどのようにして「体内に侵入する」のだろう。ストレスはほかにも私たちの健康に影響を与えるだろうか。感染に対する抵抗力を弱めたりするのだろうか。

〈コモンコールドユニット（ＣＣＵ）〉のデイヴィッド・ティレルと知り合うことで、コーエンはこれらの疑問に答えを出す、願ってもない機会に恵まれた。「あれは一九八〇年代末のことでした」とコーエンは語る。「当時は、疾病の心理的側面に興味をもつ科学者を見つけるのは至難の業でした。けれどもティレルはじつに協力的でした。彼はウイルス学者であるだけでなく内科医でもありました。彼の患者には、風邪のかかりやすさとストレスのあいだに関係があると考える人たちがいたのです。それで彼はこうした類いの研究に理解がありました」

ティレルはその概念に心から魅了されていた。「気持ちのもちよう如何でウイルスに感染するか否かが変わる、あるいは反対にウイルスに感染すると気持ちのもちようが変わるという考え自体が、きわめて重要であるように思われた。なぜならそれは医学のじつに多くの方面にかかわってくるからだ」と彼は書いている。ＣＣＵではさまざまな研究が行なわれており、ティレルは、コーエンがこうした研究を利用して彼の心理学研究を進められるよう喜んで取り計らった。

「私が風邪に興味をもったのはほんとうに偶然でした」とコーエンは語る。「でも、それはありがたい偶然です。風邪は素晴らしい実験モデルです。条件統制下で人を安全に感染させることができるのですからね。CCUは魅力的な場所でした。とても保守的なイギリス風の職場で、毎日午後になるとお茶の時間があるのです」。クランペット（訳注　ホットケーキの類）とスコーンを楽しむ合間に、コーエンはストレスと風邪に関する画期的な研究をなしとげることができた。彼はCCUの健康な被験者三〇〇人にアンケートし、日々の暮らしの中でストレスを感じる出来事を尋ねた。その後彼らに風邪ウイルスを接種し、誰が風邪に感染するか、そして誰が症状を呈するかを観察したのだ。風邪にかかったのは、彼が編み出したストレス指標が高かった人びとだった（この結果は風邪のかかりやすさに影響すると思われる喫煙、飲酒、運動不足、劣悪な食事、睡眠不足などのストレス関連行動を考慮しても変わらなかった）。ストレスの高かったグループでは四七パーセントほどが風邪にかかり、もっともストレスの少なかったグループではこの数字は二七パーセントにとどまった。ストレスが高いほど症状は重くなった。ちなみにこの重症度は被験者が出す粘液量（例の重量を量（はか）ったティッシュから計算された）によって科学的に定量化されたものである。

この一〇年ほどでコーエンは、一〇〇〇人を超える健康な被験者を風邪ウイルスに感染させ、心理的要素が風邪のかかりやすさにどう影響するかを調べ、このテーマについて数十篇の論文を発表してきている。多くはヴァージニア大学のロナルド・ターナーとその同僚との共同執筆だ。彼は、風邪のかかりやすさに関する限り、最悪のストレスは慢性的なストレスであることを見出した。たとえば、失職している、ずっと結婚問題で悩んでいる、家族や友人と揉めているなどだ。とりわけ、こうした問題が一ヵ月以上続くと良くない。こうした慢性的なストレスの影響下にある人は、そうでない人の二〜三倍の確率で風邪をひく。コーエンによれば、ストレスを感じる状態が長引くほど、病気にかかる率は高くなる。

またコーエンは、子どものころの社会経済的ステータスと風邪のかかりやすさとのあいだに強力な相関があることも発見した。「一八歳未満の子ども時代に両親が家を所有していた年数は、成人してからの風邪のかかりやすさと負の相関があります」と彼は言う。すなわち、両親が持ち家を所有している年数が多いほど、風邪をひく確率は低いということになる。「いちばん大切な時期は〇〜六歳です」と彼は述べる。「こうした幼少時に両親が家をもっていないと、私たちはとても風邪にかかりやすくなります。成人してから両親が持ち家を購入しても関係ないのです。言い換えれば、あとで家を買っても幼いときのダメージは取り消せないということです。またこのことは、成人してからの現在の社会経済上のステータスには関係ありません。金持ちの両親のもとに生まれるよう祈るしかないということですね」

さらにコーエンは、私たちが現在の自分の社会経済的ステータスをどう自覚しているか

——客観的な目安ではなく——によって、風邪ウイルスにさらされたときに風邪をひくか否かがある程度予測できるという。二〇〇八年の研究でコーエンは、人びとが他者に比べて自分の社会経済的ステータスをどう自覚しているかを探る新手法を用いた。それは九〜一〇段のハシゴを描いた単純な絵だった。被験者は収入や教育、職業に関して自分が社会のどのあたりに位置するかをハシゴの段で示すよう指示される。コーエンによれば、自分を低い段に位置すると考える人ほど風邪ウイルスにさらされると風邪をひく可能性が高く、客観的に見てその人がどのあたりに位置するかには関係ない。彼はここで睡眠不足が関係しているのではないかという。「主観的に自分が低い地位にいると感じる人は、あることないこと心配したり、油断しないよう自分に言い聞かせたりするために眠れなくなり、その結果病気になるのかもしれません」

コーエンは聖書の教え——「喜びを抱く心はからだを養う」（訳注　旧約聖書『箴言』一七章二二節より）にすら裏づけを見出していた。ストレス研究と同じ実験モデルを用い、彼は社交性と情動スタイルが風邪に対する感受性にどれほど影響するかも調べた。「もっとも強力で一貫した関連性は外向性に見られます」と彼は述べる。「他人を求める気持ちの強い外向性の人は、内向性の人より風邪をひきません」。同じことはいわゆるポジティブな情動スタイル（PES）の人についても言える。ポジティブな情動スタイルとは、熱意、高い自負心、楽観性、幸福度、自分の人生の達成感について安定した感覚をもっていることを意味する。このタイプの人は風邪をひきにくい。「この相関はじつに強力です」とコーエンは言う。「研究の規模にかかわらず、これら二つの要因が風邪のかかりやすさと一貫した、予測可能なかたちで関連しています」

こうした要素すべてが、じつに基本的なある疑問を指し示している。こうしたストレス、人格、風邪に対する感受性をつなぐ生物学的メカニズムは何なのだろう。いったい何ゆえ、ストレスを感じる出来事や対人関係などの外的要因がかかわってくるのか。答えはまだ曖昧なままだが手がかりは見え始めている。

ストレスによって免疫力が低下するという話は誰でも耳にしたことがあるはずだ。これに関しては十分な科学的証拠もある。カギはストレスホルモンのコルチゾールにある。ストレスを受けると、私たちの体は「戦うか逃げるか反応」の一環としてコルチゾールをつくる。コルチゾールは心拍数と血圧を上昇させ、攻撃するか危険から逃げる準備に入る。また免疫力も低下させる。するとここで難問が浮かび上がってくる。炎症と過剰な免疫反応によって風邪の症状が出るのであれば、なぜ免疫力を低下させるストレスが問題になるのだろう。

じつは、コルチゾールには炎症誘発性サイトカインの生成停止という別の機能があるということがわかっている。ところが体内を巡るコルチゾール量が過剰である場合、この機能を正常に果たすことができなくなる。ということは、ストレスは実際には免疫反応を低下させることで風邪に対する感受性に影響を与えているわけではない。まったく逆なのだ。コーエンはこう説明する。「ストレスによって炎症誘発性サイトカインの産生を止める身体作用が阻害され、その結果としてより激しい症状が起きるのです」。現にコーエンの研究によると、ストレスを感じている人はより多くの炎症誘発性サイトカインI－6を産生する。「ですからストレス下にある人は、炎症性化学物質の放出をうまく調整できていないのです」と彼は述べる。「放出量が多すぎるのですね」

炎症誘発性サイトカインが多ければ多いほど、風邪の症状は重くなる。ポジティブな情動スタイルの場合も同じメカニズムが働いている。コーエンは、ポジティブな情動スタイルの人では、風邪ウイルスに反応して生成される化学物質量が少ないことを発見した。

「一連の心理学研究に参加したとき、私はその概念についてやや違和感を覚えていました」とロナルド・ターナーは思い返す。「少々胡散臭さを感じたのです。けれども、いまはこうした研究がほんとうに何かを教えてくれたと信じています。ただそれが何であるかがいまだに突き止められていないのです。微妙な心理的要素が問題なのかもしれません。そうなると当然一つの疑問が湧きます。こうした要因を変えられるのかという問いです。たとえば、もしあなたが風邪に強いポジティブな情動スタイルをもっていないとして、それを変えられるのでしょうか」

この点についてコーエンに尋ねると、彼は私たちに基本的な人格を変える余地があることを示すデータはほとんどないと認めた。「これは現在、健康心理学で激しい議論を呼んでいる領域です」と彼は述べる。「良好な短期的効果を得られるいくつかの手法があり、長期にわたって効果を示すものさえあります。主として物事をポジティブに考えるよう促す訓練です。たとえば、一日一〇分のポジティブで希望に満ちた考えを書き留めるといった類いの技法です。とはいえ、人が変われるということを示す有力な証拠はいまのところ見つかっていません」

「こうした人格の源泉をたどっていくと最後は遺伝子に行き着いたとしても私は驚きませんね」とターナーは述べる。「家族全員が同じような性格をもっているような例が実際にありますからね。ということは、ネガティブなものの見方をする人は困ったことになるわけです。『私は憂鬱になるばかりじゃなく、病気にもなりやすいなんて。それを知ったらほんとうに憂鬱になったわ！』ってね」

コーエンはもう少し楽観的だ。「健康管理によって風邪に対する感受性が変わるという証拠が豊富なわけではありませんが、私はその可能性がないとは思いません」。私たちは情動スタイルや人格を変えることは無理でも、感受性を減らすように行動を変えることは可能だ。次に実例をあげよう。

十分な睡眠をとる

二〇〇九年にコーエンが睡眠にスポットライトを当てたとき、睡眠時間が毎晩七時間より短い人は、もっと長く寝る人の三倍も風邪をひく確率が高いことを発見した。また熟睡できない人（正味の睡眠時間が就寝時間の九二パーセント以下の人）にいたっては、この数字は五倍に跳ね上がった。コーエンは、睡眠の中断によって炎症誘発性サイトカインその他の炎症メディエーターの産生が影響を受けるのではないかと考えている。

禁煙する

一九九〇年代初期、コーエンとCCUの同僚たちは喫煙と風邪の罹患率の関連を調査した。すると喫煙によって風邪にかかりやすくなるだけでなく（おそらく喫煙によって気道に張り巡らされた繊細な上皮が損傷を受けるのだろう）、風邪の症状も重症化した。

運動する（ほどほどに）

スニーカーをはく理由がまた一つ増えたわけである。定期的に運動する人——ウォーキングやランニングなど何らかの有酸素運動を毎日三〇～六〇分する人——は、運動しない人に比べて風邪をひきづらく、ひいても症状が出る期間が短い。現在ヴァンダービルト大学に所属するチャールズ・マシューズは、一週間のうちほぼ毎日三〇分運動する人は一年に一回超風邪をひくことを明らかにした。この数字は運動をしない人びとの平均値に比べて二三パーセント低い。この利点はとりわけ秋に顕著であり、運動する人の風邪の罹患率はそうでない人に比べて三〇パーセント低かった。研究には一部限界があるものの（研究は三カ月ごとの自己報告をまとめたもの）、結果は過去の研究と一致しており、軽い運動が閉経後の女性の風邪罹患率に与える効果を調べたより最近の研究の結果とも符合する。その研究によると、定期的に運動した女性——たとえば、毎日四五分早足で歩く——は、運動しない女性に比べて罹患率が約半分だった。さらに、改善率は運動期間の長さに応じて増えていき、一年間の運動プログラムの最終四半期に最大となった。

一方で、運動しすぎ——過剰に長時間の運動（たとえば、一回につき九〇分以上）——は、逆に感染率を増やす可能性がある。一週間におよそ一〇〇キロメートル以上走る訓練をするマラソンランナーは、その三分の一ほどしか走らない人に比べて風邪をひく率が二倍になる。こうした長時間の激しい運動が気管の免疫機能に影響を与え、ウイルスが体内に侵入できる「開かれた窓」をつくるとも考えられる。

ワインを一杯飲む、あるいは飲酒しない

コーエンには驚きの結果となったのだが、彼がCCUで行なった二つの研究によると、控えめな飲酒——毎日一～二杯——によって、風邪の罹患率は実際に下がった。つまり飲酒しない人のほうが風邪をひきやすいことになる。この理由ははっきりとはわかっていな

い。「酒をたしなむタイプの人がほかの理由によって風邪をひきにくいのかもしれません」とコーエンは推察する。あるいは直接の関連性がある可能性も捨てきれない。何らかのメカニズムによってアルコールがウイルス増殖を抑制したり、炎症過程を阻害したりするのかもしれない。いずれにしてもコーエンと同僚たちは、風邪の予防や治療のために飲酒することは勧めない。一日に一〜二杯よりも多く飲めば、不利益のほうが、風邪の罹患率低下という利点をはるかにしのぐからだ。

休暇をとる、あるいはとらない

休暇は体に良いように思える。巷(ちまた)では心身の再充電などと言うくらいだ。たしかに、そういうタイプの人はいる。しかし、そうでない人にとって休暇は大きなストレスになる。移動や宿泊、ペットの世話の依頼などが普段の用事に加わるのだ。日常を離れて週末どこかへ旅するだけでも神経が参って、風邪への感受性増大につながる。こうした人の場合、週末はストレスに満ちており、休暇が病気の原因となり、貴重な休みのあいだに病気に見舞われる始末となる。オランダのティルバーグ大学の心理学者アド・ヴァンジェールオエは、この現象を「レジャー病」と呼ぶ。

人間関係の輪を広げる

　社会的ネットワークが広い人——婚姻や仕事、さらには地域・社会・宗教関係をとおしてさまざまな対人関係のある人——は、社会の輪が小さい人に比べて風邪をひくことが少ない。これはおそらく明白とは言いがたい現象だろう。広い範囲の人との接触があれば、ウイルスとの接触もより多いと思われるからだ。しかし、とコーエンは言う。問題はその人が果たす社会的な役割の数であり、何らかの結びつきがある人の数ではない、と。二〇〇四年の研究においてコーエンは、対人関係が一〜三種類しかない人は、六種以上の人と比べて風邪をひく回数が四倍以上であることを見出した。対人関係の種類が多い人は風邪をひきにくいだけでなく、粘液量が少なく、実際にウイルスに感染したときにまき散らすウイルス量も少なかった。

ビタミンやハーブなどのサプリメントで免疫を「強化」しようと考えない

　しっかり食事して健康な免疫系を維持し、免疫反応を良好に保ちたいと考えるのは当然だ。しかしサプリメントで風邪を予防できるという証拠はほとんどない（第7章参照）。そして風邪の症状の起源についてわかっていることを考慮するなら、体の免疫細胞数を増やそうなどとは思わないほうが賢明だ。

第6章　殺人風邪

二〇〇七年早春。一九歳の飛行士ペイジ・ヴィラーズは、テキサス州ラックランド空軍基地の新兵訓練で基礎訓練の五週めに入っていた。「戦士の週(ウォリアーウィーク)」と呼ばれるこの一週間は、飛行士のための七日間からなる実戦訓練プログラムだ。訓練には軍事サバイバル技能、テント設営、キャンプベッドでの就寝、M16ライフルの取り扱い、腰まで浸水しての徒渉(としょう)、短時間の睡眠、ストレスに満ちた環境下での軍事任務遂行などが含まれる。ペイジは熱心な新兵で、オハイオ州の片田舎ノートンにある高校の卒業生だ。卒業したその日に空軍入隊を決めた彼女は、基礎訓練の試練と仲間意識に大きな喜びを感じている。ところがこのウォリアーウィーク中、彼女は具合が悪くなり、鼻がつまって疲労感を感じた。

新兵がこうした状態になるのは珍しいことではない。一〇人のうち九人までが基礎訓練の最初の一カ月のどこかで風邪の症状を訴える。それでもヴィラーズは体力検査が気になって病院に行った。その春卒業するにはどうしてもこの体力検査に合格しなければならなかった。病院ではアレルギーがあると言われた。その後訓練に戻ったものの、しだいに呼吸が困難になっていった。とりあえず体力検査を受けるには受けたが、ランニングで不合格となった。一週間後、彼女は高熱を発し、ウィルフォードホール医療センターに入院した。単球増加症という診断だった。入院後、重い肺炎にかかり肺が著しく損傷した。人工呼吸器につながれ、薬物によって昏睡状態に維持された。病状は改善しなかった。六週間後、ペイジ・ヴィラーズは死亡した。診断は、アデノウイルス14型として知られる普通感冒ウイルスの変異株によるウイルス性肺炎とされている。

五〇を超えるアデノウイルス株の一つであるアデノウイルス14型は、通常は重い風邪、ときに結膜炎や胃腸炎を起こすのみだ。しかし二〇〇六年と二〇〇七年に、このウイルスのより毒性の強い変異株が出現し、オレゴン州、ワシントン州、テキサス州で重症の呼吸器系疾患を発生させた。ラックランドでは軍人社会に入り込んで一〇六人の新兵を襲い、うち五人が集中治療室(ICU)に収容された。数カ月というもの、アデノウイルス14型は殺人伝染病の様相を呈していた。最終的には一〇人が死亡したとはいえ、流行は短期間で終息した。ウイルスはなぜそんな悪性の病原体に変化したのだろう。そして当初怪物のような感染症に思われたものがなぜ終息したのだろうか。

答えはどんなウイルスでも交わさざるをえない、悪魔の契約にある。すなわち、毒性

（多くの子孫を残す能力）と伝播力（広がる能力）を天秤にかける一種の進化上の取引だ。自身の系統を残すためには、きわめて強力な毒性をもち、子孫を多くつくって宿主を支配することが上策に思えるかもしれない。しかしよくよく考えてみれば、苦痛と高熱に苦しむ人は、他人を感染させたり、風邪ウイルスのために新たな宿主を提供したりしそうにはない。そこでウイルスは、宿主に与える害悪と自分が伝播できる機会とのバランスを取る必要に迫られる。どこでバランスを取るかはそのウイルスの伝播形態にもよる。他の風邪ウイルス同様、アデノウイルスは通常、空気を媒介に、または直接接触によって感染し、感染率はそれほど高くない。ということは、ほうぼう動き回ってもらうには比較的健康な宿主（咳やくしゃみをして粘液を周りにまき散らせる人）を必要とし、毒性を強めることはできない。ところが、ラックランドの兵舎のような環境――宿主は他人との長期にわたる接触があり、病原体は宿主がそれほど移動しなくても人から人へ容易に伝播できる――ではこのバランスは逆方向に転じ、アデノウイルス14型のようなより毒性の強いウイルス株の出現にいたる。

ラックランドを見舞った病原体が大流行にいたらなかったのは、この悪性のウイルス株が快適な兵舎の外では容易に広まることができなかったからだ。また空軍の上層部はいったん事態を把握すると、脅威を排除する対策――手洗いの励行（れいこう）、衛生管理、感染患者の隔離――を講じた。こうしてこのウイルスの蔓延（まんえん）が終息したばかりか、より毒性の弱いウイルス株の進化が促進されたものと思われる。

アメリカ疾病予防管理センター（CDC）は、アデノウイルス14型のような変異ウイルスはきわめて稀であり、国民の多くにとって脅威にはならないと強調する。より大きな懸念は呼吸器多核体ウイルス（RSV）だ。これは攻撃的でどこにでも出没する風邪ウイルスで、ほとんどの赤ちゃんは二歳になるまでには感染している。RSVは成人では軽い風邪を起こすのみだが、赤ちゃんでは急性細気管支炎──先進国において乳幼児の最多の入院原因──を引き起こすことがある。アメリカでは、毎年一〇〇〇人につき約四五人がこの病気にかかり、延べ一二万人が入院している。これと似たウイルスが、最近発見された呼吸器系疾患の犯人ヒトメタニューモウイルス（HMPV）だ。これにかかると、軽い風邪ですむかもしれないが、人工呼吸器につながれる恐れもある。

さらに心配なのが、より毒性の弱いライノウイルスなども重症の細菌疾患の原因になりうるという最近の知見だ。ライノウイルス感染が悪性の副鼻腔炎や重症の細菌性耳感染症を起こすと、場合によっては死を招きかねない合併症（脳膿瘍や髄膜炎）にいたることがある。さらに現在では病院で用いられるようになった新分子検出技法のおかげで、それほど悪性とは考えられていないライノウイルスによって、RSVの場合より頻繁に小児が入院に追い込まれ、そのほとんどの場合が喘息持ちの小児であることが医師たちによって発見されている。

喘息発作を経験したことがない人には、そのつらさを想像するのは難しい。喘息は気管支と呼ばれる肺の細気道に炎症を起こして気道を狭め、空気の通りを阻害して咳、あえぎ、息苦しさを生じさせる。このため、「息切れ」を意味するギリシャ語が病名の由来となっている。炎症によって気道が腫れ上がって過敏になり、空気とともに入ってくる無害な物質にも反応してしまう。気管支内面の細胞が粘液を普段より多く分泌し、気道がより狭まることもある。喘息発作はスコールのように人を急襲して気道を狭めるため、息をしようと死に物狂いで喘ぐことになる。これほど厄介で危険な症状はない、とセネカが一世紀に書き残している。それも「驚くことでもないと思うがどうか？　考えてもみよ。他の病人ならただ具合が悪いだけだが、喘息持ちはいつでも最後の息を求めて喘ぎっぱなしだ。医者がこの病気を『死のリハーサル』と呼ぶのももっともだ。いずれリハーサルどおりに息は止まるのだから」。

アメリカでは三四〇〇万人以上の成人と、約一〇〇〇万人の小児が喘息を患っている。喘息の持病のある人ならみな風邪をひくのは危険だと心得ている。小児の急性喘息発作の八〇～一〇〇パーセント、成人の場合の約七五パーセントが呼吸器ウイルスによって起きる。症例の三分の二はライノウイルスが原因だ。「学童の喘息発作の大半はウイルス感染で起きます」と話すのは、ロンドン大学インペリアル・カレッジの呼吸器系疾患の専門家、セバスチャン・ジョンストンだ。喘息発作による入院のピークは、新学期が始まる初秋に毎年やって来るライノウイルス感染のピークと時期的に重なる。

「喘息持ちの人は感染症に弱いのです」とジョンストンは語る。「感染してしまうと、健康な人より症状が重くなり、とりわけ下気道がやられます。私たちはこの理由を探ろうとしています」

一般開業医の子息で六人の子持ち（ほとんど風邪はひかない）というジョンストンは、CCUが閉鎖される直前の一九八〇年代末に、デイヴィッド・ティレルとともにこの施設でウイルス学研究を行なった。彼のオフィスは現在、ウエストロンドンにあるセントメアリーズ大学医学部の三階にある。二〇〇八年、建物の地下にある実験室でジョンストンらは、ヒトライノウイルスに感染するようにマウスの遺伝子を組み換え、初の動物風邪モデルをつくった。このマウスはヒトの遺伝子を発現するように視床下部弓状核の一部の遺伝子を操作されて「ヒト化され」、人間の病気の実験モデルとなった。

ジョンストンが「鼻汁を出すマウス」をつくるまで、ライノウイルス感染の小動物モデルをつくる試みは失敗を重ねてきた。ライノウイルスはヒトとチンパンジー以外の動物細胞には結合しないからだ。「このことが過去五〇年間における治療法発見の主たる障害だったのです」とジョンストンは述べる。「マウスモデルによって因果関係の研究が容易になります。ライノウイルス感染のメカニズムとその治療法をより良く理解するためにこのモデルを用いることができるでしょう」

ジョンストンの興味は、もっぱら、風邪によって重い喘息発作や慢性閉塞性肺疾患（COPD）に苦しむ人のための治療法を見つけることにある。「私たちのほとんどはライノウイルスに感染しても少々つらい思いを経験するだけです」と彼は言う。「けれども、こういう病気をもつ人は入院あるいは死亡する場合すらあるのです」。COPDはほぼすべての症例で喫煙が原因とされる。主な症状は慢性的な「喫煙者に特有の咳」だが、ほかにも息切れやあえぎに見舞われる。アメリカでは二四〇〇万人がこの病気に苦しんでおり、死亡原因の第四位を占めている。かつては細菌感染が主な原因とされてきたが、最近得られた証拠によると風邪ウイルスが共通の引き金であることが多い。

風邪ウイルスにさらされると、喘息やCOPDの患者は病院行きになっても、残りの人が軽い症状ですむのは、私たちの免疫系の働きの妙にあるとジョンストンは考えている。彼とそのチームは最近興味深い発見をした。ライノウイルスは健康な人の肺細胞より喘息患者の肺細胞内のほうがかなり早い速度で増殖するのだ。「健康な人の気管支から細胞を採取し、ヒトライノウイルスに感染させて培養すると、増殖はわずかです。ところが喘息患者の気管支から細胞を採取して、同量のライノウイルスに感染させると活発な増殖が認められるのです」とジョンストンは説明する。

これは思いもよらない発見だった。かつては、ライノウイルスは肺や下気道の細胞中では温度が高すぎてまったく増殖しないと考えられていた。ところが現在では、下気道の温度は鼻や喉よりは高いにしても、増殖には差し支えないらしいと判明したのだ。それでも普通なら、ウイルスが下気道で増殖しないように身体が作用する。この作用が喘息の人では機能しないのだ。

ここにマウスが入ってくる余地がある。ジョンストンとそのチームは、風邪ウイルスが喘息患者をどう攻撃するのかを解明するためにマウスモデルを作製した。まず、トランスジェニックマウスを育成した。このマウスは、ライノウイルス受容体であるヒトICAM－1――ライノウイルスの細胞侵入を許可する小さな鍵――をつくる遺伝子が導入されており、ヒトの風邪ウイルスに感染させることができる。風邪に対する感受性をもつこれらのマウスを、ライノウイルスと気道にアレルゲンとに同時に暴露した。こうして、ヒトライノウイルスによって誘起される喘息発作モデルが作製された。

ジョンストンのマウスモデルチームのいま一人のメンバーであるネイサン・バートレットは、私を地下の実験室に案内し、すっかり有名になったマウスを見せてくれた。このときバートレットは重い鼻風邪をひいていた（「ライノウイルスの扱いに失敗したわけではありませんよ」と彼は私に請け合った。「深夜パーティーに参加したものでね」）。私がブーツとヘアネットをつけて隔離された実験室に入るあいだ、彼は外で待っていた。技術者が案内してくれた一個の檻にはオス、妊娠中のメス、五匹の子がいた。どのマウスもヒト受容体をもつよう遺伝子操作され、風邪に感染させることができる。

私はスチュアート・リトル（訳注　一九九九年にアメリカで公開された、同名映画の主人公のネズミ）がくしゃみするところを見たいと思っていた。だが「残念ですが、マウスにはくしゃみ反射がありません」とバートレットが教えてくれた。「マウスは重症化しませんが、気道や肺の機能にヒトと同じような変化を呈します」

「マウスの風邪は私たち人間のものとは大きく異なります」とジョンストンは認める。「それでも同一ないし同様の炎症反応――サイトカイン産生――と抗ウイルス反応が認められるのです」。マウスは私たちと同様に粘液をつくる。そして喘息モデルのマウスでは、喘息反応が悪化する、とジョンストンは話す。「気道の過敏性増大や、刺激物による気道狭窄――喘息患者の主要な特徴をもつのです。したがって、私たちはこのモデルを用いて喘息そのものと、治療薬の効果を評価することができます」

調べてみると、下気道に感染したライノウイルスは――鼻に感染したライノウイルスと同じく――呼吸器系組織にさほど大きな損傷は与えないことが判明した。どうやらウイルスは炎症を悪化させることで損傷を与えるらしい。肺細胞に風邪ウイルスがあると、細胞は炎症メディエーターを大量に放出し、それらのメディエーターが炎症を気道に広げ、アレルゲンに対する反応をより過敏にしてしまう。

ジョンストンの考えでは、健康な人と喘息患者との違いは、健康な人の大半がライノウイルスが下気道を乗っ取る前にそこから排除してしまうところにある。私たちがこれを行なえるのは、アポトーシスという舌を嚙みそうな名前をもつ、素晴らしいメカニズムのおかげだ。アポトーシスは「プログラムされた細胞死」とも呼ばれる。肺細胞がウイルス攻撃を受けると、通常はウイルスが増殖して炎症性化学物質が放出される前に、体が感染した細胞内にアポトーシスを生じさせる。死んで無害になった細胞は食細胞と呼ばれる白血球によって食べられる。この清掃機能を始動させるのがインターフェロンである。インターフェロンは自然の抗ウイルス蛋白質であり、現アリゾナ大のトーマス・ボールがトゥーソンで行なっていた研究によると、風邪にかかりやすい子どもはこの物質をごく少量しかつくれない。インターフェロンはプログラムされた細胞死を早く引き起こすことで感染を防ぐよう働く。この過程が私たちの肺の中に風邪ウイルスが入ってきたときに起きる正常で健全な反応のカギとなる。

喘息患者の一部では明らかにこの反応が鈍っています、とジョンストンは説明する。彼らは正常な量のインターフェロンをつくることができないため、感染した肺細胞がアポトーシスを起こすことができず、ウイルスが感染細胞内で我が物顔に増殖する。増殖したウイルスは細胞外に放出されて周辺の細胞を感染させる。また大量の炎症誘発性化学物質がつくられ、喘息を悪化させる白血球が肺に集結する。このダブルパンチによって急性喘息発作にいたる。

インターフェロンが果たす役割は巧みな実験によって解明された。「喘息患者の気管細胞を採取してウイルスに感染させると、ウイルスは気ままに増殖します」とジョンストンは話す。「しかしこれらの気管細胞にインターフェロンを与えると、感染に抵抗力をもつようになるのです」。インターフェロンは現在では医薬品として入手可能だが、吸入できる形態のものはない。そこでジョンストンは、マウスモデルを用いて吸入型インターフェロンの開発に取り組んでいる。実現すれば、喘息やCOPDの急性発作時にインターフェロンを必要とされている部位——気管——に送り込むことができる。

なぜ喘息患者にこうした奇妙な機能不全があるのかはわかっていない、とジョンストンは語る。おそらく遺伝子がかかわっているものと思われるが、環境因子も看過できない。ジョンストンはこの謎の環境因子について興味深い説を支持している。「喘息患者の一部は、幼少のころに病原体にさらされたことが少ないために免疫系が正常に発達しなかったのかもしれません」と彼は述べる。これは衛生仮説として知られるものだ。この説を支持する他の研究者同様、ジョンストンは現代人が幼少期に広く感染源に暴露されないために近年になって喘息が増加したと考えている。この裏には、免疫系が健全に発達するには一定量の病原体にさらされることが必須であるという考え方がある。「西側の人びとはもはやジフテリア、百日咳、おたふく風邪、はしか、結核その他の疾患にかかることはありません」と彼は指摘する。「おおかたの人にとって、過去に比べれば病原体一般にさらされる機会が非常に少なくなっているのです。私はアレルギーや喘息がこれほど一般的なのはこのためだと思っています」

衛生仮説は一九八〇年代末に初めて提唱され、最近一部の研究者から熱烈な支持を獲得している（名称そのものに異を唱える向きもある。優良な衛生環境を小馬鹿にしているようにも聞こえるからだ。彼らは「微生物暴露仮説」を提唱している）。「幼少期に十分に感染刺激にさらされると免疫系が発達し、成人してから喘息やアレルギーになる確率が低いという証拠は豊富にあります」とジョンストンは述べる。彼が例示するさまざまな研究のほとんどが疫学的なものだ。「農場に生まれた子どもたち、とりわけ動物と接触のある子どもたちは喘息やアレルギーになりにくいのです。現にバイエルン地方の農場では、家々の一階でウシが飼育されており、子どもたちは飼育小屋からの大量の微生物にさらされています。こうした環境では、喘息やアレルギーはほとんど見られません」。証拠が得られるのは田園地帯からだけではない。「保育所に預けられた児童で、生後三年間しょっちゅう鼻水を垂らしていた児童は、保育所に預けられなかった児童よりのちにアレルギーや喘息を患う率が五〇パーセント低いのです。これは家族の病歴や母乳育児の有無、社会経済的な地位その他すべての危険因子を除外したあとの話です。成員数の多い家族に生まれてきた児童は一人っ子よりこうした病気にかかりづらく、成員数の多い家族の長子は末子に比べて喘息などに二倍かかりやすいのです」

この説から生まれる一つの興味深い考え方は、とりわけ幼少期における頻繁で通常軽症に終わるライノウィルス感染が、効果的な抗ウィルス手段として決定的な役割を果たしているというものだ。この考え方は免疫学における重要な概念にかかわっている。ヒトの免疫系は、Th1細胞とTh2細胞として知られる二種のヘルパーT細胞をもつ。いずれも、他の免疫細胞の炎症を起こしたり抑制したりする小さな分子であるサイトカインを生成する能力に優れている。Th1細胞は微生物に反応してインターフェロンなどのサイトカインをつくる。またアレルギー患者で活性化するTh2サイトカインの産生を阻害する。どちらの細胞も私たちの防御に欠かせないが、健全な免疫反応を起こすには両者のバランスが不可欠だ。衛生仮説によれば、児童の免疫系が十分に微生物にさらされないと、Th1サイトカインが少なくなるためにTh2サイトカインが優勢となり、アレルギーが起こるということになる。

乳幼児期は免疫系が急速に発達する時期だとジョンストンは述べる。「胎児期には、免疫反応は未発達で、Th2型反応が支配的です［おそらく母親の免疫系に攻撃されるのを防ぐためと考えられる］。しかし乳幼児期になると、免疫反応はTh1型［インターフェロン生成］反応へと移行します。喘息児童はウイルスに感染するとより多くのTh2型反応を起こします。何らかの理由によって、彼らの免疫系では、インターフェロンを産生する正常なTh1型の発達が妨げられるのでしょう」

この説にしたがうと、私たちのTh1系の十分な発達を促すには病原体への暴露が必要であることになる。病原体と闘う「鍛錬」をしないとＴｈ１細胞が未発達のままとなり、Ｔｈ２細胞が優勢となって、花粉やふけなど無害なアレルゲンに対して過剰な反応を起こしてしまうのだ。「これまでに得られている証拠によれば、幼年期において接する、風邪ウイルスをはじめとする感染源の合計量がＴｈ２からＴｈ１への移行を定める重要な要因となるようです」とジョンストンは述べる。幼年期に他の児童や動物の微生物にさらされることによって、免疫系が必要とされる訓練を積み、アレルギーや喘息などの刺激物に対する耐性を発達させるというのが彼の論理だ。「私は患者のご家族のみなさんにこう言います。慰めにもならないかもしれませんが、お子さんが鼻水を垂らしていればいるほど、大きくなって喘息になる可能性が低いのですよ、と」

衛生仮説のもう一つの強みは抗生物質の効果にある。研究によれば、二歳までの経口抗生物質投与と後年のアレルギー発症に関連があるというのだ。これには少なくとも二つの理由が考えられる。抗生物質が私たちの胃腸内の正常な菌叢(きんそう)を乱すという可能性が考えられる。これらの菌は私たちの胃腸の免疫組織形成に関与することが知られている。また病原体を殺すために抗生物質を用いると、これらの病原体が私たちの免疫系を発達させるという通常の役割を果たせなくなる可能性もある。

ジョンストンらは目下、免疫系を発達させるための家畜小屋や保育施設での感染に代わる治療法を開発しようとしている最中だ。「私たちは、家畜小屋で経験する頻繁な感染を再現する非感染性の刺激によって、免疫系を刺激する方法を見つけられるかもしれません」と彼は言う。「すなわち、症状は起こさないけれども、免疫系を刺激する効果を有するウイルスまたは細菌シグネチャー（訳注　シグネチャーは、個々のウイルスまたは細菌を識別できる核酸またはアミノ酸の配列）といった、非感染性の刺激を用いることで」

喘息やアレルギー疾患において感染が果たす役割の説明としては、衛生仮説は不完全であるか、単純に過ぎるというのが大方の見方と言っていい。多くの魅力的な学説と同様、この説もいくつかの厄介な事実に祟られている。まず、アレルギー疾患はけっして衛生状態の良くない田園地帯に多い。さらにこの説は主に花粉症や喘息などのアレルギー性呼吸器系疾患には当てはまるようでも、皮膚炎などアレルギー性皮膚病についてはその限りでない。さらに問題なのは、感受性のある小児では、幼少時の感染によって喘息その他のアレルギー性疾患の罹患率が実際には上がることを示す研究もあることだ。ことによると私たちはありもしない相関があると考えているのではないか――本来そこにはない因果関係を見ているのではないか――と考える科学者もいる。これは疫学研究ではよくある問題だ。「証拠にバイアスがあるのかもしれません」とビアギッテ・ウィンザーは述べる。喘息研究の大半は遡及的だ。喘息が起きてから、その児童のこれまでの病歴を振り返る。こうした遡及的な、いわゆる「後ろ向き」調査においてはしばしばバイアスが問題となる。後ろ向き調査とは、子どもたちを数年間追跡して喘息が起きるか否か調べる前向き調査と相反する手法である。抗生物質の問題を例にとってみよう。幼少時の抗生物質使用と喘息罹患率に関連があるように見えるのは、喘息児童が幼いときに喘息症状で治療を受けることが多く、それを呼吸器系感染症と見誤った結果かもしれない。要するに、幼少時の呼吸器系感染症と後年の喘息発症との相関は抗生物質とは無関係である可能性があるのだ。

幼児が保育施設に通ったことと後年あまり風邪をひかないこととの相関には、他の要因も考えられるとウィンザーは述べる。「保育所に通わなかった幼児にアレルギーや喘息が多いのは、家庭でチリダニにさらされた結果かもしれないのです」。家塵ダニは悪名高きアレルゲンだ。「すべての家屋が清潔とは限りませんからね」とウィンザーは話す。「保育所に通う幼児が家にいた幼児より喘息が少ないのは、チリダニにさらされないからかもしれません。私たちはあらゆる可能性を知っているわけではないのです」。ウィンザーによると、一定量の細菌やウイルスへの暴露はいいことだという。「でも、多すぎてはいけません」と彼女は注意を促す。「何事もバランスが肝心です」

第7章　風邪を殺すには

私はこれを治そうとしてあらゆることを試み、例えばワインを飲んだり、強い酒を飲んだり、煙草をふかしたり、惜し気もなく多量に嗅ぎ煙草を吸って見たのですが、どれもみんな容態をよくするどころか、一層悪くするだけのように思われ――湿気の多い部屋に寝てみても効き目なく――結局私は夜遅く帰宅しましたが、一向に目に見えるような改善は見付けられません。「この死の体よりわれわれを救わん者は誰ぞ」。（『チャールズ・ラムの手紙』三宅川正訳、英宝社より引用）

――チャールズ・ラム

風邪の治療法を見つけようとする努力をするなかで、多くの人が袋小路に追いつめられたり、堂々めぐりにはまり込んだりした。しかし第一次世界大戦の初めに、アメリカ化学戦局（CWS）が指揮した作戦ほどひどいものもない。一九二四年五月二二日、《ニューヨーク・タイムズ》紙が報じたところによると、カルヴィン・クーリッジ大統領は特別に設計された気密な塩素室で、ほぼ一時間にわたって刺激の強い危険なガス混合物を吸入した。

その目的は？ 鼻水の治療だった。それで思い出すのは、ウェリントン公アーサー・ウェルズリーの耳が遠いのを治療しようと耳に酸を注ぎ入れた逸話である。だがクーリッジのほうが結果はまだましだった（片方の耳がよく聞こえないのを不満に思ったウェリントン公は、いかさま医師を呼び寄せた。医師は注射器で公爵の耳に強力な腐食性の溶液を注入することで治療を試みた。酸は気の毒な公爵の鼓膜を突き破って内耳に達した。公爵は耳が聞こえなくなり、ひどい苦痛に耐えなければならなかった）。

クーリッジ大統領の医師たちは風邪を緊急に治す方法を探していた。事態を重く見るには相応の理由があった。クーリッジは前任のウォーレン・G・ハーディングからほんのしばらく前に政権を受け継いだばかりだった。ハーディングは九カ月前に西部の旅先で感染症によって頓死していた。感染症は初めは風邪のような症状だったものの、やがて気管支結核へと発展したのだった。クーリッジは呼吸器系感染症に弱い体質だった。若いころに大学の入学試験でアマーストまで列車で旅したときには、風邪をひいて重症化し、ヴァーモントにある実家まで送り返されている。さらに喘息の持病があり、それが風邪によって悪化しかねなかった。

治療に用いる塩素の適量は？　それが問題だった。

これより二カ月前、ＣＷＳが塩素による治療効果の発見を《アメリカ医師会雑誌（ＪＡＭＡ）》に発表していた（ＣＷＳが治療するというのは奇妙に聞こえるかもしれないが、医学雑誌の《ランセット》が一九二二年にコメントしたように、「風邪で医者を呼びつける人はきわめて少ないが、みな化学者を呼ぶ」のだ）。一九二二年からＣＷＳは、風邪その他の呼吸器系疾患の患者を何百人も塩素の蒸気に満ちた小部屋で治療している。論文の執筆者で〈エッジウッド・アーセナル〉（訳注　メリーランド州アバディーン近くにある化学兵器研究開発機関。一九一八年設立）に所属するエドワード・ヴェダー大佐によると、治療を受けた九三一人のうち――大半は風邪患者だった――約七〇パーセントが翌朝には「治った」、つまり症状が「完全に消えた」、二三パーセントが症状が「改善した」と話したという。

塩素ガスを風邪の治療に用いるアイデアは、戦時中に塩素製造工場で働く男たちが風邪やインフルエンザにことのほか強いという認識から生まれた。同じことは、後方支援の兵士に比べて、前線で刺激臭のある腐食性の塩素煙霧にさらされた兵士にも当てはまった。一〇〇年前、晒（さらし）工場で働く人や近辺に住む人に呼吸器系感染症が少ない事実にも医師たちは気づいていた。

塩素は一種の「毒をもって毒を制す」手法と言える。ヴェダー《タイム》誌から「化学戦士」の称号を授けられた）は、「塩素の刺激が分泌物の流れを促進して粘膜表面を清浄にし、体内を浄化する咳と鼻水」を生じさせると主張した。塩素ガスの酸化作用によって、体内の毒気成分が排出され、微生物を攻撃する白血球の作用が活性化すると考えられた。

ほぼ一夜にして、塩素療法は風邪、気管支炎、百日咳の患者に大人気の治療法となった。キャピトルヒルの米国上院歳出委員会近くにある特別ガス室では、CWSが七五〇人を超す人びとを治療し、これには上院議員二三人、下院議員一四六人が含まれていた。陸海軍医局にある塩素ガス室では、軍関係者その他三〇〇〇人が治療を受けた。一般人は、「クロリンレスピリン」五〇回分を五〇セントで入手できた。一回分ずつ手軽なチューブに入っており、「三時間で風邪をやっつける」という触れ込みだった。

クーリッジ大統領の塩素治療は一日一時間の吸入を三日続けて行なうもので、大統領の休養と関連業界の発展に役立った。ある新聞はこう書き立てた。「クーリッジ大統領のおかげで塩素治療にあまりに人気が集まったため、クリスマスからくしゃみを一度もしていない最上流階級は、少々病原菌の世話になろうかと考える始末だ」

エドワード・ヴェダーは、風邪その他の呼吸器系疾患の拡大を阻止するため、公共の場所で塩素ガスを予防手段として噴出させる（もちろん供給量は調整する）ことすら提案した。「学校や劇場など人が集散する場所に塩素を用いれば、呼吸器系感染症を予防できるという十分な理由がある」と彼は書き記す。「換気設備のある場所なら、それぞれの部屋の濃度が適切になるように塩素を供給することができる。これを学校なら一日一時間、一週間に数度行なえばよい」

歴史家のエドモンド・ラッセルが指摘するように、塩素療法はいたって有害な戦争兵器にしては目覚ましいイメージチェンジを遂げた。しかし風邪の奇跡の治療法としてはどうだろう。医学界は猛反対した。ヴェダーの研究では対照実験が行なわれておらず、科学者たちが対照群を用いてヴェダーの実験の再現を試みたが、塩素にほかの風邪治療法を上回る効果はいささかも認められなかった。ある医師はこう述べている。「『七日後……の治癒例が多い……』のは、たいていの風邪は治療せずともいずれ平癒するものであること、そして平癒するまでそれほど長期間を要しないことを示すのみである」。けっきょくのところ塩素は、当時人気があった他の治療法——ドーフル散、エプソムソルト、からし浴——と変わらない。すなわち、往古（おうこ）から伝わる風邪の療法と似たり寄ったりなのだ。

もしあなたが古代ローマに生きていたなら、プリニウスの処方にしたがって、風邪を治すのにマウスの毛むくじゃらの鼻づらにキスしていたかもしれない。植民地時代のアメリカなら、トーマス・ジェファーソンにならって冷たい水に両足を浸けていただろうか。あるいはオレンジの皮をごく薄く切って内側を外にして巻き、両方の鼻の穴に突っ込んだ可能性もある。いや、ウィリアム・バカンが著書『家庭の医学』（一七七二年版）で述べた次のような療法を試しただろうか。「ベッドに行き、ベッドの足側に帽子をかける。そして帽子が二つに見えるようになるまで酒を飲む」。いずれにしても、これを実行すれば少なくともたいていの症状に対して鈍感にはなる。

一八九五年に風邪をひいたとしたら、《サイエンティフィック・アメリカン》誌の助言にしたがって、「ホウ砂を少量溶かしたぬるま湯で鼻を一日に二度洗って」風邪を治そうとした可能性もある。「スポイトは必要ありません。ただ洗面器に張った水に鼻を浸け、喉頭蓋（こうとうがい）で息を止めたまま吸ったり吐いたりすれば、鼻はすっかりきれいになるでしょう。もちろん、スポイトを使えば辺りが汚れないので便利です」。おばあちゃんの教えにしたがうなら、鼻に油を塗るか、サー・アレクサンダー・フレミングの戦時中強壮剤――「就寝前にホットウィスキーをたっぷり飲む――科学的ではないが効く」――に頼るところだ。

風邪の専門家のジャック・グワルトニー・ジュニアがかつて述べたように、過去の治療法も現在の治療法の一部もいずれ劣らず馬鹿げている。現在では、風邪の最新の治療薬が一年に一度くらいは新聞を騒がせるが、いつでも残念な結果に終わる。今日の奇跡的な治療薬は明日になれば物笑いの種（たね）なのだ。

先だって、私は昔の風邪薬の博物館目録を眺め、それを新しい目録と比較して楽しんだ。

風邪薬は基本的には思ったほど変わっていなかった。たとえば現代人の医薬品キャビネットには、「最悪の風邪の症状を素早く鎮めるため」の「タイレノール・コールド・マルチシンプトム」がある。この薬はなかなか多くの成分を含んでいる。鎮痛剤、鎮咳剤(ちんがいざい)、鬱血除去剤、抗ヒスタミン剤などだ。こう聞くとはなはだ現代的な感じがするが、古い目録に目を移せばほぼ同成分の治療薬が見つかる。鎮痛剤、鬱血除去剤、去痰剤(きょたんざい)などを含む薬がずっと安い値段で手に入ったのだ。一例を挙げると、ドーフル散はトコン、去痰剤、そして強力な鎮痛剤であるアヘンを含む。時を経るにつれ、成分はいたって贅沢になってきた。しばらくは抗生物質を含む風邪薬もあったが、一九六三年に市販の医薬品への使用は禁止された。

現代の医薬品には、過去に比べてたくさんの選択肢があるのは事実だ。しかしどの一つをとってもそれだけで風邪を予防あるいは治療してはくれないし、風邪で苦しむ期間を短縮してくれるという証拠もない。たとえば、鼻づまりやくしゃみなどの症状を和らげる薬はあるものの、こうした薬にはかならず副作用がついて回る。

「過去にほんの少し異なる決定をしていれば状況はかなり違ったでしょう」とビアギッテ・ウィンザーは話す。「すでに一九五〇年代や六〇年代の時点で、ライノウイルスが風邪の元凶であることが解明され始めました。このときアメリカ国立衛生研究所（NIH）の上層部は、風邪研究が国家レベルで資金を拠出するほどの重要案件ではないとの判断を下したのです」。ここ一〇年間、連邦政府の風邪研究資金は、もっぱら国立補完代替医療センター（NCCAM）から出ている年間およそ七〇万ドルに依存しており、これはNIHの年間予算である三〇〇億ドルのわずか〇・〇〇二パーセントに過ぎない。

ウィンザーは言う。「風邪研究は全面的に私企業に任せられました。研究が業界主導となったため、焦点は抗生物質と抗菌剤に合わせられ、抗ウイルス剤が日の目を見ることがなかったのです。こうして抗生物質を過剰に使用する土壌がつくられました。私たちはこのままでは抗生物質に耐性をもつ細菌が出現すると予測し、現実はその通りになりました。現在、子どもたちはメチシリン耐性黄色（おうしょく）ブドウ球菌（MRSA）の市中感染で亡くなり続けています」

抗生物質は細菌が標的であり、細菌を殺すために実験室でつくられた化学物質だ。これらの物質は風邪ウイルスには無力で、細菌の二次感染予防にすら役立ってくれない。しかもアレルギー反応などの重い副作用がある。「風邪の治療に抗生物質の出番はないのです」とロナルド・ターナーは強調する。それでもアメリカ疾病予防管理センター（CDC）によれば、出される処方箋が年間四〇〇〇万件超という、適正さを欠いたすさまじい勢いで、抗生物質は風邪患者に処方されている。

なぜか？

ある医師はこう答える。「一般開業医は酒場のウェートレスと同じです。どちらも客の外界の見方、感じ方を、化学反応の力を借りて操らなければいけないんですからね」。このために、成人にも小児にも、抗生物質や鎮咳薬、風邪薬をはじめとするあらゆる医薬品が過剰に処方されるのだ。

「医学校では、両親には『これはただの風邪ウィルスです』と告げ、患者を家に帰すように訓練されます」と小児科医のトーマス・ボールは話す。「けれども実際にそうすると親御さんたちは不満なのです。そこで医師は効く保証もない治療法を提供し始めます。薬品会社のセールスマンが鼻炎薬や鎮咳薬をもって現われるでしょう。すると、医師がこう考えるようになるまでにそう時間はかかりません。この子の咳がひどくて、家族全員が眠れない。それならコデイン咳止めシロップを安全な用量処方するのに何か不都合があるだろうか、と。研究に次ぐ研究が咳止めシロップに効果はないと示しているにもかかわらず、そんなものはどこかへ吹き飛んでしまうのです」

こうしたものの考え方が下敷きとなり、二〇〇八年に行なわれた研究によれば、一年を通じて毎週小児一〇人につき一人が市販の鎮咳薬や風邪薬を与えられているという。これは憂慮すべき統計である。最近の知見によれば、こうした医薬品は子どもたちに何の効果も与えないばかりか、場合によっては生命にもかかわる深刻な副作用がある。発疹（ほっしん）、眠気、呼吸困難、そして死を招くことすらあるのだ。同じ年、アメリカ食品医薬品局（FDA）は、風邪薬や鎮咳薬を六歳未満の乳幼児や小児に与えないよう勧告している。

成人の場合には、市販の鎮咳薬や風邪薬の大半は定められた用量を守れば危険はない。それでもジャック・グワルトニー・ジュニアは、成分を一種に限った医薬品の服用を推奨する。たとえば咳、倦怠感、喉の痛みを和らげるにはイブプロフェンやナプロキセンなどの非ステロイド系抗炎症薬（NSAID）、鼻水やくしゃみを鎮めるには体内のヒスタミン作用を阻害する化合物である第一世代抗ヒスタミン薬（服用すると眠くなるタイプ）がいい。

多成分の風邪薬では、驚くほど簡単に有効成分を過剰摂取してしまう。とりわけ鎮痛剤が含まれている場合にはその危険性が高い。医薬品の細かな字で書かれた注意書きに目を通す人は少なく、たとえば、「ヴイックス・フォーミュラ44・カスタムケア」の一回分に、六五〇ミリグラムのアセトアミノフェンが含まれていることに気づかない可能性は大だ。もしあなたが同時に「タイレノール」などのアセトアミノフェン系医薬品を最大用量服用しているなら、肝臓にしわ寄せが来る。風邪薬には大量の砂糖あるいは糖類を含むものがあり、糖尿病や糖質を制限された食事をしている人には問題となる。また厄介な副作用を伴うものもある。たとえばプソイドエフェドリンは「スダフェッド」などの経口鼻炎薬の有効成分だが、鼻の中だけでなく体中の血管を収縮させるとともに、血圧を上昇させて心拍数を上げる。これは心臓に問題がある人にはとりわけ危険だ。局部に用いる鼻炎薬を三日以上続けて使うと、元の鼻づまりよりひどい「リバウンド」を起こす場合もある。

そこで誰もが別の選択肢を選ぼうとするのも自然な成り行きだ。私たちはみな自分なりの「自然」治療法をもっている。一五人にどんな治療法が好きかと尋ねると、きっと一五通りの答えが戻ってくるだろう。私のある友人は、リンゴ酢でうがいをすると風邪は予防できると信じ込んでいる。喉の奥が少しでもいがらっぽいと、彼女は食料品店に立ち寄ってリンゴ酢を買い求め、駐車場でさっそくうがいする。

チキンスープは、おばあちゃんたち（私の祖母もその一人だ）に一〇〇〇年ほど前から風邪薬として認められてきた。早くも一二世紀には、エジプト人ユダヤ教徒で医師であり哲学者だったモーシェ・ベン＝マイモーン（マイモニデス）が著作の中で、安らぎや滋養、水分補給手段としてチキンスープを風邪患者に勧めている。「使用する肉は雄鶏か雌鳥でなければならない。出汁（訳注　スープストック、ブロス、ブイヨンなどさまざまな呼び名がある）も飲むと乱れた体液を正常に戻してくれる」

最近の研究によれば、チキンスープは単に「おばあちゃんの教え」でもないようだ。チキンスープはあまたの文化で病気の子どもに心身の治癒のために与えられるばかりか、医学的に見て真の効力があるのかもしれない。水分補給効果、あるいは香気のある湯気によって鼻の通りが良くなるせいだろうか。あるいはまたチキンスープに含まれる秘密の成分、システインのおかげだろうか。アミノ酸の一種であるシステインは、粘液中の蛋白質結合を切断して粘性率や弾性率を減少させ、鼻の通りを良くすることが知られている。

ネブラスカ大学医療センターの呼吸器学専門家スティーヴン・レナードは、別の説を主張する。先頃レナードは、チキンスープの有効性を実証しようと考えた。彼の妻は大家族に風邪が流行するたびに、リトアニア出身の祖母直伝のチキンスープを長年にわたってつくってきた。鶏肉、タマネギ、サツマイモ、パースニップ、カブラ、ニンジン、セロリの茎、パセリ、塩、胡椒（こしょう）が入った具沢山のスープだ（レシピは「付録」参照）。「妻はスープが風邪にいいと言うのです」とレナードは話す。「その話は耳にたこができるほど聞きました。そこで私は考えたのです。待てよ、これには何か消炎作用があるのかもしれない、とね」。風邪の症状が炎症反応によって引き起こされるものであり、チキンスープに消炎作用があるのなら、ことによるとそれはほんとうに風邪の症状を和らげる可能性がある。

一九九三年、レナードは略式の実験を行ない、その結果を面白半分で概要にまとめた。七年後、その研究成果は「チキンスープが好中球の生体外化学走性を阻害する」と題され、アメリカ胸部医学会（ＡＣＣＰ）の査読付き雑誌《チェスト》に掲載された。研究はチキンスープが好中球の移動を妨げるかどうかを検証するものだった。好中球はよく知られた白血球で、感染部位に駆けつけて炎症反応に寄与する。レナードは健康なボランティアに提供してもらった血液から好中球を抽出し、さまざまなレシピのスープと混ぜた。スープはブイヨンだけのもの、ほかの材料を変えたものなど数種を使った。はたしてチキンスープによって好中球の動きが阻害された。レナードらはこの効果を生み出す成分を特定はできなかったものの、ブイヨンだけでは効果が得られないことはわかった。それはスープに独特の香りを与える鶏肉と野菜の魔法の混合物から生まれるのだ。「私はスープ全体の働きだと思っています」とレナードは言う。「生物学的活性を有する物質の正体はわかっていませんが、それは水溶性で抽出可能な物質でしょう。ニンジンその他の野菜のピューレに治療効果はありませんが、チキンスープにはあるのです」。「おばあちゃんのチキンスープ」以外の自家製チキンスープも同様に効果があり、それは以下のような缶詰スープ多数でも見られた。クノール「チキン・フレーバー・チキン・ヌードル」、キャンベル「ホームクッキング・チキン・ベジタブル」、リプトン「カップ・ア・スープ チキンヌードル」など（前述の論文の謝辞でレナードは、自作のスープレシピが研究では比較対照薬とはされなかったアーウィン・ジメント医師に謝意を表している――『『おばあちゃんのスープ』のレシピをテストするにも限界があるもので」）。レナードの実験室から漂ってくるうまそうな香りは同僚を呼び寄せた。一人はこう言っている。「実験室で標本を味わうことができたのはあれが生涯で初めてでした」

残念なことに、スープ説に否定的な専門家が指摘するように、チキンスープによってペトリ皿の免疫細胞に変化が起きるからといって、それが実際に風邪の経過に影響を与えるとは限らない。また現在のところ、チキンスープの感染症治療効果について無作為割付けの二重盲検偽薬比較試験を行なった研究者は誰一人いない。テルアヴィヴ大学の熱心なスープファン二人は、そうした実験は現実には許されないと考えている。いわく、「私たちは、対照群の被験者からチキンスープの恩恵を奪うのは人倫にもとる行為だと考えている」。

普通感冒の普通の治療法としてビタミンCほど研究されたものもないだろう。これには歴史の気まぐれもかかわっている。ライナス・ポーリングは働き盛りのころに二つのノーベル賞に輝いた。一つはノーベル化学賞（一九五四年）、もう一つはノーベル平和賞（一九六二年）だった。その後七〇歳を迎えてからビタミンCに興味を抱いた。一九七〇年刊行の著書『さらば風邪薬！ ビタミンCで風邪を追放』で彼は、ビタミンCを大量に摂取すれば風邪の予防になるだけでなく、症状を軽減することができると主張している。ポーリングの威信によって、ほとんど裏づけのない説に信憑性が与えられた。彼の著書の刊行以前と以降を合わせて一万人を超す被験者を動員して三〇を超える臨床試験が行なわれ、毎日ビタミンCを摂取した場合の効果が調べられている。しかしいずれもビタミンCは風邪を予防してはくれず、せいぜいごくわずかの症状軽減効果が得られる程度であるとの結論にいたっている（ポーリング自身の実験室で行なわれた研究ですら、ビタミンCを毎日大量に摂取しても症状の出る日数はたったの〇・七〔七・八から七・一〕日減少したのみだった）。ビタミンC摂取は風邪の予防手段にはならないのだ――極度に激しい運動をしているか、極寒にさらされているのでない限り。いくつかの研究によると、極端な状況下にいる人、たとえば兵士やスキーヤー、マラソンランナーのように持久力を要求される運動をしたり、極寒にさらされたりしている人が、ビタミンCを二〇〇ミリグラム毎日摂取した場合には、風邪の罹患率は半分に減少した。過去にたくさんの研究がなされているにもかかわらず、ビタミンCはいまだに議論の的となる。

もう長年にわたって、私の家族の風邪の「治療薬」でサプリメント部門の本命は、取り立てて理由はないけれども亜鉛トローチということになっている。亜鉛は風邪の症状を軽減し罹患期間を短縮すると言われている。しかし信憑性のある研究が一貫して認める唯一の効果はその苦くて薬臭い後味だけだ。亜鉛が風邪の治療薬と考えられるようになったのは、一九八四年にテキサス州の都市計画立案者ジョージ・エビーが、三歳の娘カレンの風邪が亜鉛錠剤ですっかり治ったと確信したことに始まる。カレンは白血病で免疫抑制・化学療法を受けていたため、エビーはかねてからさまざまなサプリメントをカレンに与えて彼女の免疫を強化しようと努めていた。その年の六月、彼女はいたって重い風邪にかかり、父親が与える亜鉛錠剤を嚙むのも飲み込むのもできなくなった。そのときカレンは錠剤を舌の下に置いて溶かした。すると風邪の症状が消え去ったのだという。感動を覚えたエビーは、亜鉛トローチがもつ風邪の治療効果を実証する臨床試験を指揮して一定の効果を見出した。これ以降行なわれた研究によっても、亜鉛は抗ウイルス効果と抗炎症効果をもつように思われた。

私もそうだと信じたい。亜鉛トローチのまずい後味にもかかわらず、私の家族がそれを信じてきたのにはそれなりの理由があると思いたい。けれども、このところ亜鉛トローチはかつて放っていた輝きを失っている。ジャック・グワルトニー・ジュニアらが最近さまざまな科学的な証拠を調べたところ、亜鉛トローチには治療効果はまったく認められないというのが彼らの結論であった。

「天然の」風邪治療法の効果に関するこうした確かなデータがあるにもかかわらず、関連業界はますます賑わいを見せている。今日（こんにち）、代替（だいたい）治療薬の国際市場は四〇〇億ドル規模に達する。二〇〇二年までには、風邪予防と「免疫系の強化」は補完治療薬と代替治療薬を用いる二番めに多い理由になった（第一位は腰痛）。アメリカ国民の三分の一とヨーロッパ人の四〇～七〇パーセントが風邪に天然系治療薬を取り入れている。こうした栄養補助食品（サプリメント）――ビタミン、ミネラル、ハーブなど――の問題は、ハーリー・ロットバートによれば、製造業者が途方もない健康上の恩恵を主張しても責任を問われない点にある。医薬品と違って、サプリメントは政府の厳格な管理下に製造、販売されるわけではない。製造業者は安全性や効能を実証する文書を提出しなくてもいい。製造品質の最低基準というものも存在しない。成分や用量の規格を定める規制すらない。実際のところ、ボトルの中身がラベル通りであることを証明する義務もないのだ。

「風邪の興味深い点は」とロナルド・ターナーは口を開いた。「私たちがそれを治したい一心で、効能ありと思えば少々おかしなことでも試してしまうところにあります。酢でうがいしたり、湯気を吸い込んで（スティーミング）みたりね。何かが風邪にいいと耳にしたが最後、有害である可能性があろうと、効能に何の根拠もなかろうと自分の体で試そうとします。台所でやかんの湯気を吸入するのはともかく、大金をはたくのはどんなものでしょう。ほんとうに大金を出す人もいるのですから。放っておけばかならず治る軽い病気の症状を和らげるために、私たちはためらうことなく大金を積み、リスクを背負い込むのです」

では、効能をうたうこれらの特効薬は実際に効くのだろうか。

科学者たちはいまだにそれを解明している最中だ。こうした特効薬の臨床試験は文献にあふれているが、大半は信憑性が低い、とターナーは語る。まず、研究の規模があまりに小さい（こうした治療薬に効能があるにしてもわずかだから、大勢の患者の臨床試験でなければ意味がない）。あるいは研究は効能があったという人の逸話に基づくのみで、特効薬の有効成分の理解や作用メカニズムの説明に欠ける。「これが意味するのは、研究が特定の仮説に基づいておらず、偶然に効果が見出された可能性が大きいということです」とターナーは説明する。「ハーブ薬には抗酸化作用や免疫機能改善効果などという曖昧な効能をうたうものをよく見かけますが、それは臨床試験に最適のデザインとは言えません」。研究には適切な盲検になっていないものもあり、それは薬自体の明確な味や匂いを隠すことが困難だからだ。亜鉛トローチをなめたことがある人なら誰にでもわかるだろう。苦い味は隠しようがない。それより大事なのはおそらく、ハーブ薬の成分そのものが変動するために、これらの特効薬の研究結果に大きな差異が認められる点である。

エキナセアを例にとってみよう。園芸家にはムラサキバレンギクとして知られるこの薬草は、下を向いて広がるデイジーのような花を咲かせる。北米先住民のシャイアン族はエキナセア・アングスティフォリア（*Echinacea angustifolia*）の葉と根の煮出液を喉の痛み止めに用い、エキナセア・パリダ（*E. pallida*）の根を風邪の治療のために嚙む。同じくチョクトー族は、エキナセア・プルプレア（*E. purpurea*）（各種エキナセアのなかでもっとも強力と考えられている）の根のエキスを咳止めに使う。科学者たちは、エキナセアの特定の成分が炎症誘発性サイトカインの分泌を抑制するのではないかと考えているが、まだ証明されてはいない。最近行なわれたあるエキナセア研究によると、この植物成分を摂取しても風邪の予防にはならなかったが、症状の期間が一・四日短縮したという。この結果はなかなか驚嘆すべきものだ。なぜなら最近行なわれた多数の信頼できる臨床試験によれば、この植物の効果は皆無またはごくわずかだったからだ。多くの研究成果を統合するこうした「メタ・アナリシス」の問題点は、研究の信頼性だけでなく用いられるエキナセアの種類にもばらつきがあることだ。

「忘れてならないのはエキナセアが一種類ではないことです」とターナーは述べる。彼は二〇〇五年にこのハーブを使って信頼性の高い研究を行なったが、効能はほとんど認められなかった。「ハーブ薬として用いられるエキナセアに三種あるだけでなく、それぞれが別の土地で別の時期に収穫されます。異なる部分（根、花、葉、茎）から異なる方法でエキスが抽出されるのです。こうした要因すべてが最終的な製品の成分に影響します」。ターナーによると、現段階ではあまりに多くの製品がエキナセアとされており、この植物に効果があるか否かを決めるのは不可能だという。同じ製造者のエキナセアでもそれぞれに違うのだ。「ことによると、ほんとうに治癒力のあるエキナセアが市場にあるかもしれません。けれども、それを証明すべきは販売する側です」と彼は述べる。エキナセア製品の製造者が有効性とその理由をきちんと説明するまで、ターナーはエキナセア研究を再開するつもりはない。「また一つ、効能のないエキナセアがあったと確認するだけのために、新たにボランティアの人たちに風邪をひいてもらうのはもうたくさんです」と彼は語る。

もちろんハーブ薬を軽んじる理由もない。さまざまな症状にハーブが広く効力を有することは昔から知られている。今日使用されているもっとも効能のある医薬品は、ヤナギの樹皮（アスピリン）、ケシ（モルヒネ）、マオウ（エフェドリン）、キツネノテブクロ（ジギタリス）などからつくられた。しかし少なくとも現在のところ、話題になっているハーブや天然系風邪薬の新製品の大半について、その効力を裏づける証拠は皆無に等しい。それでも製造業者は、これらの製品を風邪患者への神様の贈り物として売り込むのにためらいはない。片や大衆は他人の逸話や推薦文に心を奪われ、大規模な臨床試験の結果には注意を払わない。自家製の印象が強ければ強いほど魅力的なのだ。

二〇〇四年秋、小学校二年生の担任だった元教師がテレビ番組《オプラ・ウィンフリー・ショー》に出演し、「奇跡の風邪薬」をつくったと主張した。その元教師、そして母親であるヴィクトリア・ナイト＝マクダウェルの話によると、彼女は風邪をひいては治り、治ってはひく毎日を過ごしていた。そこで栄養学とハーブの専門家の助力を得て風邪との闘いを「台所にもち込んだ」。ハーブ、ビタミン、電解質、アミノ酸から成る治療薬をつくり出し、家族や友人に試してもらった。これが自家製でなくて何を自家製と呼べるだろうか。

ナイト＝マクダウェルとハリウッドで脚本家をしている彼女の夫は、自分たちが「エアボーン」と呼ぶ製品の破廉恥な広告戦略を始めた。広告にはヴィクトリア自身とカートゥーンじみた細菌のキャラクター、そしてエアボーンの効果を主張するたくさんのハリウッドのセレブリティーが出演した（ケヴィン・コスナーとサラ・ジェシカ・パーカーがどちらも間違っているなんてありうるだろうか？）。広告はラジオやテレビ番組――《ラッシュ・リンボー・ショー》《ドクター・ローラ・シュレシンジャー・ショー》《ジョパディー！》《ホイール・オブ・フォーチュン》に頻出し、風邪と同じくらい私たちの日常に入り込んだ。人気沸騰のエアボーンは「ただちに効力を顕(あら)わします」。「細菌だらけの環境に入る前にのめばあなたは一瞬で守られるのです」。すでに風邪をひいているのなら、エアボーンは「それ以上の進行を食い止めると臨床的に証明されました」。

広告――製品そのものでないとすれば――は奇跡を起こし、エアボーンはアメリカでいちばん売れる天然系風邪薬となり、年間一億五〇〇〇万ドルの売り上げを計上した。

二〇〇六年の初め、ABC放送の《グッド・モーニング・アメリカ》が、エアボーンの広告が誇示していた臨床試験は、製造会社自身の資金で行なわれており、科学者も医師も参加していないことを暴露した。試験を実施したGNGファーマシューティカルズは、その目的のためだけに〈エアボーン〉社が出資してつくった社員二名の有名無実の会社だったのだ。要するにエアボーン社は、効力を裏づける正当なデータはまったくもち合わせていなかったことになる。同年の後日、ある消費者が虚偽の広告を理由にエアボーン社を相手取って訴訟を起こした。南カリフォルニアで馬の調教師をしているデイヴィッド・ウィルソンは、前年の一〇月にヨーロッパへ飛行機で旅をしたとき、風邪を予防しようとエアボーン錠剤をのんだ。彼は用法・用量をきちんと守った（「飛行機やオフィス、学校など人ごみの中に入る前に服用すること」）にもかかわらず、ひどい風邪をひいてしまった。それでも早期快復を願って錠剤を服用し続けた。だがまるで効果はなかった。彼の風邪は過去にひいた風邪と同じで重く長かった。

ウィルソンの訴訟事件は、エアボーン社による虚偽の主張に対する集団訴訟に発展し、監視機関である公益科学センター（CSPI）が代表となった。「けっきょくエアボーン社は、不当に高価で粗悪なビタミン剤を奸策を弄して販売したに過ぎない」と原告団の主席栄養学者デイヴィッド・シャルトは述べた（さらに、当時の推奨用量はビタミンAを過剰に含んでおり、これは危険でもあった）。訴訟理由は、「エアボーンは消費者の無知と簡単な治療法に対する渇望を悪用する昔ながらの『いんちき薬』詐欺の一つに過ぎない」というものだった。

まもなくアメリカ連邦取引委員会（FTC）が、エアボーンに対して厳しい非難声明を発表した。「エアボーン社の製品を指示どおりにのめば、風邪の重症度や罹患期間が改善する、あるいは人ごみの中で病原体にさらされた人に明確な効能を与えるという信頼できる証拠はない」。二〇〇八年、エアボーン社は三〇〇〇万ドルの和解金とともに、商品の購入者に代金を払い戻すことに同意した。同社は法に触れる行為があったことは認めなかったが、訴訟事件の結果、錠剤のビタミンA含有量を減らし、効能の表現をトーンダウンした。パッケージから「風邪」という言葉が姿を消した（同時にGNGの臨床試験に関する言及もなくなった）。今日、エアボーン社は自社製品を「免疫を高めるハーブ健康タブレット」と呼ぶ。これは風邪の症状の性質について現在判明していることに鑑みればやや皮肉な表現だ。

過剰な効能をうたうのは何もエアボーンに限らない。風邪の治療薬市場には怪しげな宣伝文句や詐欺まがいの商品があふれ、大衆は風邪に負けずこうした商品に弱い。亜鉛トローチ「コールドイーズ」は「風邪の罹患期間をほぼ半減させることが臨床的に証明された」と主張しており、ホメオパシー（訳注　健康を強化し自然治癒力を引き出すとうたう医療代替行為のひとつ）の亜鉛製品「ザイカム」は風邪の罹患期間を数日短縮するとうたう。シーフードレストラン〈リーガルシーフード〉のオーナー、ロジャー・バーコウィッツは、ザイカムのコンセプトがすっかりお気に入りらしい。「ちょっと鼻がつまったなと思ったら、僕のところへ来るといい」と彼はブログに書いている。「八〇パーセントはザイカムですぐ治るよ」

ザイカムは、ブランドイメージを高めるアイコンにサイ（rhinoceros）を採用した。「その大きな角と強烈な存在感が風邪の手強さを視覚的に想起させる」からだという。ザイカムの製造会社〈マトリックス・イニシアティブズ〉は、「ライノウイルス（rhino-virus）ではなく、ライノを救おう」キャンペーンを、野生動物テレビホストのジャック・ハンナとともに立ち上げた。ハンナはザイカム風邪薬の長年にわたる愛好者を自認しており、熱心なサイ保護論者でもある。彼らの夢は、ある素晴らしい作戦――応募する各人につき会社が一ドル寄付し、当選者にアフリカサファリ旅行が当たる懸賞――が、活気のない経済状況下で人びとの耳目を集めることだった。マトリックス社はハイテクガジェットも利用した。デスクトップコンピュータ用の風邪インフルエンザ追跡ソフトは、ユーザーが住む地域の季節性風邪またはインフルエンザの流行状況を毎日更新してくれる。旅行中の人にはＴ－モバイルやｉＰｈｏｎｅ用のモバイルアプリケーションを提供し、ユーザーが郵便番号を入力すると地域の風邪やインフルエンザ状況を確認できるようにした。製品のウェブサイトでは、ユーザーはその時点で危険な地域をチェックできる（私が最後に確認したときにはウィチタ、オールバニー、タンパ、リトルロック、フレズノが危なかった）。それらの風邪が流行している都市に行く予定の人にザイカムを買う気持ちになってもらうためだろう（うれしいことに、私が住む小さな町の風邪危険度はたったの三～八パーセントだった）。

こうしたマーケティング作戦は功を奏しているようだ。二〇〇八年、マトリックス社はザイカム関連商品で四〇〇〇万ドル売り上げた。しかしそれはＦＤＡが、ザイカム鼻ジェルと鼻スワブ（訳注　鼻孔内に綿棒のようなものを差し込んで粘膜に塗るタイプの薬）を用いた人の一部に嗅覚障害が認められたため、これらの製品の使用を止めるよう国民に勧告する以前の話だ。ＦＤＡはザイカムの鼻用の製品使用後に嗅覚を失った一三〇例の報告を受けている。亜鉛は実験用動物の嗅覚系に毒性を示すことが知られており、ヒトについてもその可能性がある。一説によると、ザイカム鼻ジェルのポンプは中毒を起こすのに十分な量の亜鉛を敏感な鼻の組織に届けられるほど強力だという。これより数年前にマトリックス社は、消費者が鼻ジェルによる嗅覚消失または嗅覚低下を訴えて起こした三四〇件の訴訟事件の和解金として、一二〇〇万ドルの支払いに応じている。同社は法的責任を認めてはおらず、和解は訴訟の長期化を避けるためであるとしている。ＦＤＡの勧告後、マトリックス社の株価は下がり、同社は他の自社製品は安全で「風邪を短期で終わらせるよう配合されており、使用すれば治った気分になるだけでなく、実際に早く治る」と主張する広告を出した。

他の多くの「天然の」風邪薬と同じく、「コールドＦＸ」も風邪を予防し罹患期間を短縮すると主張している。北米産薬用人参の独自の抽出液を含む錠剤のコールドＦＸは、カナダ一の売り上げを誇る風邪およびインフルエンザの治療薬となった。これには大金を投入してホッケーの解説者や選手を動員したマーケティング作戦が一役買っていた。製造元の〈アフェクサ・ライフサイエンス・インコーポレイテッド〉（当時は〈ＣＶテクノロジー〉社という名だった）は、二〇〇六年にアメリカ市場への参入に着手したとき、飛行機のトレーテーブルにボードゲームを利用した広告を貼りつけた。飛行中の手もちぶさたを解消するとともに、飛行中に何か悪い病気をもらうという恐怖心にも目をつけたのだ。これは効果的な戦略だった。乗客四〇〇人を対象に調査したところ、八〇パーセント以上がテーブルを使用して広告を目にし、製品名を記憶し、正確にそれが何であるかを説明できた。飛行機に乗る前にコールドＦＸを知っていたのは七パーセントのみだった。搭乗後、四〇パーセントという驚嘆すべき割合の人がこの製品を買うつもりであると答えた。二〇〇九年、この薬は四七〇〇万ドルを売り上げ、ヴァンクーヴァー冬期オリンピックのオフィシャル風邪・インフルエンザ治療薬に選ばれた。それでもアメリカ市場ではエアボーンの不動の地位を奪うにはいたっていない。

たいていの天然系風邪薬とは異なり、コールドFXのうたい文句には一定レベルの裏づけがある。〈アフェクサ〉は製品の規格を定め、妥当な内容の臨床試験（自社が資金を出していているとはいえ）を行なっているのだ。健康な成人を対象としたある研究では、プラシーボを服用した人に比べて、コールドFXを服用した人は四カ月の期間中に風邪をひく回数が減り、ひいたときも症状が軽かったと報告した。これは良好な結果には違いないが、試験の規模が小さく、風邪ウイルスの存在を確認するウイルス検査は行なわれていない。二〇〇八年、七八〇〇人の健康な高齢者を対象に行なわれた、より大規模な臨床試験の暫定的な結果によると、コールドFXを六カ月以上服用した人は風邪をひく回数が三分の一減少した。さらにこの研究ではウイルスの有無も検査しており、結果は確認がとれている。

コールドFXの生みの親はジャクリーン・シャンだ。彼女は薬理学者でアルバータ大学の生理学者でもある。幼少時を共産主義中国で過ごしたシャンは、しばしば風邪やインフルエンザにかかったが、祖母が生薬で治してくれた。「祖母はその苦い煮出液を野菜に加えていましたが、味はひどいものでした」と彼女は回想する。「大きくなってから、私はその煮出液に何が入っていたのか何としても知りたくなりました。本草家（ほんぞうか）ならそれは秘密だと言うところでしょう。あれを少しと、これを少し……そしてその煮出し方を教えてくれるはずですね。それは毎回違うのです。学校へ通うようになって、私は『自分は何になりたいのか？　何をしたいのか？』と考えるようになりました。すると自分は医学を学び医薬品の働きを知りたいと確信したのです。そしてハーブに対する強い興味が湧きました」

　シャンはこの興味を追求して長い道のりをたどってきた。一五歳で上海大学に入学して最初の博士号を中国で取得すると、二個めの博士号取得を目指してカナダに渡り（一二月二六日（ボクシングデイ）にカナダに来たときは、ほとんど英語は話せず無一文だった）、アルバータ大学のピーター・パンの実験室にたどり着いた。パンはシャンのハーブに対する興味を理解し、天然の医薬品を生化学テクノロジーによって調べるよう勇気づけた。彼女はパンの指導のもとで生理学研究を修めたあとはカナダを去るつもりだったが、折悪（おりあ）しく天安門でデモと虐殺が起こり、そのまま国外にとどまることを決意した。彼女とパンは小さな会社を興（おこ）し、一五年かけて天然系医薬品を片っ端からふるいにかけた。治療薬から化合物を分離し、テクノロジーを駆使して免疫効果を測定した。「私たちはエキナセアをはじめとして数十種ものハーブを調べました」と彼女は話す。「チキンスープも試しましたよ。それはじつに系統立った研究でした」。シャンは薬用人参には免疫系に影響を与える化学物質がたくさん含まれていることを見出した。その中には免疫を阻害するものも、高めるものもあった。「薬用人参は中国ではいちばんよく知られた生薬です」と彼女は語る。「それは主として健康増進と精力増強に使われます。けれども私が幼かったころ、私たちはあまり頻繁には使えませんでした。とても高価な品でしたからね」

パンとシャンがコールドFXを開発するにはほぼ一〇年という歳月がかかった。「ハーブの治療薬を医療の主流にするには克服すべき問題が二つありました」と彼女は言う。「まず、規格です。それは私の子どものころにまで遡る話でした。ハーブ治療薬には何が入っているのか皆目わからないのです。薬用人参には何千という化学物質が含まれています。どのカプセルもどのボトルも均一ではないのです。第二に、ハーブが免疫系に影響を与える理由を生物医学的に説明する方法を見つけなければなりませんでした」

最初の問題を解決するため、二人はChemBioPrintと呼ばれる手法を考案した。この手法は天然系医薬品の化学的属性を特定し、成分を規格化するものだった。二番めの問題についてシャンはこう語っている。「一五年におよぶ研究の結果、私はコールドFXの分子が免疫系の諸要素にどう働きかけるのかについてかなり自信をもってお話しすることができるようになりました」。シャンの研究によれば、薬用人参は白血球細胞やサイトカインなど一連の免疫要因に刺激を与える。さらに彼女は、これが起きると考えられるメカニズム――toll様受容体と呼ばれる特殊な細胞受容体が関与している――を特定した。しかしロナルド・ターナーが指摘するように、このメカニズムが風邪やインフルエンザなどのウイルス感染症にどう関与しているのかは明確ではない。コールドFXは風邪を治療するとはうたっておらず、ただ免疫系を高めると言っているだけだ。しかし私たちが見てきたように、この主張は両刃の剣の可能性がある。インターフェロン（この物質はウイルスの複製を阻害する）などの特定のサイトカインの活性を高めれば症状は軽くなるだろう。一方で、炎症誘発性サイトカインの産生を刺激すれば症状は重くなる可能性がある。天然系医薬品——いや、いかなる医薬品にしても——が風邪の経過に影響を与えることを実証するのは至難の業だ。薬用人参などのハーブが、血中のある種の免疫細胞や分子の活性レベルを上げるとも考えられる。しかし、ほんとうにそれらの細胞や分子が、風邪を予防したり症状を和らげたりしている当の細胞や分子なのだろうか。さらなる研究が必要とされているという点でほとんどの専門家の意見は一致している。コールドＦＸに関する他の研究は別の施設でも行なわれており、その中には米国国立がん研究所（ＮＣＩ）が行なっているものもある。

エアボーンやザイカムなど天然系風邪薬の製造元が製品に不当に良いイメージを与えているにしても、それ自体は驚くべきことではない。なぜ私たちは風邪薬の広告に親の欲目以上の真実を求めるのだろう。ことによると、製造業者は自社製品をほんとうに信じているのかもしれない。ちょうど自分の子が目覚ましい才能の持ち主だと過大評価する親さながらに。おそらく効能があると信じている限りそれは現実のものとなるだろう。消費者が製品を信頼する限り、それは効能を顕わす。実際にその作用があるか否かにはかかわりがないのだ。

プラシーボの影響力をみくびってはいけない、とウェールズのカーディフ大学コモンコールドセンターのロナルド・エクレスは言う。自分が治療を受けていると信じ込んでいると、実際にはまったく薬効成分を含まない物質を服用している場合でも、症状が嘘のように消えてしまうことがたびたびある。これは医薬品またはそれを処方する医師に対する患者の信頼のなせる業である。ただしこれは症状が心の産物に「過ぎない」ということではなく、心が真に有益な効果を生み出せることを意味する。プラシーボはいぼを消し、喘息や鬱、座骨神経痛、癌の症状すら軽減する。ある研究によると、つわり用の制吐剤を服用していると信じている妊婦は、吐き気が減り、もどす頻度が少なかった。彼女たちはじつは催吐薬（さいとやく）を服用していたのだが、プラシーボ効果によって作用は打ち消された。
「僕はプラシーボ中毒だ」。スタンダップコメディアン、スティーヴン・ライトのジョークのオチはこうだ。「なぜって止めても何も変わらないからさ」

プラシーボを服用すると実際は治ってもいないのに治った心持ちになる。「プラシーボ」という語はラテン語で「私は喜ぶだろう」という意味をもち、最初の用例は中世に遡る。チョーサーは、誠実さに欠けるが、それと知っていて慰められるお世辞を指してこの言葉を使った。トーマス・ジェファーソンは、当時の医師がプラシーボを使用していることをよく知っており、こんなことを書いている。「私が知る中でも一番の出世頭である医師が打ち明けたところでは、彼はブレッドピル（訳注 パン粉その他の無害な物質でできたプラシーボ）、着色水、ヒッコリーアッシュ（訳注 オーストラリア産の熱帯広葉樹。学名 *Flindersia ifflaina*）の粉末を、その他の医薬品をひっくるめたより多く使用したそうだ」。今世紀への変わり目、ハーヴァード大学医学部のリチャード・カボットは、「ほかのどの医師でもそうであろうが、僕はプラシーボ、ブレッドピル、水の皮下注射その他の手段を使用するよう訓練された」と認めた。

不快さや侵襲性、痛みをともなう処置と組み合わせると、プラシーボ効果は増大する。ブランド名や高価格にも同じような影響力がある。ある研究によれば、同じプラシーボなら一〇セントのものより二ドル五〇セントのもののほうが効果的だった。錠剤の大きさや色によっても効果は変わる。私たちは赤やオレンジの錠剤を刺激的と感じ、青の錠剤は気持ちが鎮まり落ち着くと感じる（例外はイタリア人男性で、ある研究によると、彼らは青の錠剤を服用すると不眠症になる。その論文の執筆者は、青い錠剤が力強いサッカーイタリア代表「アズーリ」の「空色」を想起させるからではないかと述べている）。さらに医薬品名の言語学的側面にさえプラシーボ効果があるという人もいる。一例を挙げれば、「ヴァイアグラ」は「ヴィガー（精力）」や「ナイアガラ（滝）」の響きを想起させる。すべては効果があるはずだという期待感の問題なのだ。

風邪薬も例外ではない。一九三三年、ミネソタ大学医学部長のハロルド・ディールは、急性の風邪を患う学生三五人に薬効成分を含まないラクトースの錠剤を風邪薬だとして与えたところ、風邪の症状がたちどころに消えたと報告した。その後研究者たちは、風邪の早期にプラシーボを服用した人は軽い症状ですむことに気づいた。最近〈コモンコールドセンター〉のエクレスとそのチームは、どの鎮咳薬についてもプラシーボ効果が主要な役割を果たすことを見出している。

専門家は、代替薬にときおり見られる優良な結果はプラシーボ効果だと考えている。「いかなる医薬品や治療法にもこの効果はあるはずです」とジャック・グワルトニー・ジュニアは話す。「私の庭に生えているツルニチソウを粉にしてカプセルに入れただけだとしても、それが効くと信じる人には効く可能性があるのです」。治療薬が効くと信じていれば顔のいぼがとれるように、風邪の症状も風邪薬に対する信頼があれば軽減する。これには過去の経験が関連しているようだ。最初にその薬を服用したとき風邪が治ったのだろう。だが風邪はいずれ治るものだ。そのときいつもより早く治ったのは単なる偶然だったのだ。それでも一夜明けると、あなたはその薬の信者になっている。何事にも疑念をもつ人でさえ信者になる。「何かを服用すれば早く良くなったという感覚は誰しも経験したことがあるでしょう」とロナルド・ターナーは語る。「あなたが何をしようがすまいが風邪はいずれ治癒するものです。それでも、あなたが薬の効果を信じたことで快復が早まった可能性は捨てきれません」

プラシーボ効果が存在するのは間違いないが、それが「どのようにして」働くのかは何十年にもわたって医師の頭を悩ませてきた。新しい研究によると、プラシーボ効果には、脳が快復を予期したときに産生される脳内麻薬の作用と考えられるものがあるという。こうした物質の作用を阻害すると、プラシーボ効果は消失してしまう。風邪の場合にも同様の脳部位が、症状を起こす攪乱された免疫細胞を鎮める、あるいは少なくともこれらの細胞の乱れたメッセージを無視する術を知っているという可能性はある。

いずれにしても、治療が良い結果をもたらすと信じていることが不可欠となる。ということは、臨床試験その他の科学的証拠に対する人びとの無関心は自己利益のためということも考えられる。白状するが、私自身、心のどこかで、亜鉛に関して確固とした臨床的証拠はないという事実など知りたくないとずっと思っていた。自分のプラシーボ効果を台無しにしたくなかったのである。

このことにはさらに別の側面もある。人によってそれぞれ違った風邪の治し方があるというのが真実ならば、私たちはこれを額面通りに受け取るべきだろう。ほんとうに人によって効くものが異なるのだ。ある治療薬が特定の人に効くのに別の人には効かないのなら、それには微妙な要因の組み合わせがかかわっているのだろう。なかでも大事なのが信じる心だ。

いったいなぜ私たちは、風邪ウイルスのワクチン、あるいは効果的な抗ウイルス薬をいまだに発明できないでいるのだろう。これはごく自然な問いだ。私たちは風邪のさまざまな側面の理解には大きな成果を上げてきたものの、残念なことにその治療法となるといまだに手も足も出ない。

風邪の治療薬の実現が難しいことには二つの理由がある、とロナルド・ターナーは述べる。まず生物学的な観点から見た問題がある。風邪を起こすウイルスの数はあまりに多く、標的がつねに変化して曖昧なのだ。あるウイルスまたはウイルス株に対して効能のあるワクチンや治療薬は、その他のウイルスに対してほとんど効き目がない。風邪ウイルスは複製時に誤りを発生するので、「抗原連続変異」を生じる。このプロセスによって風邪ウイルスに何百という異なるウイルス株が生まれるばかりか、これらのウイルス株どうしが組み合わさってさらに新しいウイルス株が生み出される（訳注　こちらのプロセスは抗原不連続変異と呼ばれる）。二〇〇九年に科学者たちがライノウイルスの遺伝コードを解読したとき、同一人物に感染した二種のウイルス株が遺伝物質を交換して生まれた株が存在することが判明した。こうした遺伝子再集合――かつては起こりえないと思われていた――は、ウイルスが私たちが考えるよりはるかに激しく変化していることを意味している。

次に現実的な問題がある。風邪は軽度の疾患で、放っておいてもいずれ治癒するため、速攻で効く治療でなければ無駄になる、とはロナルド・ターナーの弁だ。さらに安価でなければならない。医薬品開発業者は、風邪のような軽度の病気のために人びとが高価な医薬品を欲しがることはないだろうと言う。一方で、新薬の開発には少なくとも約八億ドルかかる。「さらに」とターナーは付け加える。「絶対に安全でなければなりません。副作用に許容限度というものはないのです。こうしたことすべてが問題を難しくしています」

こんなはずではなかった。分子生物学における革命的な時期にさまざまな進展があり、風邪の治療薬開発はいたって有望に思われた。たとえば、一九八五年にヒトライノウイルスの分子構造が解明され、ウイルスがヒトの細胞に付着するのに使う小さなハンドルが発見されたとき、「かぎホック」メカニズムを阻害する抗ウイルス薬の開発は簡単そのものに思えた。ところが問題はずっと複雑だった。

カプシド結合剤と呼ばれるタイプの風邪薬がある。これらの薬はライノウイルスに結合することで、ウイルスがヒトの細胞に付着するのを防ぐ。こうした化合物の一つであるトレマカムラは、実験ではわずかながら有意な症状軽減効果を示した。しかし、薬は開発されなかった。トレマカムラは感染後一二時間を経過すると服用しても効果がなかったからだ。私たちは感染後およそ一六時間でそれに気づくことがほとんどだ。またトレマカムラは一日に六回服用せねばならず、大半の人にとってこれほどの不便はがまんならないだろう。「プレコナリル」はもう少し先まで進んだ。この薬はこの種の風邪薬ではＦＤＡ承認審査申請までこぎ着けた最初のものとなったものの、基礎固めに失敗した。症状が始まってから三六時間以内に治療すると、プレコナリルは風邪の罹患期間を一日ないし一・五日短縮する。これはわずかな効果に思えるだろうが、病欠による生産性低下を低減する意味で絶大な経済的利益を生むと期待する専門家もいた。ところがプレコナリルは、安全性の問題で承認を得られなかった。その後の研究によって、この薬が避妊ピルの薬効を阻害することが明らかになったのだ。「ですから風邪には効くのです」とロナルド・ターナーは話す。「でも妊娠する可能性が出てきます。たいていの女性にとってこれは払っていい犠牲ではありませんね」

3Cプロテアーゼ阻害剤と呼ばれる別種の風邪薬は、私たちの鼻の細胞内に侵入したライノウイルスの複製を阻害するようにつくられている。この種の薬「ルピントリビル」の実験では、当初こそ良好な結果が得られたものの、自然感染の研究では効果が得られないことがわかった。

ここ一〇年以上にわたって、ジャック・グワルトニー・ジュニアは二つの機能、すなわち、抗ウイルス作用（インターフェロン）と抗炎症作用を併せもつ、いわば風邪にダブルパンチを浴びせる風邪薬開発に心血を注いできた。彼は風邪薬にはこの二つの機能はいずれも欠かせないと語る。インターフェロンはウイルス攻撃に必要となる。それはインターフェロンが破壊的であるからではなく——けっして破壊的ではない——、暴れ馬の鞍の下に隠れている刺のように免疫反応を長引かせるからだ。一方、抗炎症作用は体の炎症反応して良好な結果を示した。ところがグワルトニーは経済的な難問にぶち当たった。遺伝子工学によってインターフェロンをつくる方法に関する特許を保有していた会社が、C型肝炎の治療薬製造にこの抗ウイルス薬を使っていた。その影響によって微量のインターフェロン価格が八〇ドルまで高騰し、使用できないほどの高嶺の花になってしまった。人びと――より正確に言えば医薬品会社――が支払う額には限りがある。

だが研究者は諦めてはいない。最新の有力候補に低分子干渉RNA（siRNA）がある。これは遺伝子の発現を抑制することができる自然起源の分子だ。科学者たちはこのsiRNAを用いて、（RSウイルス感染症をはじめとする）あらゆる種類の感染性病原体の遺伝子を抑制する方法を模索中だが、実現可能な医薬品にいたる道のりはまだ遠い。さらにヴァージニア大学の研究で試されたような鼻スプレーなどの医薬品が実現する可能性もある。このスプレーは私たちの白血球が自然に産生する微小な分子を使っており、ウイルスが活動を始めようとするとこれを阻止するようつくられている。しかし、こちらも実際に市場に出回るまでには相当時間がかかりそうだ。

もう一種の風邪薬は、風邪の症状が風邪ウイルスに対する身体の炎症反応であるという理解に基づいている。すなわち、私たちの体がウイルスに反応するプロセスを「正常化」することで風邪を治そうというのだ。科学者たちは免疫系にそうした働きかけをする分子を探している。ビタミンDが候補に上がっているが、研究はまだ予備段階にあり、効果を確認するためになすべき研究は山積している。

つい最近、ライノウイルスに対するワクチン実現の大きな可能性が浮上した。科学者の一部には、ライノウイルス属の多数のウイルス株はすべて、その外被（エンベロープ）に同じ蛋白質をいまだに共有しているのではないかと考える人がいる。他の外被蛋白質とは違って、共有された蛋白質はウイルスが複製しても変化しない。こうした安定した共有蛋白質は、一〇〇種を超すライノウイルス株に対して広く効果を発揮するワクチンの抗原またはフラグとなりうる。けれどもロナルド・ターナーによれば、真の薬効を有するワクチンを手にするまでにはまだ長い時間がかかるだろうという。「私が近々失職しそうな状況ではありませんね」

現在のところ、私たちが風邪に打ち勝ったり期間を短縮したりするには信心しかなさそうだ。

あるいは、まだ方法はあるだろうか。ある新たな研究によると、風邪を治療したり期間を一日短縮したりするには、誠意をもって共感を寄せることがプレコナリルのような強力な医薬品と同程度に有効だという。これはけっして冗談ではない。二〇〇九年、研究者たちは担当医師が純粋に共感を覚えていると風邪患者が感じると、そうした温かく心のこもった対応を診察時に受けなかった患者に比べて、風邪の罹患期間が一日短縮することを見出した。共感を与える医師の行為とは、親しみと励ましと安心感を与え、相手に自分の話をさせ、相手の話に親身に耳を傾け、懸念を理解し、関心と思いやりを見せ、これからの治療方針を共に考えることだという。さらにこの治療は一度で効果があり、副作用はまったくない。もちろん、一つの研究では決定的な証拠とはならない。けれども、こうした行為に害があるとも思えない。いまのところ、おそらく作家のロバート・ベンチリーの助言に耳を貸すのが賢明なようだ。「風邪をひいたと思ったら、いい医者を呼ぶことだ」。さらに良さそうなのが、「いい医者を三人呼びつけてブリッジをするといい」。

第８章　ひかぬが勝ち（ドント・キャッチ・ミー・イフ・ユー・キャン）

そもそも風邪はひかぬに限るのだろうか。

私の友人のキャシーは、どこへ行くにも消毒用ジェル「ピュレル」のボトルを手放さない。ハンドバッグ、コンピュータバッグ、机の引き出し、愛車の中とどこにでも置いてある。誰かと握手したり、どこかの店舗とりわけ薬局に入ったりした後はピュレルを使う。扉は素手で開けずにセーターかシャツを使う。トイレの水を流すボタンは足で、エレベーターの行き先階のボタンは肘で押す。飛行機で隣に座った人が咳をしていれば、彼女は「パニック状態になるの。席を変わるためには何だってするわ。私は癌だから風邪の人の隣には座れないくらいのことは言うのよ。ほんとうにその手を使ったこともある」ということになる。「もしどうしてもそこに座る羽目になったら、私はその人とはなるべく話さないで顔をそむけるの。あとでビタミンCをのみます」

キャシーの父親は小児科医で、細菌に対する恐怖心を彼女に植え付けた。彼はパーティーでキスしないほうがいい人、近寄らないほうがいい人を子どもたちに教えた。母親はいつもこう話していた——顔から指を離しなさい。口に指を入れないのよ！「おかげで私は、自分の周りに小さな細菌がうようよしているかのように感じてしまうの」と彼女は言う。「私の目的はともかく細菌を避けること」。この一二年、キャシーは一度も風邪をひいていない。けれども、どれだけの代償を払っただろう。「休暇に出かける前には、私はどこにも外出せず、会うのは婚約者だけ」と彼女は話す。「映画館とか人がたくさんいる場所には絶対行かないし、ああ、神様、許して、子どもも避けるのよ。私は子どもは大好き。でも細菌のことを考えると子どもには神経質になるの。私のいとこたちは、私が家に行く前に『みんな、風邪をひいていないわね』と尋ねられるのにもう慣れっこ。私が訪問を取り止めてもみんな気持ちよく理解してくれる」

キャシーのような人はたくさんいる。マルセル・プルースト、マレーネ・ディートリッヒ、ハワード・ヒューズは細菌恐怖症だった。キャメロン・ディアスは扉を肘で開ける。映画『ファンタスティック・フォー』に出演したジェシカ・アルバは、ホテルの部屋の細菌をやっつけるために紫外線ライトを持ち歩いていると噂かれている。ドナルド・トランプは握手の習慣は「野蛮」だと考えている。このため彼は二〇〇〇年の大統領選挙戦で不潔な大衆と交わる苦痛を味わった。「人びとはいつでも私と握手しようと押し寄せてきますが、その手が握手する前に何をしたのか私は知らないんですからね」と彼はブログに書いている。「私は日本のお辞儀という素晴らしい習慣を取り入れるのがいいと思う。それは相手に敬意を払うことになるし清潔ですからね」。トランプは選挙戦でおよそ一五ミリリットル入りの手指消毒剤ボトル（彼のウェブサイトのアドレスが書かれている）を支持者に配ったとされている。ハウィー・マンデルはかつて手術用の手袋を頭にかぶって鼻で膨らませ、大衆を驚かせたコメディアンだ。彼は握手の代わりにフィストバンプ（訳注　拳と拳を付き合わせる挨拶）して細菌を避ける。彼の新著『ぼくに触らないで（*Don't Touch Me*）』の表紙では、彼は人の大きさほどもあるビニールボールの中に入っている。彼のウェブサイトでは青いリストバンドを販売しており、それには「握手はやめよう」と書いてある。彼の家には子どもが風邪をひいたときに駆け込める特別な離れがあるというもっぱらの噂だ。

私たちの社会は、たとえば一〇～一五年前に比べてかなり細菌に神経質になっている、とハーリー・ロットバートは語る。「これは、健康や感染に関する情報が氾濫しているせいでもあります。どのケーブルチャンネルも、一〇年前なら新聞にも載らなかったようなニュースを競って伝えます。サルモネラ菌に汚染されたピーナッツバターが五例、あるいは大腸菌のいるホウレンソウが二例見つかったら、それは国中を騒がす大ニュースになり、人びとはピーナッツバターやホウレンソウを食べようかどうか迷うのです」とロットバートは話す。「しかし、これには明らかに販売戦略がかかわっています」。抗菌製品の製造会社は私たちの恐怖心につけ込み、殺菌ローション、石鹸、シャンプー、歯磨き、香水、空気清浄スプレーで市場を満杯にする。殺菌作用のあるトリクロサン（ほとんどの抗菌石鹸に含まれている抗生物質）を滲み込ませた商品は山ほどあり、その中には子ども用の鉛筆や分度器などもある。これは完全な詐欺行為だとロットバートは言う。「プラスチックに練り込まれた抗生物質が物体の表面にいる細菌を殺すなんて信じられますか。私にはこうした製品の経済効果はわかりますが、生物学的には理解しかねますね。ただの分度器なら三五セントですが、抗生物質を練り込んだものは一ドル五〇セントします。けれども分度器やヘアブラシ、便座の中にある抗生物質が、どうやって退治する細菌を探し出すというのでしょうか。これは偏執癖のある人を食い物にする行為にほかなりません」

私たちの文化に深く浸透したこうした過大な不安感は、微妙な心理的影響をもつ可能性がある。ロットバートは子どもたちへの影響についてはさほど心配していない。子どもは立ち直りが早く、清潔さに対する強迫観念にすっかり取り憑かれることはないと考えている。しかし少なくとも一つの研究によると、教育レベルの高い成人でも細菌の不安に思わずつけ込まれ、くしゃみのような些細なことにも過剰に反応してしまうという。ミシガン大学のスパイク・ウィン・シン・リーの研究では、感染症の危険性を認識した人は、他の関連のない危険性の知覚にもその影響が見られるという。二〇〇九年五月、豚インフルエンザの脅威が深刻に取り沙汰され始めたころ、リーらは人の出入りの多いミシガン大構内の建物内に俳優を立たせた。学生たちが近くを通るとき、俳優は大きな音を立ててくしゃみをした。そこで心理学者が学生を呼び止めて話を聞いた。くしゃみを目撃した学生は、風邪をひく危険性だけでなく、細菌とはまったくかかわりのない危険性――たとえば、五〇歳になる前に心臓発作に見舞われたり、事故や凶暴な犯罪に巻き込まれて死亡したりする危険性――を認識したという。アメリカの保健制度について尋ねられると（それは劣悪か、あるいは満足できるものかという問いなど）、くしゃみを見た学生たちは現今の制度を酷評し、人や物の資源を生態系関連からワクチン開発関連の仕事へ移行させるべきだと答える傾向にあった。

換言すれば、不安感に満ちた雰囲気では、単なるくしゃみでも大きな恐怖心をあおりかねず、政府の資源配分などという抽象的なことにかかわる人びとの意見にすら影響を与えかねないということだ。

「どの教室の外にも、どの公衆トイレにも手の殺菌剤が置いてあるような環境では細菌を気にするなというのが土台無理な相談かもしれません」とロットバートは話す。「私たちはピュレルにどっぷり浸かった社会に暮らしているのです」。ロットバートの考えでは、これはかならずしも悪いことではない。まず風邪をひいている人の多くは自分が風邪を他人にうつす恐れを認識するので、より注意を払うようになる。「このごろでは、風邪をひいている人のほうで『僕と握手しないほうがいいよ。肘で挨拶しよう』と言うのをよく耳にします。風邪をうつされる側がより神経質になっているというよりは、『うつす側』がより良心的になっているようです」

ロットバートは「分別ある偏執狂」になることを勧める。真の危険性には慎重になり、そうでないことには惑わされない人になろうというのだ。「私たちはありとあらゆる手すり、ドアノブ、エレベーターのボタン、コンピュータのキーボードに神経を尖らせなくてもいいのです」とロットバートは話す。「ショッピングカートを全部カーウォッシュに入れるような社会で子どもを育てる必要はありません。でも友達と遊んだらかならず手を洗うよう教えるだけでは足りません」と彼は言う。「風邪やインフルエンザの季節に、野球が終わって相手チームの二五人全員とハイタッチしたあと、四分の一カットに切り分けられたオレンジを手で食べる前には、ベンチに戻って殺菌剤で手をふくように教える――これが分別というものです」

間違いなく風邪にかからない方法は一つしかない。世俗を離れて隠遁者にでもなることだ。次にいいのが子どもとの接触を避けることだ。

そんな非現実的なことを実現する術があるだろうか？

科学者たちはこの問題に深い興味を抱いている。新型インフルエンザ蔓延の予防にもかかわってくるからだ。アメリカ疾病予防管理センター（CDC）は、最良の予防戦略を模索するため一連の国際プロジェクトに資金を拠出している。その中に〈鼻づまりトライアル〉――家庭内での上気道感染とインフルエンザを阻止する――と親しみを込めて呼ばれるプロジェクトがある。指揮を執るのはコロンビア大学看護学部のエレイン・ラーソンだ。彼女はマンハッタン北部のヒスパニック系が大半を占める四五〇世帯において、風邪とインフルエンザを予防するためのマスク、衛生管理その他の方法の効果について研究してきた人物だ。

風邪に関する限り、マスクはほとんど役に立たないようだ。不便なのでマスクをかけるよう人に強要するのは難しい、とラーソンは話す。子どもたちにマスクをしてもらおうと、ラーソンのチームはくまのプーさんの絵を描いた小児マスクを用いた。けれども二歳児にマスクをつけたままでいるよう仕向けること――小太りのクマがニコニコしている絵が描いてあるとはいえ――は不可能に近い。いずれにしても、ラーソンによれば、マスクはアジアでは文化的に受け入れられているが、アメリカでは難しいという。また呼吸器系の感染症を防ぐためにマスクをかけることの多いアジアでさえ、香港と日本で最近行なわれた細菌研究によれば、風邪にはほとんど効力がないという（とはいえ日本の研究者は、「マスクをかけない場合に被る不利益を明確にするには、さらに大規模な研究が必要である」と言葉を濁している）。

しかしジャック・グワルトニー・ジュニアは、マスクは新型インフルエンザには有効なようだと指摘する。「ただし、マスクが眼と鼻を覆い、一日二四時間、三ヵ月にわたってかけるならば、の話です」

二〇〇九年に人びとが豚インフルエンザの懸念に右往左往したことを考えるなら、同年のイグ・ノーベル賞公衆衛生賞があるマスクの発明者に授与されたのも驚くべきことでもないだろう。いや、それはブラジャーだった。いや、それは「緊急時には二個の防御マスクに変えられ、一方をブラジャーの所有者がかけ、そしてもう一方を近くの第三者に与えることができる」ブラジャーだった。この独創的な胸部用衣料品を発明したのはエレナ・ボドナーという、シカゴにある〈トラウマ・リスク・マネジメント・リサーチ・インスティテュート〉所長をつとめる人物である。イグ・ノーベル賞授賞式で喜色満面の聴衆を前に、ボドナーはドレスの胸元に手を突っ込むと、ホットピンクのブラジャーを取り出した。それを手早く分解し、二〇〇八年度ノーベル経済学賞受賞者のポール・クルーグマンの赤面した顔に一方のマスクをかけた。「この防御手段を［女性が］使うにはたった二五秒しかかかりません」とボドナーは語った。「外して形を変え、自分にマスクをかけるのに五秒、そして周りを見渡して、二つめのマスクでどの幸運な男性を助けるかを考えるのに二〇秒です」

風邪の病原菌を避ける最適な方法はじつは簡単です、手を洗い、顔を触らなければいいんですから、とエレイン・ラーソンは言う。この二つの規則を守ることさえできれば、風邪のない夢のような世界に行ったも同然だ。しかし、これは「言うは易し行なうは難し」である。一日でいいから顔に手を触れないようにしてみればわかるだろう。「とくにコンピュータで仕事をしている人はしょっちゅう顔に手をやります」とラーソンは話す。私たちの大半は五分に一～三回顔を触る（一日に換算すると二〇〇～六〇〇回）。これは止めるのが難しい癖だ。

少なくとも手が清潔なら、眼や鼻にウイルスを移す危険性はかなり減る。

手を洗うというすでに常識となっている救命行為を初めて提唱した人物は、観察眼には秀でていたものの、悲劇的な最期を遂げたハンガリー人医師だった。イグナーツ・ゼンメルワイスは、一九世紀ウィーンのある病院で産婦人科医をしていた。彼は病院で出産する女性の産床、いわゆる産褥熱での死亡率の高さ——およそ三人に一人——に衝撃を受けていた。これは自宅で助産師の助けを借りて出産する女性の五～一〇倍という数字である。高熱、苦痛をともなう膿瘍、敗血症という身の毛のよだつような産褥熱にかかると、産婦は出産から二四時間以内に死亡した。ゼンメルワイスは、妊婦たちが退院を懇願する「胸も張り裂けんばかりの」場面を描写している。「彼女たちは医師の診察を受けるとかならず死ぬと信じていた」。彼は医師や医学生が死にいたる感染症を広めていると結論づけた。一般的な医学生や教授は産褥熱で死亡した女性の解剖を行ない、その後死体から解放されて女性の出産に立ち会うのを毎日の習慣にしているが、その間手を洗うことはない。ゼンメルワイスは、産褥熱は何らかの「病気の元となる毒」が手を介して死人から生者にうつるのが原因だと推測した。彼は病院をあげて手洗いを励行する方針を打ち出し、医学生たちが清潔な塩素系の無菌溶液で手を洗い、死人の腐敗した「小片」を取り除くべきだと主張した。その結果、死亡率は助産師介助による出産レベルまで激減した。しかしゼンメルワイスの考えは当時の常識とかけ離れていたため、上司や同僚の中には嘲笑する者もいた。彼らはゼンメルワイスの取り組みを妨害し、彼の昇進を拒んだ。これにはおそらくゼンメルワイス自身の性格もかかわっている(彼は自分の考えに異を唱えた人を「大量虐殺の共犯」「医学界のネロ」「殺人犯」とまで呼んだ)。処世術に長けていない彼は病院側を怒らせてしまい、ついにはウィーンから追放の憂き目にあった。四七歳で精神病院に収容され、わずか二週間後には原因不明でこの世を去っている。解剖時に指が細菌感染したという人もいれば、病院スタッフに撲殺されたという人もいる。こうした不幸な最期にもかかわらず、ゼンメルワイスは現在では英雄であり、母親たちの救世主、感染症予防の父と考えられている。

ＣＤＣによると、手洗いは風邪その他の伝染性疾患の蔓延を予防するのにもっとも有効な方法だという。これを裏づける強力な証拠が軍隊から得られた。新兵の九〇パーセントほどは、基礎訓練の最初の数カ月のあいだに呼吸器系感染症にかかる。軍隊風に言うなら、これは「軍の臨戦態勢を損なう」事態にほかならない。そこで予防医学の専門家は新兵の感染症を予防する戦略を模索してきた。これまでに試されたのは、塵埃(じんあい)抑制、紫外線照射、殺菌剤噴霧、抗ヒスタミン薬による集団予防、そして最後に行き着いたのが手洗いだった。「オペレーション・ストップ・カフ（咳防止作戦）」で新兵は、一日に最低五回は手を洗うよう指示される。作戦実施後、呼吸器系疾患で医師にかかる新兵は半減した。

私たちの大半は、手洗いによって病気を予防できるのは知っている。けれども、誰もがみな同じように手を洗うとは限らない。おおかたの人は手を適切に洗えてはいないと専門家は考えている。たいていの人は水がちょろちょろ流れ出る蛇口の下に指を突き出し、それで洗ったと思う。それではだめだ。

私はかつてワシントンDCで開催された感染症会議で「手洗いオリンピック」に参加したことがある。何百人もの人が列をなして、それぞれの清潔度を競った。まず私たちは紫外線を当てると緑色に光る染料を含むクリーム（細菌の代わり）を手に擦り込んだ。そこで三つの手洗い場所に分かれて石鹸と湯で手を洗った。その後、他人には見えないように個々に手に紫外線をあててもらう。

ああ、なんという恥だろう。私の手はジャクソン・ポロックの抽象画の電飾版さながらだった。

適切な手洗いは頻度や時間の長さではなくテクニックの問題だ。普通の石鹸と水があれば事足りる。普通の石鹼では風邪のウイルスは不活化しないが、ウイルスを手から引きはがしてはくれる。ただし皮膚からウイルスを引きはがすには、指のあいだや爪の中、アクセサリーまであらゆる物の表面を一五秒から二〇秒、入念にこする必要がある（けれども強くこすり過ぎるのも肌を傷め、ウイルスが成長するひび割れや微小な切れ目をつくるので禁物だ）。固形石鹼を使う場合は、ソープディッシュより水はけのいいスタンドに置いておくほうがいい。石鹼自体はウイルスを殺さないので、「ウイルスは溶けた石鹼の中で長いあいだ生きている」とハーリー・ロットバートは書く。「場合によっては伝染病の感染源にもなりうる」。手を十分にすすぎ、蛇口をペーパータオルで閉め、手を使い捨てのペーパータオルでふくといい。「手が乾燥しているほど、感染性の病原体は表面に付着しにくい」とロットバートは述べる。公衆トイレに入ったときは、ペーパータオルを使って扉を開ければ、前の人が用を足して手を洗わなかった場合でも自分を守ることができる。

抗菌石鹼や洗浄剤は風邪の予防には効かない。エレイン・ラーソンが風邪やインフルエンザの流行予防にどの洗浄製品が効くか調べたところ、どれも効力は同じだった。製造業者が勧める抗菌石鹼やスクラブには何の利点もない。それは風邪の病原体の性質のためだ——相手がウイルスであって細菌ではないからだ。「細菌を九九・九パーセント殺す石鹼、洗剤、シャンプーはどれもあなたを風邪からは守ってくれません」とロットバートは述べる。「これらの製品が風邪やインフルエンザを予防してくれるというのは誇大広告です。

石鹸と水で手を洗うことは風邪の予防に役立っても、抗菌作用によって風邪を予防できるわけではありません」

実際のところ、抗菌石鹸は細菌に対してもそれほど効果的なわけではない。ある研究によると、抗菌石鹸で一年間手を洗った人は、ただの石鹸で同じ期間手を洗った人と手の細菌数が同じだった。こうした石鹸の有効成分は抗生物質のトリクロサンで、この物質は細菌をたくさん殺すというより、手を細菌がより棲みづらい環境にするだけだ（同じ研究によれば、抗菌石鹸にトリクロサンを使えば、細菌が薬剤耐性を獲得することが懸念されたが、それは起きなかったという。ただし、実験室内では細菌の耐性は高まった）。

石鹸の使用・不使用にかかわらず、いったい私たちのうちどれほどの人がまめに手を洗うだろうか。とりわけ、手を洗ったほうがいいと思われる行動——トイレに行く、くしゃみや咳をする、握手する——のあと、あるいは食事の前など。調査によれば、私たちは他人があまり手を洗っていないと考えているという。それは正しい。

アメリカ微生物学会はアメリカ人の手洗いの習慣について一〇年以上調査してきており、彼らの報告は憂えるべき統計を示している。調査によると、一〇人のうち約九人までがまめに手を洗うと答えるものの、実際にそうするのは一〇人のうち七人にとどまるという。女性のほうが男性よりほんのわずかだけ成績がいい。

我が国の空港を利用する人びとのことを考えてみよう。公衆トイレを使用したあとで手を洗わない人がどれほどいるだろうか。ニューヨークのジョン・F・ケネディ空港では、男性は三七パーセントで女性は二二パーセント、シカゴ・オヘア空港では、男性は三八パーセントで、女性は一五パーセントだった。手で口を覆ってくしゃみや咳をしたあとで手をかならず洗うのは、成人三人のうちたった一人程度だ。アメリカ石鹸洗剤工業会が二〇〇七年に行なった調査によると、くしゃみのあと一度も手を洗ったことがない父親が一七パーセントいた。誰かと握手したあとに手を洗うのは四人にたった一人ほどだった。

こうした数字は、周りに人がいると同調圧力によってほんのわずか増える。適切な器具がある場合も同様だ。私たちは自分の手で石鹸を出すタイプのディスペンサーがある場合より、手を触れずに石鹸を出せるディスペンサーが備わっている場合のほうが手を洗う傾向にある。子どもたちの場合は、斬新な色や形をした香料入り美容石鹸を好む。

風邪の広まり方を理解するのも良い影響がある。風邪についてはいつまでも誤解が絶えない。エレイン・ラーソンとそのチームが二〇〇八年に家庭内感染を防ぐための〈スタッフィー・トライアル〉の一環として行なった調査によると、研究対象となった四五〇世帯では成人の大多数が風邪と天候のあいだに関係があると考えており、アンケートに応じた人の約一〇パーセントが祟り（マル・デ・オホ）や激しい驚き（ススト）が原因だと答えた。報告の執筆者たちは、大がかりな啓蒙作戦が必要であると結論づけている。

イギリス政府が最近そうした取り組みを始めた。「捕まえて、捨てて、殺す」作戦（訳

注　病原体をティッシュで捕まえ、そのティッシュを捨て、手を洗おうと呼びかけるもの）では、大勢の人間がくしゃみする出し物をトラファルガー広場で俳優たちが演じる。風邪が病原体によって広まること、そしてティッシュを使わなければくしゃみで病原体が遠くまで到達することを理解してもらうのが目的だ。作戦にはさらにバスや列車、地下鉄での大々的な広告も含まれており、広告は使い捨てのティッシュや手洗いによって病原体の広まりを防げると訴えていた。極めつけは、いたるところのスーパーマーケットで宣言された「ハンカチ・アムネスティー」だった。それは「古びた不衛生なハンカチを持参すれば使い捨てのティッシュと交換します」と買い物客に語りかけた。

ハンカチ・アムネスティー……イギリスはやっぱりいつもイギリスだ（訳注　アムネスティー・インターナショナルは、一九六一年にイギリスのロンドンで設立された）。

では、アメリカではどうだろうか。アメリカでうまくいきそうなのは「不潔さを訴える」作戦だ。二〇〇七年、デンヴァー大学の研究者たちが、学生たちにもっと手を洗ってもらおうと学生寮のトイレに張り紙をした。手を洗えば風邪やインフルエンザのない冬が約束されると訴える作戦は成功しなかった。学生たちの注目を集めたのは、手を洗わずにいると汚いものが指に付着したままになるという認識だった。研究者グループは「病気になります」メッセージ、細菌メッセージ、そして最後に「不潔さを訴える」メッセージを試した。「不潔さを訴える」メッセージには躍動感あふれる絵や写真、さらに「便がついてるから手を洗おう」「小用の後は手を洗おう」などの言葉を添えた。「私たちは『不潔さ』を訴える方法が有効であることを発見しました」とチームのメンバーであるケイティー・ダンカーは述べる。「そして手洗いの習慣を大幅に広めることに成功したのです」。不潔さを訴えるメッセージによって、手を洗う人の割合は女性では二六パーセント、男性では八パーセント増加した。

洗面台と石鹼が手近にない場合は、アルコール手指消毒液でもいい。ただし手の表面にまんべんなく（指のあいだや手のひらや手の甲すべて）擦り込むのが条件だ。二〇一〇年に行なわれたある実験室での研究では、ヴァージニア大学のロナルド・ターナーとそのチームが、石鹼と水を使った場合よりアルコール手指消毒液のほうがライノウイルスの洗い落としにかなり有効であることを突き止めた。ところが、実際の条件下での過去の研究ではそうした結果は得られていない。これはおそらく私たちが消毒剤を使ったあとにふたたび自分の手を汚染してしまうからだろう。それでも、私の友人キャシーと同様に、エレイン・ラーソンは消毒液を常時ハンドバッグに忍ばせている。「ニューヨークで暮らしていると、地下鉄やエレベーターなどでたくさんの人と間近に接します」とラーソンは言う。「マクベス夫人よろしく殺人鬼になることもありませんが、消毒液を持ち歩いてまめに使うのはいいことです」

アルコールはおそらく最古の殺菌剤だろう。この名称はアラビア語でアルコールを意味する「アル・クフル」に由来する。古代エジプト人は新生児の眼の感染症治療に「アル・クフル」を用いた。アルコールの殺菌作用は、微生物の蛋白質を変質させ、一部のウイルスの外被を構成する脂質を溶解する能力から生まれる。しかし手指消毒液は一般にウイルスより細菌に効力がある。また外被に脂質を含有しないライノウイルスより、外被に脂質を含有するインフルエンザウイルスやRSウイルスに有効だ。問題はライノウイルスが一個の粒子でも感染を起こせることだ。したがって風邪の予防にはウイルス全滅が前提となり、エタノール含有量が六二パーセントしかない大半の手指消毒剤ではこの目的は果たせない。さらにアルコールはウイルスの一部を「殺す」けれども、その効力は長続きしない。

ロナルド・ターナーは持続力のある抗ウイルスローションの開発に挑んでいる。彼が開発を目指す手指消毒液は、アルコールのほかに、手のpH値を下げてライノウイルスが棲みづらい環境にする有機酸の混合物を含むものだ。二〇〇五年にターナーらのチームが行なった臨床試験では、ボランティアの手指にローションをつけて乾燥させた。しかるのちに、各ボランティアの手指をライノウイルスの粒子一〇〇個で汚染し、鼻をほじったり眼をこすったりして自己接種してもらった。ローションは接触時にライノウイルスを殺しただけでなく、つけてから数時間後でも効力があった。誰一人風邪をひかなかった。しかし注意を要するのは、ボランティアが汚染と自己接種のあいだ四時間も両手を空中に維持したまま座っていたことだ。これはけっして楽な姿勢ではない。

こうしたローションによって実際にウイルスの蔓延は食い止められるのだろうか。現実の世界では、人びとは手を揉み、キーを叩き、電話を握りしめ、地下鉄の手すりにつかまる。

二〇〇八年秋、私はこの問いに対する答えを求める研究に四〇〇人以上のボランティアの一人として参加した。私たちのうち半数は抗ウイルスローション（六二パーセントのアルコールと有機酸混合物の溶液）がいっぱい入ったボトルを、残りの半数は、中身がアルコール溶液のみで、有機酸は入っていない、プラシーボのボトルを渡されることになっていた。私たちは帰宅時に何本かのボトルを受け取り、四時間ごとと手洗いのあとに毎回それで手をふくよう指示された。さらに副作用（手や眼が赤くなったり、ヒリヒリしたりする）や風邪の症状があればそれも書き留めた。一週間に一度鼻洗浄にも通った。鼻孔に食塩水を吹きつけ、垂れてくる液をカップで受け止めてウイルスの有無を調べるのだ（私はこの実験室通いを楽しみにしていた。看護師の手ぎわもユーモアのセンスも天下一品だったおかげで、検査はひとつ息をするかしないうちに終わった）。ローションは少し粘り気があり、最初につけたときには不快な感じで、なかなか乾燥しなかった。それで両手を空中に数分間ぶらぶらさせてからでないとキーボードに触ることができなかった。それでも冬になると私の手はいつも洗い物のせいで赤く腫れ上がるのに、このローションのおかげでしっとりしていた。それがほんとうのローションかプラシーボかはわからなかったが、風邪がピークを迎える一二週間のあいだ、私はたった一度軽い風邪をひいただけですんだ（たいてい二度は風邪をひく）。

結果をまとめると、二つのグループのあいだで風邪をひいた回数の違いはまったく認められなかった。「何も効かなかったということではありません」とターナーは述べる。「すべてが効いたということです」。どちらのグループのボランティアも通常より風邪をひく回数が減った。ターナーは、これはおそらくプラシーボ効果だろうと言う。研究に参加した人は全員手を意識しており、いつもより頻繁に手を洗い、鼻や眼に手をやることが少なかったのだ（ローションの刺激を避けるため）。それでもターナーはこうした殺ウイルス性の手指洗浄液に大きな期待をかけており、まだまだ試験を続けるつもりだ。もしこれが成功したとしても、私たち大衆が製品を手にするまでには試験と開発に少なくともあと一〜二年はかかる。

風邪の拡大を防ぐいま一つの考え方は、汚染された物体表面の消毒だ。最近解明されたところによると、風邪ウイルスは大勢の人が手を触れる物の表面に付着する性質がある。とりわけプラスチック、ステンレスその他の硬質で非多孔質の物質表面を好む。たとえば、ドアノブ、階段の手すり、テレビなどのリモコン、電話、照明スイッチなどだ。「私たちはまだ物体表面を清潔に保ついちばん良い方法にたどり着いてはいません」とビアギッテ・ウィンザーは語る。「濡れた布でふくのはウイルスを広げる危険性があります」。そこで現在ウィンザーはある問いに答えを出そうとしている。その問いとは、家庭や職場にある物の表面から風邪ウイルスを取り除くにはどうすればいいのか、だ。

七月のある晴れた日、あるボランティア——ここではハッティと呼ぶことにしよう——がさまざまな可能性を探るのに手を貸すためウィンザーの実験室を訪れた。ハッティはヴァージニア大学病院に勤務しており、汚染された物体表面の害悪について十分な知識をもっている。病院のトイレでは、「私は水道の蛇口を肘で閉め、扉は足で閉めます」と彼女は語る。それでも、その前の秋にひどい風邪をひいた彼女は、ウィンザーの実験室が出したボランティアの募集広告に応募することにした。「あなたは風邪をひいたばかりで、鼻の分泌物を大量に採取することに同意しますか」。ハッティは風邪をひいてから四八時間以内にティースプーン一杯の粘液を採取することに同意した（「それはあまり楽しいことではありません」と彼女は認めたが、謝礼金には魅力を感じた）。彼女は粘液をウィンザーの実験室に持参した。検体はライノウイルスの有無について調べられ——結果は陽性だった——その後零下七〇度で冷凍保存された。

六カ月後、ハッティは風邪をひいていたときの自分の分泌物との再会を果たし、さまざまな洗浄液の効果を試験する実験に参加した。ハッティはこの役割を果たすのにうってつけだった。彼女はこの特定のライノウイルス株によって風邪をひくことはない。なぜならすでにこのウイルス株に対する抗体をもち、免疫があるからだ（科学者はどうしても必要である場合を除いて、人を風邪にかからせたくはない)。ウィンザーのチームはハッティの粘液を八台の電話機のタッチボタンに塗って乾燥させた――「ほんの少量、軽くつけます」とウィンザーは言う。日常生活のなかで汚染された指から移るほどの量がいいのだ。ボタンの一部は、粘液を塗る前にさまざまな洗浄液でふいてある(水、アルコール、アルコールとクエン酸の混合液、一般的な消毒スプレー、消毒ウェットタオルなど)。残りのボタンは粘液を塗ったあとに洗浄液をスプレーするか、拭き取った。ハッティの仕事は、さまざまに処理した電話のボタンから自身のライノウイルスを拾ってしまうかどうか調べる「検出棒」として自分の指を提供することだった。彼女はボタンを指で押し、その指をウイルス採集ブイヨンに浸ける。指にウイルスがついていればブイヨンに入る仕組みだ。

ウィンザーの研究はターナーのものと同じく進行中であり、風邪にいちばん効果がある洗浄液が判明するまでにはしばらく時間がかかる。それまでのあいだ、と彼女は言う――「もし家族の一人が風邪をひいたら、私は手近にあるものを何でも利用してみんなが頻繁に触る場所をきれいにします。消毒スプレーやただの水すら使うかもしれません。何がいちばん有効かまだわかっていませんが、私は一般家庭にある洗浄液ならどれを使っても、念入りに洗浄すれば機械的にウイルスを取り除いてくれるだろうと思っています」。

いつの日か、さまざまな物の表面はウイルスが接触すれば殺すことができる物質で覆われるようになるかもしれない。こうした新しいテクノロジーは、かつて〈コモンコールドユニット（CCU）〉で働いていたウイルス学者のジョン・オックスフォードの研究によって実現する可能性がある。ヨーロッパにある研究機関〈レトロスクリーン・ヴィロロジー〉社に現在籍を置くオックスフォードとその同僚は、ナノ物質――たとえばシリコンや炭化金属セラミックの直径一〇〇ナノメートル未満の粒子――の中に、ウイルスを一時間以内に一〇〇パーセント不活化できるものがあることを発見した。「研究はまだ端緒についたばかりです」とグループの主任研究員ロバート・ランキン＝ウィリアムズは語る。「私たちにはいまだにその作用メカニズムがわかっていません。しかし、この効果はドアノブやエレベーターボタンなどの物体表面上の皮膜形成に有望ですね」

ウイルスの活動を封じ込める石鹸、スプレー、あるいは皮膜ができるまで、風邪をひかないようにするための最善の方法は何だろうか。

子どもから風邪をうつされることの多い両親のためには、ハーリー・ロットバートは次のような具体的な助言をしている。

●家庭の各部屋の扉の外にアルコール手指消毒液のボトルを置き、部屋に出入りするたびに使う。

●子どもが風邪をひいたら家庭内隔離をする。子ども部屋をビニールで覆ってしまおうというのではない。子どもたちの衣服や寝具を他の家族のものと別に洗濯し、子ども部屋の物体表面――ドアノブ、ベビーベッドの手すり、おむつ入れ――病原体がいそうな場所をすべてアルコールで消毒する。子どもにおやすみの挨拶をするときは頭にキスし、あとで手をアルコール手指消毒液でふく。

その他の人については、こんな提言をしている。

自分の体調に留意する

「いちばん大事な助言は健康全般に留意するということです」とカナダのアルバータ大学小児科学教授、スニータ・ヴォーラは述べる。「よく食べ（野菜や果物を多くとる）、よく寝て、体をよく動かすことです」

風邪をひいた人や子どもを避ける

「とりわけ保育施設や学校に通う子どもは遠ざけなければいけません」。彼らは風邪ウィルスの巣ですから、とジャック・グワルトニー・ジュニアは話す。

手を頻繁かつ入念に洗う

「家に入るたびに手を洗いましょう」とハーリー・ロットバートは言う。またスポーツや会議など他人と手が頻繁に接触する活動後にもかかならず手を洗おう。握手の習慣を日本式のお辞儀に変えてみるのもいい。上体を折り曲げるだけのこの仕草を、ロットバートは冗談めかして「卓越した感染予防戦略」と呼ぶ。

顔に手をやらない

「風邪をひいている人の近くにいるときは」とビアギッテ・ウィンザーは語る。「私は自分の手を意識して顔に近づけないように十分注意します。子どもたちが幼かったころは、風邪をひくと数日間はこの習慣を続けたものです。でも四〜五日にわたって子どもたちの世話をしたあとは、もう疲れ果てて注意力が失せます。そうすると、けっきょく風邪をひいてしまいました」

子ども（と自分）に自己接種しないよう教える

風邪の大流行は、子どもたちの新学期が始まってから二週間ほどでやって来る。彼らは物体の汚染された表面のウイルスを手に付着させてしまい、その手を鼻や眼にもっていくことで体内に取り込む。そして家までウイルスを持ち帰り、あなたがもらってしまう。ある研究によると、このようにして自己接種しない方法を子どもたちに教えると、風邪の罹患率は大きく低減した。ニールス・ミューギンは、右利きの人は眼や鼻を左手で触るよう訓練するといいと提案している。私はこれはなかなか名案だと思う。自分の鼻や眼を触るには「きれいな手」を使い、周囲に触れるには「汚れた手」を使おうというのだ。

家族の誰かが風邪をひいたら、場所を絞り込んで物体表面をきれいにする

これには消毒液、アルコール、あるいはただの水を使ってもいい。「みなが手を触れる部分——冷蔵庫のドア、コーヒーメーカー、扉の取っ手、トイレの水を流すハンドルなど——を優先しましょう」とビアギッテ・ウィンザーは話す。「夫が風邪のときは、私はこういう物の表面を少なくとも一日に一度はふきます。空気中に消毒剤をスプレーする人がまだいますが、ライノウイルスは空中は飛べません。私たちは物の表面をきれいにすることをもっと心がけるべきです」。もしあなたが風邪をひいているなら、冷蔵庫の取っ手やレンジの「スタート」ボタンを押す前に手を洗うことを徹底しよう。もっとも、自分をふたたび感染させる心配はない。同じウイルスに二度感染することはないからだ。しかしこの習慣で家族を防御することができる。

外出時は気をつける

小児科に行くときは午前中の早いうちに予約する。自分の家のおもちゃや書物を持参する。スポーツジムで仲間からウイルスをもらわないようにするには、トレーニング中に自分の顔を触らないようにし、ジムを利用する前後と運動器具交換時に石鹸と湯で手を洗う。器具をウェットタオルでふくにはおよばない。ふいてもウイルスが広がるだけだからだ。

咳やくしゃみはティッシュの中（にして捨てる）か、顔を袖に当ててする

袖にくしゃみする正しいテクニックについては、ビデオ「くしゃみは自分の服の袖にしましょうよ」をご覧いただきたい（www.coughsafe.com）。

良き市民になる

病気なら家にいよう。二〇〇八年の調査では、調査に応じた労働者の半数近くが病気でも仕事に出ると答えた。主な理由は？ 有給休暇がなかったり、仕事をせよという雇用側の圧力を感じたりするからだという。病気で寝ていなければならないのに出勤する疾病就業（プレゼンティーイズム）によって、アメリカ経済は年間一五〇〇億ドルの損失を被（こうむ）っているという。風邪その他の呼吸器系感染症がこの数字の二〇パーセント以上を占める。プレゼンティーイズムは良い風潮ではない、とハーヴァード公衆衛生大学院のロバート・ブレンドンは語る。病気の労働者は効率が悪く、仕事環境に悪影響を与える。さらに、職場に病原体を持ち込む。「病気のときは家にいるのがいちばんです」とエレイン・ラーソンは語る。「みなさんにとってそれが難しいのは承知しています。でも他人に感染させる可能性があるのに職場に出るというのはあまり感心しません。もしどうしてもそうする必要があるのなら、人と少なくとも一メートルほどの距離を保つこと。手で口を押さえて咳をしたあとで握手をしてはいけません」。自分のオフィスにいることで他の労働者に迷惑をかけないように注意しよう。病気だから自分から離れていたほうがいいと同僚に知らせておこう。もしあなたが雇用者なら、病気なら欠勤するよう社員に徹底しよう。病欠した社員をその理由で不利に扱わず、社員が自分の裁量で使える有給休暇を与えよう。彼らがいなくとも世の物事は滞りなく回っていく。いや、宇宙飛行士の場合は別だが……。一九九〇年二月二一日、スペースシャトル〈アトランティス〉号は、最高機密にかかわる任務を与えられていた。ソ連邦の詳細な衛星写真を撮り、通信を傍受するためのスパイ衛星を軌道上に乗せる使命だった。しかし、シャトルはそれから五日間宇宙に旅立つことはなかった。理由の一つに、船長のジョン・クレイトンがひどい風邪をひき、飛行できないほど鼻づまりしていたことがあった。ウォルター・シラーの経験から教訓を学んだはずだった。しかしこの遅延によってNASAは二七〇〇万ドルという途方もない損害を被った。

リラックスする

たまには風邪をひくのも悪くないかもしれない。

第9章　風邪を擁護する

微生物に心はないけれど、
おまえからは、愛しい病原菌よ、私はけっして離れはしない。
——ジョージ・エイド

ライノウイルスと風邪の病原体仲間は災いをもたらす有害な微生物であり、苦痛の種(たね)を広めるので、なんとしても避けたほうがいいように思われる。しかし、そうではない。風邪はじつは私たち人間を取り巻く環境の重要な一部をなしており、私たちのために役立っているとすら言える。一つには、風邪ウイルスは私たちの体内にすでに棲(す)みついている多数の生き物の仲間に新たに加わってまだ間もない、ということがあるからだ。棲処(すみか)としての私たちの身体は、私たちが自分で思うほど清潔ではない。私たちは微生物の集合体(マトリックス)の中に住み暮らしており、市場にどれほど抗微生物ミスト、スプレー、ローション、石鹸、洗浄剤が氾濫していようとも、微生物から逃れることはできない。というより、そうしてはならないのだ。私たちの体内細胞の大多数を作り上げているのは微生物である（私たちが細菌のように見えないのは、ヒトの細胞のほうが微生物の細胞より大きいからだ）。私たちの皮膚には細菌がうようよしており、内臓にも細菌が満ちあふれている。研究によれば、手には平均しておよそ一五〇種の細菌がいる（不思議なことに、女性の手のほうが男性よりかなり多くの種類の細菌が棲みついている。女性がより頻繁に手を洗うと主張していることを考えれば、これは奇妙な話だ。けれども、この数字は皮膚の厚さや酸性度、汗腺の分泌作用、ホルモンの性差とかかわりがある可能性がある）。

ヒトは独立した一個の生き物というよりは、その大半が無害である微生物が何兆個も集まった一つの生態系のようなものである。これらの微生物は私たちから得るものと同じくらい多くのものを与えてくれている。食べ物の消化を助け、免疫系を調整し、病気を追い払ってくれる。また私たちが生を享けてから老いるまで身体を共有し、何の害悪も与えず、たとえ与えたにしてもほんのわずかというウイルスもいる。

風邪ウイルスは、ただこうした集合体の一員になろうとしているだけなのだ。また彼らは私たちを悲惨な目に遭わせたいわけではない。ただ自分たちが繁栄したいだけだ。こうした視点からものを見てみよう。どんなウイルスでもその目的は、私たちに辛い思いをさせる——あるいは殺す——ことではなく自身が増殖することにある。風邪ウィルスは何百万年もかけて私たちの細胞構造や免疫を地道に調べ上げ、自分たちが増殖できる心地よい生態的地位（ニッチ）を獲得し、子孫を残そうとしているだけだ。私たちの症状を今よりもっと重くするのは彼らにとっても不利なのだ。かつてジェイムズ・ラヴロックが言ったように、「無能なウィルスは宿主を殺してしまう。だが賢いウィルスは宿主と共存する」。ウィルスが伝播力を失うことなく毒性を緩和するのはそれが自身に利するからだ。彼らはそれほど綱渡りの状況に生きている。完璧に適応したウィルスなら宿主になんら損傷を与えることなく増殖できるだろう。そしてライノウィルスはおそらくそうした完璧な適応の一歩手前まで来ている。彼らの毒性は弱く、宿主はベッドを抜け出して歩き回るほど元気だ。このために宿主は職場や学校で鼻汁を他人と共有し、ウィルスを広めてくれる。

このように、私たちと風邪ウィルスの関係は、双方に有利な共生関係に向かって進化していると考える科学者もいる。しかし、ジャック・グワルトニー・ジュニアはこれには賛同しない。「私は風邪ウィルスには利点はひとつもないと思っています」と彼は私に語った。「でなければ、僕だって人生の四〇年もかけてやつらの退治をしてませんよ」

実際、こうした関係から私たちが何を得られるというのだろうか。

まず、休息がある。風邪をひくと私たちは一息入れざるをえない。学校や職場、工場などで、風邪によってさまざまな活動が中断されることについてはさんざん取り沙汰されてきた。しかしそれは問題の一面でしかない。私たちは八方美人な生き物で、風邪かもっとひどいことでも起きない限り、自分ではその悪癖から逃れられない。ならば、たまには床に就き、自然の力を借りて日常を離れ、さまざまな圧力から自由になるのも悪くないだろう。鼻をすすりつつ家で二日間ほど過ごすのも、ある意味で健康のためと言えるのではないか。ペースを変え、ベッド脇に水差しを置き、「ママのブイヨン」（レシピは二八五ページ）を飲んだり、はちみつ味の咳止めドロップを舐めたりし、ベッドでたったの数行ではなくたっぷり読書し、運が良ければ、気遣う伴侶や友人、医師の同情も得られる。こうした要素すべてによって、体の不調を補って余りある健康促進効果が期待できる。風邪は一種の安全弁だと考えてみよう。私たちが何らかの手段で風邪を絶滅させてしまったとしたら、いったいどうなるだろう。ストレスによる不調や不安感、鬱、高血圧などに苦しむのではないか。いや、インフルエンザにすらかかるかもしれない。

興味深いある新説によると、ライノウイルスに感染しているとインフルエンザが寄りつかなくなるという。現に二〇〇九年にインフルエンザA型（H1N1）が流行したとき、フランスでは風邪が蔓延していたために、ワクチン製造が進められているあいだも多くの人命が助かったと考えられるのだ。フランスの研究者たちは国内のインフルエンザ罹患率に興味深いパターンを見出した。インフルエンザの症例は九月初めに報告され始め、一〇月末までは罹患率は継続して同じ低いレベルにとどまり、その後ふたたび上昇に転じた。

天候や社会活動に変化がないにもかかわらず罹患率の上昇に遅れが見られたのが謎だった。フランスのリヨンにあるフランス国立インフルエンザセンターのジャン＝セバスチャン・カサレーニョは喉のぬぐい液検体を調べ、ライノウイルスの陽性結果が上昇するにつれて豚インフルエンザの陽性結果が減少したことに気づいた。同様のパターンはノルウェーやスウェーデンでも見られた。ライノウイルスが増えるとインフルエンザが減り、反対にライノウイルスが減るとインフルエンザが増えるのだ。こうした疫学的相関の妥当性を疑ってかかることは必要ではある。しかしこの現象を説明するメカニズムが存在する可能性は捨て切れない。ライノウイルスは、ウイルス干渉と呼ばれる現象によってインフルエンザの蔓延を阻止すると考える科学者もいる。「いったんライノウイルス感染が成立すると、感染細胞はインフルエンザ感染によって産生される化学物質に似通ったインターフェロンその他のサイトカインを生成し始める」とスウェーデンの研究者たちは書く。「この免疫応答によって細胞が抗ウィルス状態となる」。過去の研究では、ライノウイルスに感染した人は他のウイルス——アデノウイルス、コロナウイルス、パラインフルエンザウイルス、インフルエンザウイルスなど——に感染しにくくなる。仮にライノウイルス感染によってフランスとスウェーデンにおけるインフルエンザの流行が遅れたのだとすれば、これが感染症蔓延に対する一つの防御法となりはしないだろうか。あるいは新薬の開発につながりはしないだろうか。彼らはそう問いかける。

私たちに寄生する中でももっとも才知に長けた微生物によって、私たちはより賢くより強くなれる可能性さえある。風邪ウィルスは強力な防御ばかりか、無害な物質に対する耐性をも発達させるためには欠かせない、安全で自然な実地訓練を、私たちの免疫系に提供してくれているのかもしれない。子どもたちがごくたまにでさえ鼻水を垂らすことのないよう保護するというのは、あまり賢策ではないのではなかろうか。そして、ライノウィルスのような一見無害に思える微生物に対する私たちの免疫反応が度を越していると感じられるなら、これまでの進化の過程を考えてみるといい。脊椎動物にも無脊椎動物にも免疫反応があることは研究によって明らかになっている。私たちが長い進化の過程をとおしてこれを備えて生きてきた事実は、過度の免疫反応が与える利益が不利益を上回ることを意味してはいないだろうか。

さらに風邪は私たちと私たちの個性についても教えてくれる。彼ら——そして彼らを根絶せんがための治療法——に対する私たちの反応は、少なくとも部分的には、私たちそれぞれの性格、遺伝、経験、信条、心理の問題であるように思われるのだ。ネズミのように軽い風邪とトラのように強力な風邪の違いは、それにかかった人の遺伝子と信条のいずれにもかかわっていそうだ。

つい最近になってもう一つ、風邪のもつ別の効用が解明された。それは風邪ウィルスが科学の進展に果たす英雄的な役割である。

ごく最近のこと、アメリカとロシアのバイオセーフレベル4の施設で保存されている最後の天然痘ウイルスを廃棄すべきか否かについて、世間は激しい議論を戦わせた。二〇世紀には、天然痘によって世界で五億人以上が死亡している。世界保健機関（WHO）をはじめとする専門家たちは、感染性粒子の完全な抹殺がウイルス再生を防ぐ唯一の方法だと主張した。しかし、残っているウイルスを根絶やしにしてしまうと、その働きや人間の免疫系に与える影響にかかわる情報が失われてしまうことを懸念する専門家もいた。けっきょく天然痘ウイルスは、アメリカ医学研究所（IOM）によって土壇場で死刑執行を猶予され、将来の実験のために保存された。

たとえそれがどんなウイルスであったにしても、この措置は賢明であったように思われる。先ごろ、癌細胞のみを殺すように風邪ウイルスを遺伝子組換えする方法がお目見えしている。二〇〇九年、致死性の肺疾患である嚢胞性線維症の治療にパラインフルエンザウイルスを投薬メカニズムとして用いる新たな遺伝子治療が報告された。同じ年には、エイズの研究者たちが、風邪ウイルスのおかげでHIV汎用ワクチン開発に一歩近づいたと発表した。彼らはHIVウイルスの主要な断片をライノウイルスの表面に結合させ、動物にこの交雑体を注射することで安全なHIV模倣体をつくった。このHIV模倣体は、多数のHIV変異体に反応する抗体の産生を促す一方で、エイズを発症させることはなかった。ティッシュを手に、私たちは長年自分たちの憤慨の種だった風邪が、癌やエイズ、ことによると肥満という悪魔をやっつけてくれる騎士としてその姿を現わす日を心待ちにする。私はこれらの〝黴菌（ばいきん）〟をとっておこうと言おう。ライノウイルスがほかにどのような能力や秘密をもっているか知れたものではない。

私がそう考える理由はほかにもある。かつてウイルスはどれも単なる遺伝的寄生体であり、病気を運んでくる微小な構造体であると考えられた。ウイルスによる伝染病が、何千年にもわたって人類にとって終始一貫して脅威であったことはたしかだ。しかし現在では、科学者たちの一部は、ウイルスを進化の擁護者と位置づけるように視点を変えている。ウイルスは私たち人間をはじめとする生命の誕生にきわめて創造的な役割を果たしてきたというのである。「ウイルスは生物圏の支配的な実体であり、地球上でもっとも動的な遺伝因子だ」とカリフォルニア大学アーバイン校ウイルス研究センターのルイス・ヴィラレアル所長は書いている。

ウイルスの世界は私たちが想像するよりはるかに広大で、一億種ほどもいる。たとえば海洋にはおよそ一〇の三一乗ものウイルス粒子が含まれており、ずっと横に並べていけば私たちが知る宇宙の直径に達すると知れば驚かずにはいられない。このウイルス群の大半は紫外線のために毎日死滅している。「したがって海洋では、ウイルスゲノムは天文学的なスケールで日々再生している」とヴィラレアルは述べる。同じことは地上でも起きている。急速な変異速度と遺伝子組換え能力をもつため、ウイルスは新しい遺伝子をつくり出して広める特殊技能を有する。この考えを数年前に主張したのが、ウイルス学者のルイス・トーマスだ。「私たちはウイルスの動的集合体(ダンシングマトリックス)の中で生きている」と彼は書く。いわく、「彼らはハチのように生物から生物へ、植物から昆虫へ、哺乳動物へ、私へ、そしてまた……盛大なパーティーに参加しているかのように移動して遺伝形質を伝えていく。DNAの変異体をもっとも広い範囲に広める役目を果たしているのが彼らかもしれない」。ヴィラレアルやますます勢いを増している同様の考えをもつ科学者たちによれば、ウイルスこそ私たちヒトをヒトたらしめている「見えざる創造主」なのだ。私たちのDNAの多くはウイルス感染によって得られたものだ。遺伝学者が最近解明したところによれば、古代のウイルス感染の痕跡がヒトをはじめとするあらゆる生物のゲノムに残っているという。それは内在性レトロウイルスと呼ばれ、私たちのDNAの八パーセントほどを占める。これらの古いウイルスが哺乳動物の胎盤(胎児を保護して成長を助けることで誕生へとつなげる――私たちの先祖にとって驚嘆すべき進化だ)の進化、私たちの遺伝子の制御、新たな病原体に迅速に反応する免疫系の能力に一役買ったという証拠がある。好むと好まざるとにかかわらず、私たちはサルばかりかウイルスの子孫でもあることになる。

私はこの本で風邪がどんなものであるか考えようと試みてきた。それは毎年一～二度訪れては何日か逗留する(それもしばしば、よりによって休暇中におしかける)遠い親戚のようなものだ。そのいくらか迷惑な習性は人を辟易させ（それが相手のせいであるのと同様自分のせいでもあると、あなたは認めざるをえない）、自分の部屋で過ごすよう人に無理矢理仕向け（そこであなたはスープを飲んだり、読書したり、昼寝したりと、いつもと異なる活動をする）、それでも人に連綿と引き継がれてきた共通のルーツを不承不承ながらも思い起こさせ、後日役立つかもしれないあなた自身に関するちょっとした教訓を与えてくれる。ようやく風邪が治ると、あなたは安堵し、嬉々として元の暮らし（休息したおかげでその有り難味がいくらか身に染みるようになっている）に戻る。けれども、しばらくしたらまた風邪にかかることは重々承知の上だ。そして、ため息をつく――またそれで少し賢明になれるのだから。

付録　風邪(コールド・コンフォート)の慰みに

ひいたかなと思ったら、何もしないこと！

——一般開業医グレアム・ウォラルが引用したパトリック・バーン教授の言葉

確実な予防法も治療法もないとなると、風邪をひいたらどうすればいいのだろう。ウォラルやバーンに共鳴する専門家もいる。何もしないのがいい。いや、ほとんど何もしないのがいい、と。何も薬を服用しなくても、七日もすれば快復する可能性はきわめて高い。小児科医のトーマス・ボールは風邪をひくと、「昔、母がしたのと同じことをします。休養と水分補給に努めるのです」と言う。しかし症状が辛いなら、それを緩和する治療法はある。サー・クリストファー・アンドリューズが勧めたように、「快復の過程でできるだけ心地よく過ごすようにする」のだ。手当てをすれば合併症の予防にもなる。風邪をこじらせると、しつこい咳、鼻炎、耳感染症、気管支炎、喘息発作などを招来しかねない。

以下に、風邪に対してさまざまなアプローチをとる専門家たちの提言をまとめてみよう。薬にかかわるものもあれば、気持ちのもち方にかかわるものもある。

専門家のすすめ

風邪の専門家は、市販されているたいていの一般的な総合感冒薬の有効性について疑念を抱いている。「多くの人は薬局で買えるような薬を選びます」とセバスチャン・ジョンストンは言う。「もちろん、それはその方たちのご自由です。でも、あの種の医薬品がただのアスピリンやアセトアミノフェンより効くという保証があるわけではありません。私は総合感冒薬に無駄金は使いません」。総合感冒薬はさまざまな成分の混合物だ。不要な成分や、薬効が実証されていない成分も含まれている。こうした成分をたくさん摂取すればするほど、風邪そのものよりひどい副作用に苦しむ可能性が増える。また総合感冒薬を他の医薬品（アスピリンやアセトアミノフェンなど）と同時に服用すると過剰摂取の恐れもある。

もっといいのは、あなたを悩ませている個々の症状に合わせて単一成分の医薬品を選ぶことだ（二四一ページからの「風邪の諸症状の対処法」参照）。

ジャック・グワルトニー・ジュニアは、風邪をひいたと思ったらできる限り早く治療するほうがいいと強調する。これは症状がもっとも重いときにそれを緩和するため（風邪の最初の三日間）と、鼻汁がたまって副鼻腔に流れ込み副鼻腔炎を引き起こすのを防ぐためだ。大切なのは気道をつまらせないよう迅速に対応することだ。グワルトニーは風邪かなと思ったら、症状がなくなるまで二種の単一成分医薬品を一二時間ごとに服用する。一種はイブプロフェンやナプロキセンなどの非ステロイド系の抗炎症薬（ＮＳＡＩＤ）で、これは咳や倦怠感、喉の痛みを緩和してくれる。もう一種は、体内のヒスタミンの作用を阻害する抗ヒスタミン薬で、これは鼻水やくしゃみを止める化合物だ。後者の抗ヒスタミン薬には二種ある。「ベナドリル」や「クロール・トリメトン」などのいわゆる第一世代の古いタイプの抗ヒスタミン薬は服用すると眠くなる。もう一方は眠くならない新しいタイプの抗ヒスタミン薬で、「クラリティン」や「アレグラ」などがある。風邪に効くのは鎮静作用のある古いほうの抗ヒスタミン薬のみだ。

日中に鼻がつまったときは、ロナルド・ターナーは局所用の鼻炎薬（「アフリン」などのスプレーや点鼻薬）を使う。鼻炎薬は、鼻の粘膜の血管を収縮させて鼻道を開放する（彼はチキンスープもいいかもしれないと語る。けれども、調理に手間がかかるので、彼の家族は誰もつくってくれないのだそうだ）。夜間の鼻水や喉のいがらっぽさには、ターナーは古いタイプの抗ヒスタミン薬を服用する。

ビアギッテ・ウィンザーは、NSAIDのイブプロフェンまたはアスピリンを一錠服用する。しかし彼女がこの薬をのむのは就寝前のみで、ぐっすり眠るためだという。セバスチャン・ジョンストンも服用するのはパラセタモール（アセトアミノフェンとも呼ばれる）だけと決めている。

市販の咳止めシロップを勧める人は誰一人いない（それでも大衆は咳止め薬をたいへん好むらしく、風邪の季節ともなると薬局の棚から飛ぶように売れていく）。咳止めシロップは効かない。さらに、子どもたちにとってははなはだ有害でもある。このためアメリカ胸部医学会（ACCP）はこれらのシロップを使用しないよう強く推奨している。咳は体の防御作用だから、それを完全に抑えつけるのはかえって良くないのだ。

サプリメントとハーブの代替医療については、グワルトニーは亜鉛とエキナセアが効かないという証拠は十分にあると言う。薬用人参やビタミンCなどの天然成分の薬効についてはいまだに決定的な証拠はない。けれども、サプリメントを摂取することで症状が軽減したと感じるのであれば、摂取するほうがいい――ただし有害な副作用がないのが条件――とトーマス・ボールは主張する。「治療群とプラシーボ群に差異が認められない『ネガティブ』研究ですら、やはり特定の治療に反応する人はいます」とボールは語る。「これにはいろいろな理由が考えられます。しかし医薬品に対する反応に個人差があるのはたしかです。ですから、ある治療法が基本的に何も害を与えないのであれば、それを試してみるのも一法というのが私の考えです」。それでも、賢い消費者になるに越したことはない。あまりに嘘っぽい宣伝文句には騙されないように、とグワルトニーは話す。医学上の研究について自分でも調べてみよう。わからないことがあれば医師に尋ねよう。

小児の治療はどうだろうか。乳幼児に市販の医薬品を服用させる前に、親は医師に相談しよう。アメリカ食品医薬品局（FDA）によれば、二歳未満の乳幼児には風邪薬や鎮咳薬を与えてはいけないという。副作用の危険性が高すぎるからだ。じんましん、眠気、呼吸困難を引き起こし、場合によっては死にいたることもある。FDAは二〜一一歳までの小児におけるこうした医薬品の安全性に関する調査を完了してはいないが、大半の専門家は医薬品の投与は好ましくないと考えている。とりわけ六歳未満の乳幼児についてはそうだ。アメリカ小児科医師会（ACP）（訳注　後出のアメリカ小児科学会〔AAP〕とは異なり、少数の保守的な小児科医が組織する団体）はこの年齢制限を一四歳まで延長している。ハーブや代替医療の製品を小児に与える前に、親は医師に相談するほうがいい。こうした治療法が子どもに与える影響はほとんど研究されておらず、ひときわ慎重になることが望まれる。

そしてトーマス・ポールの次の助言を心に銘記しておこう。「風邪のような自然現象を『医療化』してしまうことで、ある治療法がほとんど失われるか忘れ去られています」。風邪の子をつれた親がポールの医院に来ると、彼は「愛の処方箋」を与える。

「私がこれを始めたのは、私が『医薬品』を処方しなくても、親にできることがあると彼らに思い出してもらうためでした」と彼は語る。「鼻腔内吸引と『タイレノール』のほかに、自分たちにできることがたくさんあると知り勇気づけられる親御さんたち（もちろん医院に子どもをつれて来るのは母親が多いので主として母親になりますが）が多いことに感動しています。親の肩から力が抜け、顔から緊張感が薄れていくのです。愛情たっぷりの親のもとで育った子どもは、風邪のウイルスにやられたときどれほど元気づけられたかを覚えていますよ。お望みなら、この効果に好きな名前をつけて結構ですよ。プラシーボ効果でも、ストレス減少でもね。でも、それは重要である反面、悲しいことに忘れ去られることがあまりに多いのです」

風邪の諸症状の対処法

●喉の痛み

塩水（二五〇ｃｃ弱のぬるま湯にティースプーン二分の一杯の塩を溶かす）でうがいすれば、喉の痛みは一時的に治まる。この塩水は体液より濃いため、喉の腫れた部分の水分が浸透圧によって滲み出して腫れが引く。これで神経への圧迫が減り、痛みが和らぐ。はちみつかグリセリンが入った非薬用亜鉛入りのど飴をなめるのも一法。比較的高い年齢の子どもなら塩水のうがいか、咳止めドロップまたは固いキャンディーをなめるのもいい（ただし、喉につまらせないよう注意する）。

●頭痛、倦怠感、微熱

頭痛や喉の痛みには、アスピリンやアセトアミノフェンなどの鎮痛薬、あるいはイブプロフェンなどの抗炎症薬（NSAID）が効く。しかし、アスピリンまたはアセトアミノフェンの服用によってわずかながら鼻の症状が強まり、鼻からウイルスが流れ出る期間が長引き、抗体の産生が減少するという証拠もある。

六歳未満の小児について……イブプロフェンやアセトアミノフェンなどの非アスピリン系鎮痛薬を年齢に応じた用量で与える。アセトアミノフェンは三カ月を過ぎれば乳児にも安全であり、イブプロフェンは一歳を過ぎれば安全とされる。アスピリンは一八歳未満の子どもに与えてはいけない（訳注　日本では「一五歳未満の子どもに与えてはならない」と定められている）。ライ症候群発症の危険性があるためだ。急性脳炎などを引き起こすこの病気は稀ではあるが、かかると死亡する場合もある。脱水を防ぐため子どもたちには水など透明な飲み物（訳注　果物のパルプや乳製品を含まない飲み物）を飲むよう促そう。

●鼻づまり

キシロメタゾリンやオキシメタゾリンを薬効成分として含む鬱血除去用の点鼻薬や鼻スプレーは、狭まった鼻道をすっきりさせてくれる。就寝前がとりわけ効果的だ。鬱血除去剤は鼻の粘膜の血管を収縮させることで鼻道を広げてくれる。点鼻薬やスプレー（「アフリン」や「ネオシネフリン」など）のほうが経口の鼻炎内服薬より早く効き、副作用が少ない。けれども、点鼻薬またはスプレーを三日以上使うのはよくない。さもないと粘膜が慢性の炎症を起こし、もとの鼻づまりよりひどい「リバウンド」につながる。鼻づまりが数日以上続く場合は、「スダフェッド」などのプソイドエフェドリンを含む鼻炎内服薬の処方に切り替えよう（ただし高血圧、心臓病、糖尿病、甲状腺亢進症、不安感がある場合や、その他の医薬品を服用している場合は医師の診断を仰ぐこと）。プソイドエフェドリンを大量に含む鼻炎内服薬は現在では処方薬としてしか入手できないが、それはこの薬がメタフェタミン（訳注　覚醒剤の一種）の製造材料になるからという理由のみによる。「アクティフェド」「スダフェッドPE」「タイレノールサイナス」など現在ドラッグストアで市販されている鼻炎内服薬は、やや薬効の弱いフェニルフェリンを含んでいる。一二歳未満の児童には鼻炎内服薬を使わせてはいけない。

ドラッグストアで販売している生理食塩水を用いた鼻洗浄液やスプレーを使えば、症状が緩和しリバウンドしないという証拠もある。これは子どもにも安全だ。

七日から一〇日経っても治らない頑固な鼻の症状は細菌感染を疑おう。医師に診断してもらうこと。

六歳未満の小児について……鬱血除去用の鼻スプレーや鼻炎内服薬は乳幼児に使っては

いけない。こうした薬が効くという証拠は乏しく、副作用の恐れもある。生理食塩水のみの点鼻薬を使って粘液をさらさらにするか、鼻水吸引器を試してみよう。そっと鼻をかむのもいい。水やジュースなど（乳製品や脂肪分を含まない）透明な飲み物の摂取で鼻づまりが解消することもある。

●鼻水とくしゃみ

「第一世代」の抗ヒスタミン薬によって鼻の分泌物は軽快する、とグワルトニーは指摘する。これによって鼻水は三〇パーセント、くしゃみは八〇～九〇パーセント減る（専門家がすべてこれに賛同するわけではない。ある研究によると、抗ヒスタミン薬は風邪によるくしゃみや鼻水をまったく緩和しないという）。いずれにしても眠気にともなう危険性があるため、とりわけ呼吸困難がある場合には、これらの抗ヒスタミン薬は小児には推奨できない。成人の場合は慎重に、できれば眠気が問題にならない夜間に服用するのがいい。「クラリティン」「アレグラ」など鎮静作用のない新しい「第二世代」の抗ヒスタミン薬は、風邪の症状には効かない。

六歳未満の小児について……鼻水の緩和にクールミスト式加湿器を勧める医師もいるものの、その効果を裏づける証拠はほとんどない（二六〇ページの「部屋の加湿」の項参照）。どうしても使用したい場合は、加湿器がカビや細菌の棲処（すみか）にならないよう留意する。

水を毎日取り替え、製造業者が勧める清浄手順を守ること。加湿器は汚染の恐れがあるため、子どもを風呂場に座らせ、シャワーの湯気を吸わせるスティーミングを推奨する専門家もいる。

鼻炎のある人について……気道を広げるといい。鼻炎薬と古いタイプの抗ヒスタミン薬を使う。鼻をかむときは、片方ずつ三〜四秒そっとかむにとどめる。

●咳

咳には粘液や病原体、ゴミを気道から除去する効果もあることを覚えておこう。ということは、咳が出る以外は健康なら、咳を我慢するのは良くない可能性もあるのだ。研究によれば、風邪の咳にもっとも有効な治療薬は、第一世代の抗ヒスタミン薬（ベナドリルなど）と鼻炎薬の組み合わせだという。温かい飲み物を飲んだり、グリセリンやはちみつ入りの非薬用トローチを舐めたりすると改善する人もいる。薬用成分入りの咳止めドロップはとくに効き目があるわけではなく、値段が高いこともしばしばだ。

市販の咳止めシロップは使わないこと（たとえば「ロビタシン・マキシマム・ストレングス」「ミューシネックスDM」「ヴイックス・フォーミュラ44・カフ・レリーフ」など）。これらの咳止めシロップは通常、去痰剤（きょたんざい）や抑制剤（デキストロメトルファンやコデインなど）を含むが、これによって咳が治まるという証拠はない。なかには咳を緩和することが知られている成分を含む咳止めシロップもあるが、その含有量は効果を与えるには少なすぎる。小児への使用は論外だ。鎮咳薬は小児の場合には、かえって呼吸器系の症状を悪化させ、呼吸を困難にする場合がある。二歳未満の乳幼児では、死亡につながる過剰摂取との関連が取り沙汰されている。

風邪が原因の咳は通常三週間以上続くことはない。もしそれ以上続くようであれば、医師の診断を仰ぐこと。

六歳未満の小児について……現在アメリカでは小児の咳に効果を有すると証明されている医薬品は存在せず、場合によっては医薬品の使用は危険きわまりない。この結果、アメリカ小児科学会（ＡＡＰ）その他の専門家は、風邪薬や鎮咳薬を子どもに与えないよう親たちに強く助言している。温かいシャワーでスティーミングする（熱いシャワーを出しながら風呂場に座る）のもいいし、温かいスープや飲み物も鼻づまりを緩和し、気道の緊張を解き、咳の発作を軽減してくれる。子どものベッドの枕を高くすれば、夜間の鼻づまりや咳を鎮め、より快適な睡眠が得られる。

気管支炎や痰がからんだような咳のある人について……喫煙は避けること。また焚き火の薪の煙を吸わないように注意する。さもないと風邪をひいているときは気道が炎症を起こしてしまう。発熱、息切れ、激しい咳がある場合は、医師の診断を受けること。

●睡眠障害

アセトアミノフェンなどの鎮痛薬か、イブプロフェンやナプロキセンなどの抗炎症薬（NSAID）を試してみる。鼻づまりで眠れないようならば、鬱血を除去してくれる点鼻薬か鼻スプレーを使えば鼻の腫れが緩和されるだろう。

六歳未満の小児について……鎮静効果のある抗ヒスタミン薬は与えないこと。鼻が痛いと訴える場合には、子ども部屋に加湿器を置いてみよう。蒸気はベッドの方向からそらし、水を毎日取り替えて、洗浄手順を守ること。

●以上すべての症状に

トーマス・ボールが処方する「愛情に満ちた看病」（二六四ページを参照）を。

母親の対応

先般、アメリカの科学者チームが異なる文化的背景の母親三〇〇人ほどに、子どもが風邪をひいたときの対処について尋ねた。ほとんどの母親が微熱や全般的な倦怠感には鎮痛薬を用いると答えた。また大半の母親がチキンスープと樟脳（カンファーラブ）の塗り薬を使う。白系アメリカ人（ヨーロッパ系アメリカ人）の母親は、水分補給と温湿効果（温かい風呂、温湿布、スティーミング）に頼る。アフリカ系アメリカ人の母親は、チキンスープ、カンファーラブ、ビタミン、ハーブティーなどを使う。プエルトリコ系アメリカ人の母親は、カンファーラブ、チキンスープ、水分補給を用いる。西インド諸島・カリブ諸島系アメリカ人の母親たちは、カンファーラブ、チキンスープ、ミントティーやハーブティー（センナ、ローズマリー、「マイロス・ティー」、ニンニク、ルイボス茶を含む）に頼る。

人びとが風邪薬に求めるもの

二〇〇七年、ウィスコンシン大学の研究者ブルース・バレットが、ある研究結果を発表した。研究は人びとが風邪薬に望むもの、払ってもいいと考えている代価、一定の改善のために負ってもいいと考えているリスクの度合いについて調べたものだった。研究では風邪の治療薬に対する四通りのシナリオを提起した。どの治療薬も風邪をひいてから最初の三日間、毎日三回のむ必要がある。

あなたはどの薬を服用しますか？

1. 一〇セントのビタミンC錠。リスクや副作用はほとんどない。風邪の罹患期間は短縮しないが、症状を軽減してくれるかもしれない。

2. 二〇セントのトローチ。まずい味、そして人によっては吐き気の副作用がある。

罹患期間の短縮と症状の軽減の両方がわずかながら期待できるかもしれない。

3. 五〇セントのハーブエキス滴瓶。味はまずいが、罹患期間の短縮と症状の軽減の両方がいくらか期待できる可能性がある。

4. 二ドルの処方薬。副作用の有無は不明。罹患期間を二四時間短縮し、症状を軽減する。

そして、第一位は……

バレットの研究では、第一位は1番のビタミンCのサプリメントだった。三〇パーセントの人が症状の軽減につながらなくてもビタミンCを摂取すると答えた。第二位は3番のハーブエキス（エキナセアの代替品）だった。一五パーセントの人がその効果にかかわらずハーブを試すと答えた。まずい味のトローチ（亜鉛）と中身のわからない処方薬（プレコナリル）は同位の末席で、効能のほどは別にして両者を選ぶと答えたのは五パーセントにとどまった。

バレットの研究の結果によれば、いずれの風邪の治療薬でも、代価とリスクに見合うと人びとが考えるのは症状の二五〜五〇パーセント軽減だった。バレットが指摘するように、四通りの治療薬はいずれもこの条件を満たしていない。しかし私たちアメリカ人が年間三〇億ドルを風邪薬につぎ込んでいることを考えるなら、私たちはいずれにしても金を惜しまないと見える。

普通またはあまり普通でない普通感冒薬の手引き

※売れ筋のもの、そうでないもの

風邪によって私たちが自分たちについて学んだことがあるとすれば、それは私たちの多くが容易に一杯食わされるということだ、とはジャック・グワルトニー・ジュニアの言葉である。「この弱みは、私たちの永遠の楽観主義——永遠の騙されやすさを示しています」

●エアボーン

エアボーンの売り上げはこのところ二〇〇万ドルから一億五〇〇〇万ドルに急増してはいるものの、ビタミン、ミネラル、ハーブのいんちき臭い混合物が風邪を予防したり、罹患期間を短縮したり、症状を軽減したりするという決定的な証拠はない。信頼の置ける臨床試験はまったく行なわれていないのだ。一部の専門家によれば、エアボーンに効能があるとすれば、それは一錠につき一〇〇〇ミリグラムというビタミンCの高含有量によるもので、そのためにわずかながら鼻づまりなどの軽減効果があるかもしれないという（二六六ページの「ビタミンC」の項参照）。仮にこの説が正しいとすると、ビタミンC単品を摂取するほうがいいように思われる。なにしろエアボーンのおよそ一五分の一の値段なのだ。エアボーンに病原体を寄せつけない効能があるという主張はたわごとに過ぎない。

●アンドログラフィス（訳注　和名はセンシンレン）

アンドログラフィス・パニクラータ（*Andrographis paniculata*）（「苦みの王様」として知られる）という植物はアジアに広く分布し、インドや中国で古くから感染症や発熱の治療薬として用いられている。インディアンエキナセアと呼ばれることもあり、「カンヤン」「コールドケア」などの風邪治療薬に使用されている（多くはエゾウコギ〔*Eleutherococcus senticosus*〕、別名シベリア人参など他のハーブと混合されている）。アンドログラフィスはヨーロッパでは風邪やインフルエンザの治療薬として大流行しているが、実際に薬効があるという証拠はないに等しい。実験室で若干の抗炎症作用を発揮し、プラシーボより風邪の症状を軽減すると報告する臨床試験がいくつかある程度だ（注意　胃の不調、食欲不振、嘔吐、じんましんなどの副作用がある）。

●抗生物質

アメリカ疾病予防管理センター（CDC）の標語「鼻を鳴らし、鼻水を垂らし、くしゃみをしよう。抗生物質はいらない！」に耳を傾けよう。抗生物質は、敗血性咽頭炎（いんとうえん）や結核など、細菌による感染症と闘うための強力な医薬品である。したがって風邪やインフルエンザなどのウイルス感染症には効力をもたない。それどころか、必要とされてもいないのに抗生物質を服用すれば、胃腸に負担をかけたりアレルギー反応を起こしたりする。重大な問題になりつつある抗生物質耐性菌を生むことにもなる。

耳感染症のある小児にはしばしば抗生物質が処方される。しかし研究によれば、抗生物質による治療の結果、改善が見られるのはたったの一二パーセントである一方、アレルギー反応のリスクは二〇パーセントあるという。アメリカ小児科学会（AAP）は、二カ月から一二歳の健康な小児に抗生物質を処方する前には、四八〜七二時間の観察期間を設けるよう推奨している。

●チキンスープ

たいていの専門家は、チキンスープに医学的な価値があるなどという主張を一笑に付す。実験室では抗炎症作用を発揮するとはいえ、風邪に対する効果を調べる臨床試験が行なわれたことはない。それでもチキンスープを飲むと気分が落ち着くという人は多いし、脱水を防げるのもたしかだ。

●コールドイーズ

亜鉛を一五〜二五ミリグラム含むグルコン酸亜鉛トローチ。製造元の〈クイグリー〉社は、このトローチがライノウイルスの複製能を阻害し、風邪の罹患期間を半減すると主張する。しかし公表された研究結果一四件を再評価した結果、ジャック・グワルトニー・ジュニアらはこれらのトローチに何らかの効能があることは証明されていないと結論づけた。

●コールドFX

コールドFXはカナダの医薬品会社〈アフェクサ・ライフ・サイエンス・インコーポレイテッド〉が製造する風邪薬で、北米産薬用人参（二五八ページの「薬用人参」の項参照）の根から抽出した、特許取得済みで一定基準を満たすエキスを含む。コールドFXが風邪薬の中でいちばんよく売れるカナダでは、広告はこううたう。「免疫系を高めることで、風邪やインフルエンザの罹患頻度、重症度、罹患期間を改善します」。アメリカでは、ただ「免疫系を高める」とだけなっている。アフェクサ社自身が資金提供した比較的よく考えられた研究数件では、コールドFXが優良な効能をもつことが示されてはいるが、これを再確認するさらなる研究が必要だ。二〇〇五年に《カナダ医師会雑誌（CMAJ）》に発表されたある研究では、前年の風邪の季節に少なくとも二度は風邪をひいた健康な成人が三二三人集められた。半数の人は四〇〇ミリグラムのコールドFXカプセルを毎日服用し、残りの半数はプラシーボを服用した。コールドFX群の被験者は一人につき〇・六八回風邪をひいたのに対し、プラシーボ群は一人につき〇・九三回だった。四カ月で罹患頻度が〇・二五回減少したことになる（さらにコールドFX群の被験者では風邪の症状が軽かった）。これらのデータから考えると、平均罹患率を一引き下げるにはカプセルを毎年四カ月間、四年間続けて服用する必要がある。推奨用量（一日二カプセルまたは四〇〇ミリグラム）を四カ月服用すると、およそ八〇ドルかかる。すなわち、風邪を四年あたり一回予防するのに三二〇ドル払う価値があるか否かという問題になる。

コールドFXが風邪の罹患頻度や期間を改善すると結論づけるにはまだ時期尚早である、という点ではほとんどの専門家の意見は一致している。しかしながら、ある程度の効果があることは明らかにされている（小児に関する研究はまだ一つもなく、専門家は一二歳未満の小児の服用は推奨しない）。

●エキナセア（訳注　和名はムラサキバレンギク）

垂れ下がった紫の花弁が円錐形をかたちづくるエキナセアは、その人気の度合いにおいては風邪治療に用いられるハーブの王者にいまだに君臨している。この植物の葉、根、その他の部分はカプセルやジュース、エキス、お茶として市販されている。しかし、このハーブに関する研究は多く、もっとも信頼が置けて、良好な条件下で行なわれた最近の研究によって、エキナセアに風邪を治す薬効があるという説は否定されている。エキナセアの一種エキナセア・プルプレア（*E. purpurea*）の葉と花には風邪の症状を軽減する効能がわずかながらあるという研究もある。しかし、よりよく改良された最近の研究によれば、このハーブは風邪の罹患期間も症状も改善しないという。最新の研究は、エキナセアを定期的に摂取しても、風邪を予防できないし、風邪の重症度や期間も改善しないとしている。

結論として、専門家は金を無駄にしないほうがいいという。「エキナセアが効かないという証拠は強力です」とジャック・グワルトニー・ジュニアは述べる。それでもエキナセアを買うと決めたのなら、せめて賢い消費者になろう。購入を検討している製品がほんとうにエキナセアを含むかどうか確認し、エキナセア・プルプレア種を使用したサプリメントを買おう。エキナセアの製品はその質に大きな違いがある。材料の種類、使用部分、製造方法によって異なるのだ。ハーブ製品はアメリカ食品医薬品局（FDA）の規制を受けないため、中身はわからない。たとえば、最近五九種のエキナセア製品を分析したところ、ほぼ半数がエキナセアをまったく含んでいなかった（注意　エキナセアには胃腸の不調、発疹、多尿などの軽い副作用がある。植物アレルギーや喘息のある人、慢性関節リウマチや多発性硬化症などの免疫系疾患のある人、妊娠あるいは授乳中の女性、乳幼児は摂取してはいけない）。

●イマージンC

ライナス・ポーリングが存命なら、この粉末ドリンクミックスをいたく気に入ったことだろう。なにしろ一杯につき一〇〇〇ミリグラムものビタミンCを含んでいるのだ。著名な化学者でノーベル賞受賞者のポーリングはビタミンCを信奉していた。一九七〇年の著書『さらば風邪薬！　ビタミンCで風邪を追放』でポーリングは、ビタミンCを大量に摂取すれば、風邪を予防できるだけでなく、症状も軽減できると主張した。残念なことに、その後発表された研究結果はいずれもこの説を打ち消している。ビタミンCを摂取しても症状が目に見えて改善することはないのだ（鼻水を若干軽減するとはいえ、ジャック・グワルトニー・ジュニアはこの点では抗ヒスタミン薬のほうがよく効くと断言する）（二六六ページの「ビタミンC」の項参照）。

●運動

運動すれば風邪が早く治るという説にはほとんど根拠がない。もしすでに風邪をひいているなら、運動しても症状の重症度や期間は改善しないし、反対に悪化もしくは長期化することもない。疫学的には、運動しない人より定期的に運動する人のほうが風邪をひきにくいという証拠はいくらかある。

●大量の水分補給

耳にたこができるほど聞いた話だ。実際には、水分を大量にとって風邪を体外に流し出すことはできない。また風邪をひいたときに水分をまめに補給することが何らかの効果につながることを示す対照臨床試験もない。しかし、水、ジュース、スープなどの、果実のパルプや脂分、乳製品を含まない透明な飲み物を適切な量だけ飲めば、鼻づまりが軽減し、脱水症も予防できる。先般、英医学誌《英国医学雑誌（BMJ）》に掲載された論文が、風邪やインフルエンザにかかっているときに水分を過剰摂取する危険性を大きく取り上げた。理論的には、水分をたくさん摂りすぎれば軽微なリスクが考えられるとはいえ、これは私たちの大半にとって問題とはならない。

●ニンニク（*Allium sativum*）

古来、ニンニクは病気の予防と治療に用いられてきた。最近では、抗菌作用や抗ウイルス作用があると盛んに言われており、ニンニクサプリメント市場は賑わいを見せている。しかし専門家は、風邪に対するニンニクの効能は乏しいと述べている。ニンニクとプラシーボを比較する無作為対照試験を再検討する大規模な調査が二〇〇九年に行なわれた結果、比較的よく練られた堅実な治験であると認められたのは一四六人の被験者を対象にした一件のみだった。この治験では、被験者の半数はニンニクサプリメントを三ヵ月にわたって毎日一回摂取し（一八〇ミリグラムのニンニクエキス）、残りの半数はプラシーボを摂取した。結果としてプラシーボ群の六五人が風邪をひき、ニンニク群では二四人にとどまった。こうした結果は有望に思われるかもしれないが、実際には被験者が風邪ウイルスを有しているか否かが調べられておらず、風邪をひいたという被験者自身の申告のみに頼っている。これは重大な欠陥である。調査を行なった研究者は、ニンニクが風邪を予防するという主張を裏づけるにはさらなる研究が必要であると結論づけた。

●薬用人参

このハーブは健康増進と精力増強のために数千年にわたって用いられてきたが、科学がこのハーブの風邪に対する薬効を調べ始めたのはつい最近になってからだ。これまでのところ、何らかの効能があるという証拠は少ない。研究によれば、北米産の薬用人参は実際に免疫系に働きかけることが確認されているが、このことが風邪の感染症とどうかかわるのかについてはまだ解明されていない（二五三ページの「コールドＦＸ」の項参照）（注意　薬用人参にはいくつか副作用がある。それは抗凝血性であることから、抗凝血剤を服用している人は、薬用人参を含む製品を試す前に医師に相談したほうがいい。また薬用人参は妊娠中や授乳中の女性には安全ではないと考えられている）。

●はちみつ

お湯かお茶にはちみつとレモンを入れた飲み物は、喉の痛みを緩和する一般的な療法だ。ある最近の研究によると、はちみつは市販の鎮咳薬（ちんがいやく）に含まれるデキストロメトルファンに匹敵する鎮咳効果を実際に有するという。けれども、この主張はさほど意味がない。ある実験では、就寝前の二歳以上の幼児にティースプーン二杯までのはちみつを与えると、夜間の咳が鎮まり快眠を促すらしかった。しかしこの実験は十分な盲検になっていないため、プラシーボ効果があったと想像される（注意　はちみつはゼロ歳児に与えてはいけない。さもないと、重大な食中毒である乳児ボツリヌス症を起こす恐れがある）。

●温かい飲み物

鼻水や喉の痛みが辛いときに、一杯の甘くて温かいお茶が欲しくない人なんているだろうか。二〇〇七年、ウェールズのカーディフにある〈コモンコールドセンター〉で小規模な実験が行なわれ、温かい飲み物、とりわけフルーツコーディアル（訳注　ハーブや果汁を濃縮してつくる、希釈タイプの飲み物）が実際に効果を有するか否かが確かめられた。甘いリンゴとブラックベリーの入ったこの飲み物は、現に人びとの気分を改善したようだったが、それはあくまで主観的な評価であり、呼吸が楽になったわけではなかった。気分の改善はプラシーボ効果だった可能性が高い。とはいえ、甘くて温かい飲み物で気分が良くなるのであれば、飲んでみてもいいのでは。

●部屋の加湿

風邪の症状の軽減には、クールミストとウォームミストがもう何十年にもわたって使われている。この習慣は、乾燥した空気によって粘膜が乾いて腫れ上がった鼻や喉に悪影響を与えるため、部屋の空気を加湿すれば不快感を取り除くことができるという考え方に基づいている。けれども臨床試験ではほとんど効果は認められていない。ともあれ加湿器を使用したいなら、小児ならクールミスト加湿器を使おう。ホットミスト加湿器やスチーム式加湿器はやけどの恐れがある。またクールミスト加湿器は運転コストが低い。どのタイプの加湿器を用いるにしても、毎日水を取り替え、細菌やカビを防いで清潔に保つために製造業者が提供する取扱説明書の指示に従うこと。

●鼻うがい、鼻洗浄（ネティポットの使用も可）

風邪の症状の軽減に鼻を洗浄することが行なわれて久しい。この処置をしても風邪の経過は変わらないが、気分は楽になる。二〇〇八年に行なわれたある研究では、一日に三回、三カ月にわたって小児の鼻を洗った。使用したのは大西洋の海水を処理してつくった生理食塩水タイプの鼻洗浄液だった。こうして鼻を洗浄した小児は、通常の風邪薬や鎮咳薬を投与された小児より風邪の症状が軽かった。またミシガン大学の研究者は、風邪が鼻の合併症につながるのを防ぐには生理食塩水のスプレーより鼻洗浄のほうが効果的であることを突き止めている。鼻を洗うには簡単なバルブ注入器と洗面器を使う。洗面器に二カップの湯とティースプーン四分の一杯の塩を入れる。注入器に塩水を満たし、流しの上にかがんで（逆にあお向けにはならないこと）、バルブを押して塩水を鼻に注入する。塩水が流れ出たら、もう一方の鼻孔も同じ要領で洗う。ネティポットを使う方法もある。ネティポットは鼻うがい専用の道具で、ドラッグストアや健康器具の販売店などで入手できる。製造業者が提供する取扱説明書の指示に従うこと。

●生菌剤（プロバイオティクス）

生菌剤は胃腸の健康や免疫系機能一般に果たす役割が昨今取り沙汰されており、健康食品（ヨーグルトや味噌などの食品に含まれることもある）として消費される生きた有益な微生物である。フィンランドの一八カ所の保育所で小児六〇〇人を対象に行なわれた研究では、日常的に生菌剤を服用した小児群はプラシーボを服用した小児群に比べて呼吸器系疾患の症例が一七パーセント少なかった。二〇〇五年の試験では、生菌剤を含む治療薬を服用した群では風邪の罹患率こそ減少しなかったものの、プラシーボ群に比べて症状が穏やかだった。しかし治療薬は生菌剤のほかにビタミンやミネラルも含んでいた。善玉微生物が悪玉微生物をやっつけてくれるらしいという考えには思わず頬が緩むけれども、ここに紹介した研究では効果を証明するには研究総数があまりに少ない。風邪に効くとされるこれらの生き物に財布のひもを緩める前に、いま少し証拠が出るのを待つのが賢明だろう。

●生理食塩水タイプの鼻スプレー

軽微な鼻づまりを緩和し粘液をさらさらにするのに生理食塩水タイプの鼻スプレーを勧める専門家もいる。小児にも安全で、一部の薬用鼻スプレーのようなリバウンド効果もない。しかし一九九八年に行なわれた試験によると、生理食塩水スプレーには、風邪による鼻づまりの重症度および期間ともに測定可能な改善効果は認められないという。このタイプの鼻スプレーをふたたび使用すると答えたのは、参加した被験者の半数に満たなかった。

●塩水によるうがい

この昔ながらの療法では、二五〇ｃｃ弱のぬるま湯にティースプーン二分の一杯の塩を溶かしてうがいすると、一時的に喉の痛みが治まるとされる。うがいが効くのはおそらく、それが喉の腫れを鎮めてくれるからか、痛覚受容体の感受性を上げる炎症メディエーターを運ぶ粘液を取り除いてくれるからだろう。

●スティーミング

タオルの下の息がつまりそうな熱、上気した顔、息苦しさ——子どものころに風邪にかかったときの治療にまつわる私の記憶はこんな光景だ。風邪の鼻づまり緩和に温かい湯気を吸入するのは古くからの習慣だ。我が家ではこの習慣が律儀に守られていた。けれども私にはこの療法のほうが風邪よりつらかった。理屈の上では、温かい湿気によってねばねばした粘液が流れやすくなるはずだ。しかし二〇〇六年の調査では矛盾する証拠が得られている。一部の研究ではスティーミングが症状を軽減したようだったが、何も効果が得られない研究もあった。湯気の中の息がつまりそうになる感覚が嫌でなければ成人には問題はない。ただし火傷(やけど)をしなければの話である。

●食事あるいは断食

摂食が風邪の経過に影響するという古くからの言い伝えの根拠は希薄であり、絶食すれば風邪の期間や症状が軽減するという説にいたっては根拠は絶無だ。先だってオランダの科学者たちが、食事するとガンマインターフェロンのレベルが上がると主張した。ガンマインターフェロンとは、私たちの体が自然に産生する抗ウイルス物質である。しかしこの研究は小規模であり、再現されてもいない。それでも私たちは健康な免疫反応には優良な栄養状態が欠かせないことを知っている。抗ウイルス作用が得られるか否かはともかく、食べるという行為は気持ちを落ち着かせる。この利点を軽んじてはならないだろう。風邪をひいたときのおいしい食べ物については、二七七～二九一ページの専門家が提案するレシピをご参照あれ。

●愛情に満ちた看病、または共感

トーマス・ボールが指摘するように、友人や家族の愛情に満ちた看病は、風邪に苦しむ人にとって大きな慰めとなる。同じことが医師の共感にも言える。医師の思いやりや気遣いによって、風邪の期間は丸々一日減じられるし副作用もない。

●ヴィックスヴェポラッブ

あらゆる文化で母親たちが子どもの鼻づまりを解消するためにカンファーラブを使うが、これはその市販の製品。ヴィックスヴェポラッブは、現在では鼻詰まり止めであるとはうたっていない。そうした効能があるという証拠はないからだ。けれどもこれに含まれる芳香成分、とりわけメントールが鼻に涼感を呼び、鼻の通りがよくなった感覚を与えるようだ。一般に、用法を守れば安全と考えられてはいるが、医学的な価値はないに等しい。また小児の場合は危険性もある。二〇〇九年のある報告によると、乳幼児の鼻のすぐ下に塗った場合は、気道炎症または重篤（じゅうとく）な呼吸窮迫症候群を起こす可能性がある。

●酢によるうがい

私の友人――大学教授の職にあり、普段はきわめて分別のある懐疑的なタイプ――にこの民間療法が効くといって譲らない人が何人かいる。喉が少しでもいがらっぽいと感じたら、彼らは何を置いてもまず酢でうがいする。そうすれば風邪にかからないというのだ。彼らの信念があまりに強固なので、私はその根拠あるいは作用機序（きじょ）を求めて文献をあたった。調べられた限りでは、臨床的な根拠はほとんど存在しない。ただし、酢のpH値はおよそ二・四と低く、強い酸性であるということだけはわかった。ロナルド・ターナーによれば、実験室における研究ではライノウイルスは低いpH値で不活化するものの、これが人間の体内にも当てはまるかどうかはかなり疑わしいという。「私たちの体はたとえ一部のみでも短い時間とはいえ低いpH値にとどまるようにはできていません。体は蛋白質を分泌してpH値をすみやかに正常値に戻そうとします」と彼は説明する。「いずれにしても、うがいしてもライノウイルスが感染した咽頭扁桃（いんとうへんとう）には届かないでしょう。うがいするときには、柔らかい口蓋がこの部分を閉じてしまいますからね（さもなければ、うがいするともと窒息してしまう)」。ですから、とターナーは付け加える。「あなたのご友人がたはライノウイルスがいない場所を洗っているのです」。このことを友人たちに告げて、プラシーボ効果を台無しにするべきだろうか。

●ビタミンC（別名アスコルビン酸）

ビタミンCほど研究し尽くされた民間療法もないだろう。しかしさまざまな研究は、風邪の予防と治療に関する限り、残念ながらビタミンCはまず期待外れという点で一致している。ビタミンCをまめに摂取しても風邪の予防にはならない。ただしあなたがビタミンCの効能を心底信じていたり（その場合はプラシーボ効果が期待できる）、極限状態に置かれた第一線のアスリートか兵士であったりする場合には話は別だ。二〇〇四年、〈コクラン・コラボレーション〉（訳注　イギリスに本部を置く、医療情報の提供を目的とする非営利団体）が妥当なものと言える証拠――一万一〇〇〇人を超える人に関する三〇件以上の研究――をのきなみ再評価し、定期的にビタミンCを摂取しても一般には風邪を予防できないと結論づけた。症状の期間と重症度をほんのわずかながら改善する可能性はあり、それはおそらくビタミンCの抗コリン作用――分泌物を乾燥させる――による、とジャック・グワルトニー・ジュニアは述べる。しかしグワルトニーは、その作用には抗ヒスタミン薬のほうが優れていると考えている。

極限状態にある人びとにはいくらか効果がありそうだ。兵士やスキーヤー、マラソンランナーなど、持久力を必要とされる身体活動をしたり、極寒の環境にさらされたりする人びとだ。研究によれば、こうした「過激な環境にいる人」では、二〇〇ミリグラムのビタミンCを毎日摂取することで風邪の罹患率は半減する。

大半の専門家によると、毎日ビタミンCを摂取しても風邪を予防したり、かかってしまったときに症状が軽くなったりはしないが、風邪の罹患期間がほんのわずか――成人でおよそ一〇パーセント、小児で一五パーセント短縮する可能性がある（注意　ビタミンCの正しい用量――毎日およそ一〇〇ミリグラムで、果物や野菜をふんだんに食べれば簡単に摂取できる――は一般的に健康な人の場合は安全だ。極端に多い量を摂取した場合は下痢を起こす恐れがある）。

●ビタミンD

ビタミンDは、骨の健康から癌予防まであらゆるものの新たな希望の星となった。昨今では、体の免疫反応を正常化し、風邪の罹患率と重症度を改善する栄養素としてスポットライトを浴びている。およそ一万九〇〇〇人の男女の体内ビタミンDレベル、栄養学的に見た食習慣、呼吸器系感染症の罹患率を調べた二〇〇九年の研究によれば、ビタミンDのレベルが低い人（一ミリリットル当たり一〇ナノグラム）は、高い人（一ミリリットル当たり三〇ナノグラム）に比べて最近呼吸器系感染症を患った確率が四〇パーセント高かった（喘息や慢性閉塞性肺疾患のある人はとくに危険性が指摘されている。すなわちビタミンDレベルが低いと、肺疾患のない人に比べて感染症の罹患率が数倍に増えた）。しかし、こうした疫学的研究はかならずしも実際の因果関係を示しているとも限らない。ビタミンDが実際に風邪の予防につながるか否かを理解するためには、科学者は無作為割付けのプラシーボ対照実験――ある一定の期間、一群の人びとにビタミンDを与え、別の一群の人びとにプラシーボを与える――を行ない、どちらの群の人が風邪をひきやすいかを見極める必要がある。

それでも、自分のビタミンDレベルを調べてもらうのはいいことだ。もし低い場合には、サプリメントでレベルを上げることとの是非について医師の判断を仰ぐといい。私たちは放っておいても食事や太陽光にさらされることでビタミンDを補給している。ビタミンDを含む食品には、いわゆる脂(あぶら)の乗った魚類、たとえばサケ、マグロ、サバなどがあり、より含有量は少ないものの卵の黄身やチーズも補給源になる。しかし必要とされるビタミンDを食事のみでまかなうのはまず無理であり、太陽光を浴びることで補給するにも限度がある。とりわけ緯度の高い地域に暮らす人にはそうだ。研究によると、アメリカ人の三分の一以上がビタミンDレベルが低いという。血中ビタミンDレベルが低い場合は、ビタミンDのサプリメントを一日一〇〇〇ＩＵ（訳注　ＩＵは国際単位。ビタミンDの一ＩＵは〇・〇二五マイクログラム）摂取することを専門家は推奨している。

●ザイカム

ザイカムは微量の亜鉛を含むホメオパシー治療薬であり、製造業者の〈マトリックス・イニシアティブズ〉の宣伝文句はこうだ。「あなたの風邪を早く治すためにつくりました。早く気分が良くなるだけではありません。実際に早く『快癒』するのです」。この主張を裏づける証拠はほぼ存在せず（この後の「亜鉛」の項参照）、むしろザイカムには危険性がともなう。二〇〇九年、アメリカ食品医薬品局（FDA）は嗅覚消失（無嗅覚症）の恐れがあるため、ザイカム鼻ジェルと鼻スワブを使用しないよう国民に勧告しているのだ。ヴァージニア大学の研究者ロナルド・ターナーはこう述べている。「私がこれを使うだろうかって？　絶対ないね。何も効能がない上に嗅覚を失うかもしれないんだから割に合わないよ」

●亜鉛

この二〇年ほど、風邪の治療に亜鉛を摂取する（主としてトローチや鼻スプレー、鼻ジェルとして）ことが人気を博している。私たちの体全体に含まれる必須元素である亜鉛は、成長、創傷の治癒、免疫機能のために必要とされる。実験室では、亜鉛がライノウイルスの繁殖を阻害することが示されているが、それは中毒を起こす濃度に近い条件下での結果であり、ヒトの被験者ではライノウイルス感染に対する抗ウイルス作用は確認されていない。亜鉛が風邪に与える影響に関する臨床試験は世界中いたるところで行なわれてきた。これはもっぱら研究の多くに欠陥があるためだ。二〇〇七年、スタンフォード大学が過去二〇年間に行なわれた一〇五件の試験について再評価したところ、きちんと対照群を用意し適切なプランに基づいたものはたったの一四件にとどまった。もっとも質の高かった試験では、亜鉛は風邪の経過にまったく影響がなかった。ある程度の効能を認めた研究では、症状が始まってから四八時間以内に鼻スプレーとして亜鉛を使った場合がもっとも効果的だった。しかしFDAはスプレーあるいはジェルのかたちで亜鉛を直接鼻につけるのは止めるよう勧告している。嗅覚が永遠に失われる可能性があるからだ。より一般的な副作用にはまずい味と吐き気がある。

これを入手しよう

※ファッションやハイテクに敏感で快適さを追求する細菌恐怖症の人のための風邪治療薬と予防関連グッズの手引き

●赤らんで痛む鼻につける塗り薬

赤く腫れ上がって炎症を起こした鼻につけるのにいちばんいいと私が思うのは、「ヴァーモント社のオリジナル『バッグバーム』」だ。バッグバームはウシの乳腺を柔らかくするために一〇〇年以上も前につくられた軟膏で、ワセリンとラノリンを含む。人間の場合にも授乳で痛む乳首やバイクや自転車に乗ったあとの尻の痛みにいい。赤のクローバーとウシの頭部が描かれた小さな緑の缶に入っている（ドラッグストアや金物店、畜産用品店、ペットショップ、馬具店などで八ドル）。

●喉の痛みを和らげる薬

大半の専門家はいわゆる粘滑剤（ねんかつざい）（demulcent）（「和らげる」「なでる」を意味するラテン語 demulcere に由来する）によって、炎症を起こした粘膜の痛みやいがらっぽさを緩和できると考えている。私のお気に入りの製品二種は、「リコラハーブキャンディー」（たいていの薬局で二四個入り二ドルで購入可能）と法外な値段のクロスグリ味の「グレーテルのパスティーユ」（イギリスの伝統的な調整法にしたがってスイスで製造されており、およそ一一五ｃｃ入りで一二ドル）だ。

●靴下

これは、あの馬鹿馬鹿しい濡れた靴下療法「水治療法」——夜間の鼻づまりを解消するために濡れた冷たい靴下をはいてベッドに入る——とはまったく関係ない。ここで紹介するのはとても快適な靴下で、〈ブルックストーン〉社製の「ナップトラベルソックス」というもの。「とても毛羽の長いNapSoft®（ナップソフト）」でできており、寒気がしたときに足を暖かく保ち、健康回復のための昼寝を促してくれる（www.Brookstone.com で一〇ドル）。

●負けそうなら、ファッションにしてしまう

人の目を引くライノウイルス柄のネクタイやボウタイをどうぞ（「蝶の羽根の形で、自分で締めるタイプのボウタイ！」）。お洒落なライノウイルスデザインのボウタイは、黒地に紫、赤紫、黄褐色の模様入りで一〇〇パーセントシルク製。製造元は〈インフェクシャス・アウェアブル〉社で、社名は「急速に出現中の認識病原体（アウエアネスエージェント）の非耐性株」を意味するという。同社は売上げの一部を感染症の研究と啓蒙のために寄付すると宣伝している。《ピープル》誌は、「このボウタイが豚インフルエンザのように流行している」とコメントしている（www.iawareables.com で三九・九五ドル）。

●スタイリッシュな「スニフ」

ファッションにうるさい向きには、モナリザのデザインやヒョウ柄、シマウマ柄、迷彩柄、そして私の好きな一〇〇ドル札柄のデザインティッシュがある（ドラッグストアや雑貨店、オンラインで「スニフ」六個パックが九・九五ドル）。

●**手の殺菌剤のスクープ**（ひとすくい）

風邪ウイルスをやっつけるのに石鹸と水で手を洗うのに勝る方法はない（普通の石鹸を使おう。抗菌石鹸が普通の石鹸より風邪ウイルスに強いわけではない）。手を洗える状況にない場合には、「ピュレル」や「ジャームX」などのアルコール入りの殺菌ジェルが優れた代用品になる。殺菌ジェルが効果的にウイルスを退治してくれるか否かについては十分なデータがないものの、これらのジェルを使うと手がウイルスにとって棲みづらい環境になるのはたしかだ。商品選びは慎重に。疾病予防管理センター（CDC）は、アルコール含有量が少なくとも六〇パーセント、できればこれより高い製品を選ぶよう勧告している（ドラッグストア、食料品店、その他のアウトレットで約二五〇ｃｃ入りが二～八ドル）。

●**抗菌ティッシュ**

クリネックス社が製造する抗ウイルスティッシュは、ほとんどの種類の風邪ウイルスを接触後一五分以内に九九・九パーセント「殺す」と主張している。これでは鼻をかむ人には役には立たない。しかし理論的には、他人の使用済みのティッシュを不用意に触ってしまった人にウイルスが移るのを予防してくれる可能性もなくはない（ドラッグストアや食料品店で一二〇枚入りで二ドル）。

●トリップスティックス

箸の使い回しに懸念を抱く、アジア方面への旅行者のためのマイ箸。携帯可能で、衛生的で、洗いやすく、一組のハンドルに取り外し可能な箸先二対がついている。一対は寿司用、もう一対は牛肉の炒め物のような中華料理用（www.tripstixx.com で約一五ドル）。

●ハンドラー

ゴム手袋でもいいからもう一枚皮膚が欲しいあなたには、この細菌対策用のキーホルダー小物がお勧め。素手の代用品として市販されているハンドラーは、出し入れ可能なフックがついていて、それで公共の物体表面に触れるというもの。たとえば扉の取っ手、エレベーターのボタン、ホテルのテレビリモコン、ATMのキーパッド、トイレのペーパーディスペンサーなどに使える（薬局や www.handlerusa.com で約一一ドル）。

●病原体スレイヤー

別名「H1N1紫外線殺菌棒」と呼ばれるこの製品は〈ハンマッカー・シュレンマー〉社製。この商品にかかわる誇大広告は眉に唾して聞くほうがいい。紫外線ランプ（「病院の医療器具滅菌に使用されるものと同じタイプ」）を使用しており、細菌、ウイルス、カビを二〇秒で九九・九パーセント滅菌するというのが同社の主張。殺菌棒を物体表面——まな板、キーボード、電話、赤ちゃんのおもちゃ、ベビーベッド、ベビーカー——のおよそ一〇センチメートル上にかざせば、インフルエンザや風邪を起こす微生物のDNAを破壊するという（www.hammacher.com で約七〇ドル）。廉価版に「ポケットピュリファイアー」があり、こちらはおよそ二〇ドル。けれども効果のほどは疑わしい。「紫外線に殺菌効果があるのはたしかです」とハーリー・ロットバートは述べる。「科学者が腺ペストなどの危険な菌株を取り扱う器具等の表面を滅菌するのにはもってこいの器具でしょうね。しかし病原体のDNAに変異を起こすには十分長い時間照射する必要があります」。つまり、さっと紫外線をあてれば殺菌できるというわけではないのだ。

●ジャーム・ガーディアン・ナーサリー・サニタイザー

おもちゃ、おしゃぶり、哺乳瓶など赤ちゃん製品の殺菌用具。化学薬品ではなく熱によって風邪ウイルスの一部その他の病原体を殺す。多数の消費者が、容器が小さすぎて実用的でないとしている（デパートやオンライン www.guardiantechnologies.com で七〇ドル）。

●ヘンリー・ザ・ハンズ・ヘルス・シールド

この透明なビニール製顔覆いは、〈ヘンリー・ザ・ハンド・ファウンデーション・アンド・ヘンリー・ザ・ハンド・チャンピオン・ハンドウォッシャー〉の独創的な製品だ。この組織は、病気流行の拡大に手が果たす役割について大衆を啓蒙するための非営利団体。シールドは防御のための「バリア」で、これをした人が指を眼や鼻、口に入れないよう守ってくれるが、控えめに言っても不便であるのは否めない（www.henrythehand.com で一個一二ドル）。

●清潔なキーボード

二種類ある。まず、「ウェットキーズ・ウォッシャブル・ワイアレス・キーボード」はシリコンゴムの一体成形品で、石鹼と水で洗えば黴菌（ばいきん）を取り除くことができる（www.wetkeys.com で六〇ドル）。一方〈ヴァイオガード〉社は、世界初の自動滅菌コンピュータキーボードを開発中。こちらは殺菌紫外線を使って細菌とウイルスを殺す。この製品は病院での使用を念頭に開発されているが、汚染されたキーボードに脅威を感じている人などに広く人気を博すかもしれない（www.vioguard.com で四九九～五九九ドル）。

●滅菌携帯電話

二〇〇九年にスコットランドの微生物学者たちが発表した研究によると、どんな物の表面――扉の取っ手、トイレの便座、靴の中敷き――よりも携帯電話が単位面積当たり多くの黴菌に汚染されている。ある会社がこの情報に飛びつき、「クリーン・セル・ウェット・ワイプ」を売り出した。この製品はスクリーンや内部回路に悪影響を与えずに携帯電話についた黴菌を取り除く殺菌剤の溶液で湿らせてある（www.cleencell.com で二四枚入りが約一四ドル）。

真の療法――レシピと推薦図書

私は病いが癒えていく時期を好む。この時期があるからこそ病気もまた悪くないと思えるのだ。

――ジョージ・バーナード・ショー

風邪予防あるいは治療の科学は、楽隊方式で――一歩前進しては後退し、ときおりバトントワリングが入る――進展するが、現在の状況下で唯一の真の風邪の治療法をご紹介しよう。それは時間をかけること、そして食べたり読書したりする楽しみだ。

古くから伝わる「風邪をひいたら食べて、熱が出たら食べるな」という格言は正しくないかもしれないけれども、私は病気であるか否かにかかわらず食に関してはさまざまな思い入れがある。幼いときに風邪かインフルエンザにかかると、父がときどき彼の母親直伝のチキンスープをつくってくれた。その栄養豊かなスープはニンニク風味で、タマネギとパースニップのみじん切りが入っていた。私は学校を休んで家のベッドに潜り込み、祖母直伝のスープをすすりながら、『ナルニア国物語』やオグデン・ナッシュの詩を読んだ。あらゆる機会をとらえて病気のふりをしたのも無理はない。

※ほっとする食べ物と飲み物

●ホットトディー（アルコールは好みで）

温かい飲み物が風邪にいいという考えからホットトディーは生まれた。インドからイギリスに伝わったという説もある。

・はちみつ……テーブルスプーン二杯

- 搾り立てのレモン汁……テーブルスプーン一杯半
- 水……一カップ（やかんで沸かすか電子レンジでチンする）
- 好みで湯を沸かす前に皮をむいたショウガの薄切りを数切れ入れる

コーヒーマグにはちみつとレモン汁を入れて混ぜる。お湯を注いで、よくかき混ぜる。本物のホットトディーにするには、三〇ccほど（テーブルスプーン二杯）の質の良いバーボン、ブランデー、ウィスキーなどを入れる。

●ソファーで養生中に飲むオールドファッションド

風邪をひいた人のための冷たいカクテルもある。ここで紹介するのはミシシッピ州オックスフォードの〈スクエアブックス〉店主リチャード・ホーワース氏のレシピ。「オールドファッションドのいちばんいいところは、風邪をひいていても酒を飲めるほどには元気なら、おそらくだいぶ快復しているという点です」とリチャードは語る。「具合が悪くなると妻のリサがいちばん欲しがるのがこれで、私たちのうちどちらかがこの飲み物を飲むのは病気のときだけです。オールドファッションドの治療効果は、自分がすでにしていること——ソファーに横になり、読書したり俗悪なテレビ番組を見たりして眠りこける——についていくらかましな気分にしてくれることですね」

・大きめのグラス（果物を入れるため）
・バーボン……約五〇cc（銘柄は何でもかまわない。他の成分によって味は変わるし、いずれにしても患者の味蕾は鈍感になっている。入れる量は気分で加減する）
・ソーダ水
・ビターズ〔訳注　薬草や香草などを浸け込んだ苦みのあるアルコール飲料〕（我が家でこれを使うのはこの飲み物だけだと思う）
・砂糖……ティースプーン一杯弱
・氷（当然ですよね）（もしお宅のバーテンダーが手間を惜しまないようなら砕いたものがいいが、もちろんそうである必要はない）
・柑橘系の果物（グレープフルーツ二房、オレンジ数房、クレメンタイン〔訳注　温州みかんに似た柑橘類の一種〕半分など。またはこれら全部を少量ずつでも）
・マラスキーノ・チェリー（我が家では小さな容器に入れて冷蔵庫に保存してある。これもこの飲み物にしか使わない）

バーボンをグラスに注ぐ。ソーダ水少々、ビターズほんの少々、砂糖を加える。スプーンでかき混ぜて砂糖を溶かす。氷を入れる。果物を大きめに切り、皮をむいて、グラスに入れる。ソーダ水を加える。果物が下に沈んで全体が冷たくなるまで少しかき混ぜる。レモンツイストを加えるとお洒落。チェリーを上にのせる（これは外せない）。飲んで、好きな順番で果物を食べる（指を使う）。けれども、チェリーはこの飲み物の底に沈んだ甘い部分の後に最後にいただく。これで気分はよくなるはず（注意　ホットトディーやオールドファッションドによって風邪のつらさはまぎれるが、アルコールの過剰摂取は脱水につながって症状が長引く）。

●バナナプディング

南部の伝統食。このレシピではバニラ風味のウエハースとホイップクリームという贅沢は省くが、好みで最後に添えてもいい。

- 砂糖……一カップ
- コーンスターチ……四分の一カップ（または小麦粉二分の一カップ）
- 塩……ティースプーン四分の一杯
- 卵の黄身……四個
- 全乳……二カップ
- 無塩バター（あら切りしておく）……テーブルスプーン一杯

・バニラエッセンス……ティースプーン一杯
・完熟バナナ（皮をむいてスライスしたもの）……二本

砂糖、コーンスターチ（または小麦粉）、塩をボウルで混ぜる。別の小さめのボウルで卵の黄身を泡立ててから厚手の片手鍋に入れ、中火にかける。黄身に粉類と牛乳を交互に入れながら、かき回し続ける。泡立ってきたら弱火にし、もったりするまで一～二分かき混ぜる。バターとバニラエッセンスを加え、焦げないようにかき混ぜ続ける。プディングほどの硬さになったら、火から下ろす。膜が張らないようにラップをかけ、少なくとも数時間冷ます。盛りつける前にもう一度かき混ぜ、スライスしたバナナにからませる。

●バターミルクビスケット

このビスケットはおいしい――外はさくさく、中はふんわり柔らかい――イチゴジャムやはちみつをのせて楽しむのにぴったり。

・小麦粉……二カップ
・重曹……ティースプーン二分の一杯
・ベーキングパウダー……ティースプーン二杯

- 塩……ティースプーン四分の三杯
- 砂糖……ティースプーン二分の一杯
- 無塩バター（あら切りしておく）……二分の一カップ（一本）（これと別にビスケットの上に塗るためにテーブルスプーン二杯）
- バターミルク……一カップ

オーブンを約一九〇度に予熱する。材料すべてをボウルに入れて混ぜる。全体が粗いパン粉のようになるまでバターを切りながらなじませる（フードプロセッサーを使用するときは、粉類とバターの半量をプロセッサーに入れ、いちばん大きな粒が豆粒ほどになるまでかける。これを残りの半量に加え、手でこねて混ぜ合わせる）。粉類がまとまってボウルにくっつかなくなるまでバターミルクを入れる。そのうち生地がべたべたしてくる。そうしたら軽く打ち粉を振った台に生地を載せ、三センチメートルくらいの厚さに伸ばす。大きな丸いビスケットカッターで生地を切り抜く。天板にパーチメント紙を敷き、その上にビスケットを並べる。キツネ色になるまで一八分ほど焼く。ワイヤーラックで数分冷ます。

※風邪をひいた人のためのチキンスープ

ニワトリは風邪にいいようなので、ここでチキンスープのレシピを二種ご紹介しよう。最初のレシピはバーバラ・レナードさんのもので、彼女はチキンスープが風邪に与える医学的な影響に関する研究を初めて発表したスティーヴン・レナード博士の夫人。もう一つのレシピは、料理本の著者で、ラジオ番組《ザ・スプレンディッド・テーブル》のホスト、リン・ロセット・キャスパーによるもの。

● 「おばあちゃんのチキンスープ」のレシピ――バーバラ・レナード

一〇年前、ネブラスカ大学医療センターのスティーヴン・レナード教授は、チキンスープに一定の抗炎症効果がありそうだという初の研究成果を発表した。彼がチキンスープの治療効果に興味を抱いたのは、夫人がリトアニア出身の祖母のチキンスープに家族の風邪を治す効力があると信じ切っていたからだ。レシピは次の通り。

- 鶏肉……二・五キログラム前後
- ニワトリの手羽……九〇〇グラム～一・八キログラム前後
- 大きめのタマネギ……三個
- 大きめのサツマイモ……一本

- パースニップ……三本
- カブラ……二個
- 大きめのニンジン……一一～一二本
- セロリの茎……五～六本
- パセリ……一束
- 塩、胡椒……適量

鶏肉を洗う。大きな鍋に入れ、鶏肉がかぶるまで水を入れる。鍋を火にかけて沸騰させる。根菜類の皮をむく。手羽、タマネギ、サツマイモ、パースニップ、カブラ、ニンジンを加える。一時間半ほど煮る。脂が浮いてきたら取り除く。セロリとパセリを加える。さらに四五分ほど煮る。鶏肉を取り出す。鶏肉はこのあとスープには使わない（この肉はおいしいチキンパルメザンの材料になる）。野菜をフードプロッセッサーで細切れにするか、裏ごしする。塩と胡椒で味を整える（このスープは冷凍してもおいしい）。

●ブロド・ディ・ママ（ママのブイヨン）――リン・ロセット・キャスパー

（リン・ロセット・キャスパー著『イタリアの田舎料理――イタリア農家の家庭料理〔*The Italian Country Table: Home Cooking from Italy's Farmhouse Kitchens*〕』〔スクリブナ

ー、一九九九年」より)

シェフのリン・ロセット・キャスパーは私の大好きな人物で、素晴らしい料理本三冊の著者であり、ラジオ局〈アメリカン・パブリック・メディア〉の食べ物と料理を紹介する番組《ザ・スプレンディッド・テーブル》のホストでもある。豪華なコンフォートフード(訳注 慣れ親しんだ母親の手料理のように心が落ち着く食べ物)をつくりたいとき、私は彼女の著書『ザ・スプレンディッド・テーブルの夕食(*The Splendid Table's How to Eat Supper*)』のお世話になる。風邪のときに何を食べるかリンに尋ねると、彼女はブロド・ディ・ママのレシピを以下のメモと一緒に送ってくれた(子ども用の応用レシピ「とっておきのお薬」も入っていた)。

このブイヨンの名前の「ママ」は私の母です。私はもう何年もイタリア人の友人たちからブイヨンづくりのこつを伝授してもらってはいたのですが、母が大手術をして初めてブイヨンがもつ力に開眼しました。母はイタリア人で、食べることが大好きです。ですから彼女が食べ物に興味を失ったとき、私たちは心配しました。医師もです。食べなければいけません、と彼は言いました。イタリア人にとってこれこそ岩をも動かす命令です。「ブイヨンをつくろう」。私の頭に浮かんだのはそれだけでした。それはスープストックについてそれまで学んできたことをすべて動員する作業でした。使った材料はみんなオーガニックです。私はあらゆる栄養素を抽出するため長い時間かけて煮込み、母がもう食べられない塩の代わりにトマトと大きな丸のままのニンニクで調味しました。それはたくさんのブイヨンをつくりましたが、母は一滴残さず食べました。母の手術は六年前のことです。現在は八九歳になり、定期的にディナーパーティーを開いています。私たちはいまだにこのブイヨンをつくります。これほどの実績があるのですから、つくらない手はないでしょう？

　このブイヨンに得も言われぬ深みと風味を与えてくれるのは、丸のままのニンニク、汁気たっぷりのトマト、そして一晩かけて煮込む手間です。ブイヨンにイタリアでよく使われる去勢鶏の代わりにシチメンチョウの手羽を使うのを初めて教わったのは、イモラにあるリストランテ〈サンドメニコ〉のヴァレンティノ・マルカッティッリからでした。手羽はダークミート（訳注　もも肉・腰肉のこと）でもホワイトミート（訳注　あばら・胸肉のこと）でもなく、その中間ですから、煮出した汁は濃厚だけど繊細な味わいなのです。トマトをいくつか入れるのはイタリアに古くから伝わるやり方で、ブイヨンに食欲をそそるコクを与えてくれます。ニンニクは深くて芳醇な味わいを与えてくれますが、いかにもそれらしい味や匂いは残りません。長い時間かけて煮ることで、材料の風味と栄養がすべてブイヨンに溶け出します。このブイヨンが手作りを身上とする料理人の多くに愛されるのはこのためです。

あなたが大好きなパスタ店で買ったとびきりのトルテリーニを調理したいなら、このブイヨンがいいですね。自家製のパスタにはこのブイヨンです。そしてお嬢さんの結婚式のスープやご自身の誕生日のスープに使うのもこのブイヨンです。このブイヨンさえあれば、煮え切らない男でもきっと結婚を口にするようになるでしょう。

そして、このブイヨンは冷凍庫で何カ月も（なんと六カ月まで）保存できるのです。

お料理ひとロメモ――できればオーガニックの野菜と、抗生物質や化学薬品を与えないで有機飼料で育てられたシチメンチョウを使います。出来上がったブイヨンの一部を製氷皿に入れて冷凍します（凍ったら製氷皿からビニール袋に移す）。製氷皿の一個分はテーブルスプーンおよそ二杯です。残りのブイヨンをいろいろな大きさの容器で冷凍保存します。六カ月まで解凍して使えます。

六・五リットルあまりできます。

- シチメンチョウの手羽または鶏一羽（できればホルモン剤や抗生物質を与えられていないもの）……約二・三キログラム
- 水……六リットル弱
- 大きめのタマネギ（根のほうの端を切り取り、粗（あら）いみじん切りにしておく。皮はむ

かない）……二個（約六八〇グラム）
- 中くらいのニンジン（粗く切っておく）……二本
- 葉がついたままの大きめのセロリ（粗く切っておく）……一本
- 大きめの丸のままのニンニク（根のほうの端を切り取り、水平方向に半分にしたもの）……四個
- ニンニク（切らない）……二かけ
- ローリエ（砕いたもの）……一枚
- 缶詰のトマト（汁は入れない）……六個

シチメンチョウの手羽または鶏一羽を、肉切り包丁で骨ごと二、三片に切る。八～一〇リットルの鍋に入れる。鍋の縁から一〇センチメートルくらいのところまで水をたっぷり入れる。沸騰するまで弱火で煮る。灰汁（あく）を丁寧にとる。残りの材料を入れ、蓋を少しずらしたままで、少し煮立つ程度まで加熱する。一二～一四時間ことこと煮ながら、ときおりかき混ぜて、浮いてきた脂を取り除く。ぐらぐら沸騰させないこと。ごくわずかに煮立つくらいの火加減を保つ。ブイヨンの表面に肉や野菜が顔を出すようになったら沸騰した湯を足す。つねに材料の上に一〇センチメートルほどブイヨンがかぶっているようにする。

ブイヨンを細かい目の漉（こ）し器で漉す。透明なブイヨンにするには、鍋から漉し器に注ぐ

より、お玉で移して沈殿物を鍋の底に残すようにする。漉したブイヨンをできる限り早く冷ます。寒冷期なら戸外に置くか、小さな容器に入れて氷を入れたボウルで冷やすといい。その後冷蔵庫で約八時間、または脂肪が固まるまで冷やす。固まった脂肪を取り除き、いろいろな大きさの容器で冷凍する。

※ママのブイヨンで簡単なスープをつくる

●「とっておきのお薬」

イタリア人の子どもなら誰でも、自家製のブイヨンで煮込んで、パルミジャーノ・レッジャーノ・チーズをかけたパスタが滋養に富むことは知っています。これがあればベッドで寝ているのも悪くないと思えるほどです。小さくて楽しい形のパスタを選びましょう。

●ブロド・コン・プロシュート

ディナーパーティーのスープ。沸かして調味したブイヨンをスープ皿にお玉で移し、プロシュート・ディ・パルマの薄いスライスを飾ったもの。最後にパセリの葉を少々散らします。

●ハーブ入り夏のブイヨン

ブイヨンを軽く沸騰させ、好みの味に整えます。ハーブ数種を粗く切り刻んだものを一人分のブイヨンにテーブルスプーン一杯入れます。食卓でパルミジャーノ・レッジャーノ・チーズを勧めましょう。

●アプリストマコ（オードブル）

アプリストマコは古い遊び心にあふれた言葉で、食欲を呼び覚ます前菜を意味します。このレシピでは、もどした乾燥ポルチーニの薄いスライス数枚、長めに切ったワケギ、バジルの葉を、沸かして調味したブイヨンに浮かべます。

※推薦図書

風邪を甘く見てはいかん。寝台に横になって、面白い本でも読んで……。

——サー・ウィリアム・オスラー

風邪をひいたらどんな本を読めば心がほっこりするだろうか。アメリカ全土の専門家のお勧めはこちら。

●風邪をひいた時の定番

コネティカット州マディソンにある〈R・J・ジュリア・ブックセラーズ〉のロクサーヌ・コーディーは、アンソニー・トロロープの小説六篇を勧める。裕福な貴族で政治家のプランタジネット・パリサーと夫人のグレンコラの物語だ。コロラド州デンヴァーにある〈タタード・カヴァー・ブックストア〉のレイチェル・エイモスは、『高慢と偏見』に一票を入れる。「私たちはこの話にあまりに慣れ親しんでいますから、横になっているあいだ誰かに物語を読んでもらっているような気分になります。それにいつも以前には気づかなかったことに気づくのです」。イリノイ州ウィネトカのチェストナットコートにある〈ブックストール〉の店主ロバータ・ルービンは、ジェーン・オースティン、チャールズ・ディケンズ、イーディス・ウォートンを推奨する。『不思議の国のアリス』を勧めるのはキャシー・ランガー（こちらも〈タタード・カヴァー〉勤務）だ。「子どものころ私が病気になると、母が自分のダブルベッドに私を寝かせてくれて、隣にポータブル・レコードプレーヤーを置き、短縮なしの完全版『不思議の国のアリス』のレコードをかけてくれたのです。それで風邪で家にいる日が特別な日になりました」

●逃避のための逃亡物語

これも、風邪をひいたときに手がのびるジャンルだ。〈タタード・カヴァー〉の書店員エミリオ・エスキベルは、一二歳のときにリウマチ熱で一年間ベッドで過ごしたため、逃亡者の物語には詳しい。彼はリー・チャイルドのものなら何でも推奨する。男性にはイスラエルのシークレットサービスのスパイで暗殺者が主人公のダニエル・シルヴァのシリーズがいいと言う。ロクサーヌ・コーディーは、ハーラン・コーベンの本を勧める。キャシー・ランガーは、西ナイル熱ウイルスでひどい思いをしたときに世話になったシリーズものを推す。アレグザンダー・マコール・スミスの〈No. 1レディーズ探偵社〉シリーズだ（「軽い読み物ですが夢中になりますよ」とランガーは語る。「読んでいると心はもうはるか遠くの太陽がぎらぎら照りつけるボツワナです。そこでは、とても賢くて抜け目のない愛すべきプレシャス・ラモツエが探偵社を経営しています」）。スミスはロバータ・ルービンの推薦書でもある。ルービンはこのほかにもミステリ作家数人（ドナ・レオン、デボラ・クロンビー、ロバート・パーカー）と「ベッドで広げて読むのに重すぎない本」を挙げる（メアリー・アン・シェイファーの『ガーンジー島の文学とジャガイモの皮パイの会（*The Guernsey Literary and Potato Peel Pie Society*）』、スティーグ・ラーソンの『火と戯れる女』、ガース・スタインの『エンゾ　レーサーになりたかった犬とある家族の物語』

など）。

●気分がすぐれない人に

笑いは体にいい。キャシー・ランガーは《ニューヨーカー》誌がまとめたユーモア読み物集『フィアス・パジャマズ（*Fierce Pajamas*）』と『ディスクワイアット、プリーズ（*Disquiet Please*）』を勧める。「アンソロジーは昼寝の合間に読むのにうってつけです」と彼女は言う。「どこまで読んだか覚えたり、話の筋をたどったり、登場人物を頭に叩き込んでおいたりしなくていいんですから」。ウィットと魅力に富むものとしては、ロクサーヌ・コーディーは、ジェイムズ・サーバー＆Ｅ・Ｂ・ホワイトの『Ｓｅｘは必要か？』、エレイン・ダンディーの『偽りのアボカド（*The Dud Avocado*）』を推す。体調が気になって仕方がない人のためには、ボストンにある〈ポーター・スクエア・ブックス〉のスザンナ・ヴェイジーグーは、初刊が一八八九年で古くから多くの人に愛されてきたジェローム・Ｋ・ジェロームの『ボートの三人男』を心から推奨する。「物語は語り手が医学辞書を読むところから始まります。そして読み終えるころには彼は、人がかかるあらゆる病気を経験した気になるのです」と彼女は書く。「病気のことを忘れて最期の日々をできる限り楽しむため、彼は親友二人（そして愛犬）との休暇を計画します。テームズ川をボートで下り、夜になったら川岸でキャンプしようというのです。この本は小さな宝ですよ」。そう彼女は述べる。「ユーモアたっぷりで、いい意味でとぼけていて、鼻づまりや鼻の痛みを忘れさせてくれます」

最後に、鼻を見つめて考え込んでいる人のために……風邪に関するいくつかの有名な引用と逸話をどうぞ。

「病気になることは専制君主を楽しむことだ」

――チャールズ・ラム

「風邪を予防するいちばんの鉄則は、毎日外気にあたって体を鍛錬することである」

――ウィリアム・バカン、『家庭の医学』（一七六九年版）より

作家のロバート・ベンチリーの風邪予防法は「鼻や口から息をしないこと」。

「風邪のいちばん有効な予防法は、子どもを冷たい水で毎日沐浴（もくよく）させることです。それに耐えられるほど元気ならばの話ですが。そうでない場合は、少し温かいお湯を加えましょう。体をこすって乾かします」

――サラ・ジョセファ・ヘイル、『優良な主婦（*The Good Housekeeper*）』（一八三九年）より

「私の風邪撃退法は、寝る直前に温かいローストオニオンを食べることである」

――ジョージ・ワシントン（後世に彼の言葉とされた）

「喉がいがらっぽくて咳が止まらないときは、どうにかしてそれを防ごうと場当たり的なことをしがちだ。そんなときはレーズンを何粒か食べると治ることがある」

――ウィリアム・ヘバーデン、『病気の歴史と治療について（*Commentaries on the History and Cure of Diseases*）』（一七九八年）より

「なんだか物憂くて淋しい――きっと風邪をひいたのね」

――ジェーン・オースティン、姉のカッサンドラへの手紙（一八〇八年六月一五日付け）より

手紙でたびたび風邪を話題にしたオースティンは、悪天候を無視した女主人公にひどい風邪をひかせるのを好む。『分別と多感』では、可哀想なマリアンヌ・ダッシュウッドは

夕暮れに濡れそぼった野原をさまよい、その後「濡れた靴と靴下」のまま座っていたため瀕死の目にあう。

マリアンはひどい風邪を引いてしまった。一日、二日はあまり気にせず、何でもないと言っていたが、だんだんひどくなってみんなが心配しはじめ、やがて本人も無視できなくなってきた。ところが、みんながいろいろ治療法を勧めても、いつものようにマリアンはいっさい耳を傾けなかった。体がだるくて熱っぽくて、手足が痛くて、咳も出て、喉も腫れて痛いけど、一晩ぐっすり眠れば良くなると言って聞かなかった。寝るときにエリナーがやっと説得して、いちばん簡単な治療法を一つ、二つ試しただけだった。（中野康司訳、ちくま文庫より引用）

六〇歳まで生きられれば幸運だった時代に、ジェーン・オースティンの同時代人であるトーマス・ジェファーソンは八三歳まで長生きし、ごく稀にしか風邪をひかなかった。その秘訣は？　両足を冷たい水につけることだよ、と本人は豪語していた。彼は寒さを嫌っていた。「飢え、喉の渇き、病気その他の生死にかかわる痛みのすべてを合わせたよりも、寒さがあらゆる動物にとってより大きな苦痛の源泉だと私は確信している」と一八〇一年に書いている。それなのにウィリアムズバーグの若者だったときから死ぬまで、ジェファーソンは毎朝両足を氷のように冷たい水につけた。「私は健康に恵まれている」と彼は七六歳のときに述べている。「鼻水などは生涯のうちで平均して八〜一〇年に一度も経験しないくらいだ。このめぐり合わせはこの六〇年間ずっと毎朝足を冷たい水につけているおかげだと私は思う」

一八世紀末から一九世紀初期の詩人で随筆家、批評家のチャールズ・ラムは、手紙をよく書いた。友人のクエーカー教徒で詩人のバーナード・バートンに宛ててしたためた一八二四年一月九日付けの書簡（この本の冒頭で数行引用させてもらった）では、重い風邪について次のように思いをぶちまけている。

親愛なるバートン様

以下のような病気に屈するということがどのようなことかご存じでしょうか？　克服し難い「白昼夢」――フォールスタフのいわゆる「いまいましい昏睡状態」――何をする気にもならず、全く無気力と嫌悪感――生気の停止――自分が今どこにいるのかということにも無頓着――感覚を無くし眠気を催すようなろくでなしの感じ――全身的硬直化――時事に対する牡蛎のごとき無感覚――意識朦朧状態――突き刺すような良心の針に対するたくましい反抗――薄いお粥を飲む段階にまでは全く入る決心がつかないとても悪い風邪にかかったことがありますか？――以上のような症状がここ何週間も私の運命であり、また私の言い訳の種でした。――すなわち私の指はこの紙面上に遅々として進まず、私の考えでは、ここからこの半枚の終りまで数マイルあり――私は言うべきことは何もなく――何一つ他のものより一層重要というものはなく――私は「否定」あるいはパンケーキよりなお平べったく――パーク判事が頭にかぶっていたかつらよりなお空っぽで――役者が去った後の田舎舞台よりなお間が抜けており――ゼロであり――〇であり――時々痙攣的におこる咳と胸部の永続的鈍重な痛みとでやっと自分が生きていることがわかる有様で――私は世の中が嫌になり――生命の方でも私が嫌になっており――私の一生はたそがれ時に入っており、この先もう蝋燭の火を灯す値打ちもない（骨折り甲斐もない）ものと思われます。――私の蝋燭の芯にはこぶができておりますが、そのこぶを切り取るだけの勇気も奮い起こすことができず――まさに息を詰まらせた状態で――子牛肉と羊肉の区別もつかず――何一つ興味の湧くものもなく――ただ今が丁度十二時で、サーテルが今まさに新しい絞首台の踏み台に上ぼらんとする時刻で――絞首刑執行人ジャック・ケッチが人の命の最後に関わるお役目を務めんとその脂じんだ袖を機敏にたくし上げても、私自身は呻き声一つ、あるいは道徳的反省の一言も発し得ないといった状態となり、――仮に世の終末が明日に迫ったと貴君に言われても、「そうかね」と言うのみで――細かい所まで注意を払う気力も無くなり――ましてや徹底的に物を探す気力はさらになく――私の目は頭の奥に落ち込み――私の頭脳は、ムアフィールズに住む或る貧しい親戚に会いに出かけていて、いつ帰ってくるかがわからず――私の頭蓋骨はグラブ街の屋根裏の貸部屋同然となっており、――その中には組み合わせ腰掛け一つ、あるいはひびの入った室内便器一つさえ残っておらず――物を書くのもただ習慣的に私の「手」が書くのみで私自身が書くのではなく、それはあたかもひよっこの気がふれて少し走り回るのと同然です。――ああ、痛風か腹痛か歯痛の猛烈な発作が起こってほしい。――私の耳にはさみむしが入るか、私の目の中に蠅が飛び込むか――人生はこれ苦痛――その苦痛が激しければ激しいほどますます生きている証拠で――しかしこの無感動、この仮死状態――貴君は六、七週間も絶えず寒気がして、希望も心配も良心も何もかも停止状態という、頑固な風邪にかかったことがありますか――私はこれを治そうとしてあらゆることを試み、例えばワインを飲んだり、強い酒を飲んだり、煙草をふかしたり、惜し気もなく多量に嗅ぎ煙草を吸って見たのですが、どれもみんな容態をよくするどころか、一層悪くするだけのように思われ――湿気の多い部屋に寝てみても効き目なく――結局私は夜遅く帰宅しましたが、一向に目に見えるような改善は見付けられません。「この死の体よりわれを救わん者は誰ぞ」。（『チャールズ・ラムの手紙』三宅川正訳、英宝社より引用）

謝辞

本書を書くきっかけをつくってくれたのは、私の友人で物書き仲間でもあるマーク・エドムンドソンだ。彼はひどい風邪をひいたために、この世に風邪に関する本があればいいのにと私に提案し、人の目をひく書名を考えてくれた。ありがとう、マーク。これからはもう風邪をひきませんように。

ヴァージニア大学の科学者や研究者たちにはお礼の言葉もない。彼らは風邪の研究にキャリアを捧げてきており、専門知識を寛大かつ気軽に教えてくれた。その方々はジャック・グワルトニー・ジュニア、ビアギッテ・ウィンザー、ロナルド・ターナー、オーウェン・ヘンドリーである。彼らの助力なくしてこの本は完成しなかった。またヴァージニア大学の風邪研究プログラムの看護師アニー・トロミーとベティ・ラングにもお礼を言いたい。二人は過去の風邪患者の話をし、とびきりの能力とユーモアと励ましの言葉をくれた。

以下の研究者の方々は、時間と手間を惜しまず自分たちの研究を私に説明してくれた。アリゾナ大学健康科学センターのトーマス・ボール、カーネギーメロン大学のシェルドン・コーエン、ブルネル大学のヨリ・ギドロン、ロンドン大学インペリアル・カレッジのセバスチャン・ジョンストン、コロンビア大学のエレイン・ラーソン、デンヴァー小児科医院のハーリー・ロットバート、〈アフェクサ・ライフ・サイエンス・インコーポレイテッド〉とアルバータ大学のジャクリーン・シャンの諸氏である。電子メールを通じて助言してくれた以下の方々にもお礼申し上げる。ウィスコンシン大学のブルース・バレット、ジェームズクック大学のベルンハルト・ボーヌ、ウエスタンオーストラリア大学のロモラ・バックス、ヘンリー・フォード病院睡眠障害研究センターのクリストファー・ドレイク、フィレンツェ大学のジョヴァンニ・フォンタナ、アリゾナ大学のチャールズ・ガーバ、そしてアルバータ大学のスニータ・ヴォーラの各氏。

ロンドンで楽しい時をともに過ごし、〈コモンコールドユニット（CCU）〉での「休暇」の経験を話してくれたアンジェラ・グリーンスレイドとジャネット・ウィルソン＝ウォードにはとくに謝意を表したい。私がアンジェラと知り合ったのは、CCUに関する彼女のブログを通じてだった。問い合わせにあれほど誠実に答えてくれたことに私は感動しないではいられなかった。また黴菌恐怖症の友人キャシー（匿名のままでいたいそうだ）にも心からお礼を言いたい。

〈アフェクサ・ライフ・サイエンス・インコーポレイテッド〉のウォーレン・マイケルズが送ってくれたコールドFXに関する資料、ラジオ局〈アメリカン・パブリック・メディア〉のジュディ・ブドローの助力にも感謝している。

ミシシッピ州オックスフォードの〈スクエアブックス〉の店主で市長、そして私の古くからの友人リチャード・ホーワース、《ザ・スプレンディッド・テーブル》の聡明なホストで、料理本を何冊も著しているリン・ロセット・キャスパー、ネブラスカ州オマハのバーバラとスティーヴン・レナード夫妻（夫君はネブラスカ大学医療センターの呼吸器学教授）は、風邪を治すための最高においしいレシピを送ってくれた。

病気のときに読むのに良い本はないかと書店の方々に尋ねたところ、たくさんの人が親切にも素晴らしい提案を送ってくれた。デンヴァーの〈タタード・カヴァー・ブックストア〉のレイチェル・エイモス、エミリオ・エスキベル、キャシー・ランガー、ボストンにある〈ポーター・スクエア・ブックス〉のスザンナ・ヴェイジーグーとエレン・ジャレット、コネティカット州マディソンにある〈R・J・ジュリア・ブックセラーズ〉のロクサーヌ・J・コーディー、そしてイリノイ州ウィネトカのチェストナットコートにある〈ブックストール〉の店主ロバータ・ルービンの諸氏に感謝する。

類（たぐ）い稀（まれ）なエージェントのメラニー・ジャクソンは、この本を独創的なジョナサン・カープの手に託してくれた。ありがとう、メラニー、あなたはずっと私を支援し、この本のために最高の編集者を見つけてくれた。ありがとう、ジョナサン、あなたはこの本を信じ、洞察に満ちた編集でこの本に命を吹き込み、幾度も風邪をひきながらもそのストイシズムで仕事を貫徹した。キャリー・ゴールドスタインとコリン・シェパードをはじめとする、〈トゥウェルヴ〉の方々の有能でエネルギッシュな助力にも深謝する。

この本を執筆中にさまざまに支援してくれた友人たちにもお礼を言いたい。とりわけ、映画監督のポール・ワグナーは、この本のために素晴らしいビデオ『Ah-Choo!』を制作してくれた。ミム・ネルソンとキン・アールはこの本の草稿を読み、遠くから私を励ましてくれた。

最後に、二人の娘のゾーイとネル、そして夫のカールにはお礼を言おうにも適切な言葉が見つからない。この三人が私を育て、著作を可能にしてくれる。この三人がいて初めて私は一個の人間になれる。

訳者あとがき

普通感冒というその名のとおり、風邪はごくありふれた病気であり、たいていの人が一年に何度かは感染してさまざまな症状に苦しむ。ところが、風邪について漠然としたイメージしかもっていない人はけっして少なくないようだ。というより、本書を読み進むにつれて明らかになるように、風邪についてはまだ専門家にもわかっていないことも多く、感染経路ですら完全に解明されているわけではないらしい。それでも風邪は季節になると毎年忘れずにやって来て、ありとあらゆる症状をもたらす。いったい風邪とはどんな病気なのだろう。どうすれば治るのか。感染の仕組みや伝播経路はどうなのか。いつの日か私たちは風邪を根絶することができるのだろうか。

そうした疑問に答えるべく、著者はさまざまな切り口で風邪の正体に迫っていく。風邪の病原体や媒介物、処方薬、民間療法にいたるまで、風邪研究に日夜いそしむ研究者たちの研究を紹介するばかりでなく、自ら臨床試験（治験）に参加して試験の様子や結果を報告している。その勇気もさることながら、各種治療薬の薬理・薬効にかかわる実験結果を偏りなく伝えようとする気構えには感心せずにはいられない。

風邪についてはわかっていないことも多いなかで、風邪の病原体がウイルスであることはおよそ半世紀前に発見されており、少なくとも二〇〇種のウイルスがかかわっているらしい。しかし、風邪は細菌によって起きるという誤解がいまだに根強く残っているようだと著者は本書で述べている。このため細菌を標的にした抗生物質が大量に処方され、やはり細菌を撃退するための抗菌石鹸やそれに類する製品が市場にあふれるという事態にいたっている。本書に登場する某専門家によれば、こうなってしまった背景には、一九五〇年代にアメリカ国立衛生研究所（ＮＩＨ）が風邪研究を軽視する判断を下したため、民間企業が細菌に焦点を合わせた医薬品の開発に取り組み、抗ウイルス対策が疎かになった経緯があるらしい。あくまでアメリカでの状況を踏まえた指摘だが、わが国でも事情は同じであるように思う。

なぜ細菌とウイルスを区別する必要があるかというと、いずれも微生物に分類されてはいるものの、両者には天と地ほどの違いがあるからだ。細菌は単細胞生物であり、エネルギー代謝系や蛋白質合成系をもつ。一方でウイルスは遺伝物質と外被蛋白質から成る微小な粒子（著者の言葉を借りれば「ごく簡単な実験用具のようなもの」）に過ぎない。ウイルスはヒトなどの動物に感染して、宿主細胞に寄生しなければ増殖することはできず、このために人工培地では培養できないのだという。細菌が生物であるのに対し、ウィルスは生物と無生物の狭間にいるような存在なのだ。この事実は大きな意味をもつ。著者も言うように、抗生物質は細菌が細胞壁をつくるのを阻むことによって細菌を殺すのだから、風邪の病原体であるウィルスには効かない。ウィルスは細胞をもたず、したがって細胞壁ももたないからだ。

本書に紹介された種々の研究を眺めると、風邪の対策としては総合感冒薬ではなく、各症状に的を絞った単一成分の薬を服用するのが良さそうであり、予防には手洗いの励行（れいこう）に勝るものはないようだ。また風邪の伝播経路に関する研究にはいずれも教わることが多く、わけても、ある研究者の「分別ある偏執狂」になろうという言葉が印象に残った。慎重になる必要はあるけれども、いたずらに細菌やウィルスを恐れることはないというのだ。いずれにしても、風邪という病気について現在わかっていることを把握するのが前提となるのはもちろんである。

この本は風邪という病気を予防し治療するための指針となるとともに、風邪（そして私たち人間）の本質についていくつか興味深いことを教えてくれてもいる。まず、風邪の症状を起こすのはウィルス（病原体）ではなく、私たちの免疫機構であるという考え方だ。たしかに私たちが日頃経験するように、同じ状況にあっても風邪をひく人とひかない人がいるし、症状の度合いは人それぞれだ。この五年から一〇年でそうした差異を説明する遺伝的多様性が発見されてはいるものの、研究はまだ緒に就いたばかりだという。

また、私たち人類とウイルスの切っても切れない関係がある。近年のヒトゲノム解読によって、私たちのＤＮＡの八パーセントほどを内在性レトロウイルスが占めることが判明している。これらの塩基配列はヒトが過去にレトロウイルスに感染した痕跡であり、レトロウイルスは胎盤形成など私たち人類の進化に欠かせない役割を果たしているというのだ。最近ではウイルスとヒトが共生関係にあると考える専門家も出てきている。ウイルスと私たちとのかかわりを探っていけば、いずれ生命の起源を解き明かすことも夢ではないのかもしれない。

なお本書の付録には、チキンスープのレシピや珍しい抗菌グッズの紹介、書店のオーナーや書店員による、風邪をひいたときのための推薦図書のリストもあるので楽しんでいただければ幸いだ。

本書はジェニファー・アッカーマンの *Ah-Choo!: The Uncommon Life of Your Common Cold* の全訳である。アッカーマンは種々の雑誌などに寄稿するサイエンス・ライターであり、*SEX SLEEP EAT DRINK DREAM: A Day in the Life of Your Body*（邦訳は『からだの一日――あなたの24時間を医学・科学で輪切りにする』〔早川書房、二〇〇九〕）などの前著がある。

＊　＊　＊

さて、この本が単行本として刊行されてすでに三年あまりが過ぎたが、このところデング熱やエボラ出血熱などウイルスを病原体とする感染症が世情を騒がせている。今年の夏には日本国内でデング熱の患者や感染者が続出し、当初は「すわパンデミック襲来か」と日本中が騒然とした。幸いにも、デング熱騒ぎは季節の移ろいとともに（病気を媒介する蚊がいなくなったために）早期終熄を見た。ところが、今度はエボラ出血熱がアフリカ西部で猛威を振るい、各国はその対策に大わらわだ。高い致死率と衝撃的な症状ゆえに、エボラ出血熱はいやが上にも人びとの恐怖心を煽る。すでに患者が出た国も出ていない国も、エボラ出血熱を封じ込めるために対策を急いでおり、日本も例外ではない。

よく指摘されることではあるが、現代社会では人や物の移動が一昔前に比べて桁違いに増えており、これが感染症拡大の大きな要因となっているようだ。遠い国の伝染病だからといってのんきに構えてはいられないのである。今後も予想もしなかった（できなかった）未知の感染症に驚かされるのは覚悟しておいたほうがいいのだろう。こう考えると、私たちと古くからもちつもたれつの関係にあった風邪という病気に親しみを覚えるほどだ。とはいえ、生きているのか死んでいるのか判然としないようなウイルスが一筋縄ではいかない、したたかな存在であることだけは間違いないようである。

最後に、単行本刊行に際してたいへんお世話になった著者、アリゾナ大学の微生物学者チャールズ・ガーバ博士、早川書房の伊藤浩氏と校正の労をとってくださった山口英則氏に改めて感謝するとともに、今回の文庫化にあたって細かな部分まで神経の行き届いた編集をしてくださった同社の金田裕美子氏にお礼申し上げる。そのほか刊行までにお世話になった数多くの方々にもこの場を借りて感謝の意を表したい。

二〇一四年一二月

鍛原多惠子

Rotbart, Harley. *Germ Proof Your Kids*. Washington, D.C.: ASM Press, 2008.

Russell, Edmund. *War and Nature: Fighting Humans and Insects with Chemicals from World War I to Silent Spring*. New York: Cambridge University Press, 2001.

Tyrrell, David, and Michael Fielder. *Cold Wars: The Fight Against the Common Cold*. New York: Oxford University Press, 2002.

Vedder, E. B. "The present status of chlorine gas therapy," *Trans Am Climatolog Clin Assoc* 41: 203-216 (1925).

Worrall, Graham. *There's a Lot of It About: Acute Respiratory Infections in Primary Care*. Oxford: Radcliffe Publishing, 2006.

●ウェブサイト

カーディフ大学（ウェールズ）の〈コモンコールドセンター〉：www.cf.ac.uk/biosi/subsites/cold/commoncold.html

ヴァージニア大学：www.commoncold.org

参考文献

Andrewes, Sir Christopher. *In Pursuit of the Common Cold*. London: William Heinemann Medical Books, 1973.

Boone, S. A., and C. P. Gerba. "Significance of fomites in the spread of respiratory and enteric viral disease," *App Envir Microbiology* 73 (6): 1687-96 (2007).

Bright, K. R., et al. "Occurrence of bacteria and viruses on elementary classroom surfaces and the potential role of classroom hygiene in the spread of infectious diseases," *Journal of School Nursing* 26 (1): 33-41 (2010).

Eccles, Ronald. "Mechanisms of symptoms of common cold and influenza," *Br J Hosp Med* (Lond) 68 (2): 71-5 (2007).

Gerba, Charles P. "Application of quantitative risk assessment for formulating hygiene policy in the domestic setting," *Journal of Infection* 43: 92-8 (2001).

Gwaltney, J. M., Jr. "Life with rhinoviruses," in M. G. Ison et al., *Antiviral Research* 55: 228-78 (2002).

——. "Clinical significance and pathogenesis of viral respiratory infection," *Am J Med* 112 (6A): 13S-18S (2002).

Hayden, F. G. "Introduction: Emerging importance of rhinovirus," *Am J Med* 112 (6A): 1S-3S (2002).

Kirchberger, S., et al. "Modulation of the immune system by human rhinoviruses," *Int Arch Allergy Immunol* 142: 1-10 (2007).

Lovelock, James. *Homage to Gaia*. New York: Oxford University Press, 2000.

MacKay, Ian. "Human rhinoviruses: The cold wars resume," *J Clin Virology* 42: 297-320 (2008).

Monto, Arnold. "Epidemiology of viral respiratory infection," *Am J Med* 112 (6A): 4S-12S (2002).

sions/printed/number12/kaplan.htm#4 ならびに www.pemberley.com/janeinfo/brablet8.html#letter39 で閲覧できる。

風邪に関するトーマス・ジェファーソンの言葉は、モンティチェロのウェブサイト www.monticello.org/site/research-and-collections/waistcoat からの引用。足を水に浸ける習慣は広く行なわれていたようだ。ルイス・クラーク探検隊の医療顧問ベンジャミン・ラッシュは、www.lewisandclarktrail.com/medical.htm にある「健康を維持するための規則」の一つに足を冷たい水に浸けることを含めていた。1747 年初刊の疾病治療に関する有名な書籍を著したジョン・ウェズリーは、乳児が 9 カ月になるまで毎朝冷たい水で沐浴させることで風邪を予防できると親たちに推奨している。

チャールズ・ラムの手紙は、www.online-literature.com/lamb/best-letters/19/ にある。

43(1998) にある。スティーミングが風邪に与える影響の論評は、M. Singh, "Heated, humidified air for the common cold," *Cochrane Database of Syst Rev* 2006, Issue 3. Art. No.: CD001728 に所収されている。摂食がインターフェロンレベルに与える影響に関するオランダの研究は、G. R. Van den Brink, "Feed a cold, starve a fever," *Clin Diagn Lab Immunol* 9 (1): 182-3 (2002) に所収。共感が風邪に与える影響に関する調査は、D. P. Rakel, "Practitioner empathy and the duration of the common cold," *Fam Med* 41 (7): 494-501 (2009) に所収。ヴイックスヴェポラップが小児に与える影響に関する 2009 年の研究は、J. C. Abanses et al., "Vicks VapoRub induces mucin secretion, decreases ciliary beat frequency, and increases tracheal mucus transport in the ferret trachea," *Chest* 135 (1): 143-8 (2009) に所収されている。ビタミンCが風邪に与える影響の研究は、H. Hemilä, "Vitamin C for preventing and treating the common cold," *Cochrane Database of Syst Rev* 18 (3): CD000980 (2004); H. Hemilä, "Vitamin C and common cold incidence. A review of studies with subjects under heavy physical stress," *Int J Sports Med* 17: 379-83 (1996) に所収。ビタミンDと風邪に関する疫学的研究は、A. A. Ginde et al., "Association between serum 25-hydroxyvitamin D level and upper respiratory tract infection in the Third National Health and Nutrition Examination Survey," *Arch Int Med* 169 (4): 384 (2009) に所収。亜鉛に関する論評は、T. J. Caruso et al., "Treatment of naturally acquired common colds with zinc," *Clin Infect Dis* Sep 1; 45 (5): 569-74 (2007); R. B. Turner, "Ineffectiveness of intranasal zinc gluconate for prevention of experimental rhinovirus colds," *Clin Infect Dis* 33: 1865-70 (2001) ならびに R. B. Turner and W. E. Cetnarowski, "Effect of treatment with zinc gluconate or zinc acetate on experimental and natural colds," *Clin Infect Dis* 31: 1202-8 (2000) に所収。ジョージ・エビーは、現在市場に出回っている亜鉛トローチにまったく薬効がないのは組成のせいであり、正の電荷をもつ亜鉛イオンの量が少なすぎるのだと主張している。G. A. Eby, "Zinc lozenges as cure for the common cold—A review and hypothesis," *Medical Hypotheses*, Nov. 9, 2009 を参照のこと。

ジェーン・オースティンの手紙はウェブ上の www.jasna.org/persua-

Sports Med 37: 304-6 (2003) にある。ニンニクに関する最近の論評は、E. Lissiman et al., “Garlic for the common cold,” *Cochrane Database of Syst Rev* 2009, Issue 3. Art. No. CD006206 に収められている。薬用人参に関する最新の論評は、J. K. Seida et al., “North American (*Panax quinquefolius*) and Asian ginseng (*Panax ginseng*) preparations for prevention of the common cold in healthy adults: A systematic review,” *Complementary and Altern Med*, published online July 10, 2009: eCAM, doi:10.1093/ecam/nep068 に所収。はちみつが咳に与える影響に関する研究は、I. M. Paul, “Effect of honey, dextromethorphan, and no treatment on nocturnal cough and sleep quality for coughing children and their parents,” *Arch Pediatr Adolesc Med* 161 (12): 1140-6 (2007) に所収。温かい飲み物に関する 2007 年の研究は、A. Sanu, “The effects of a hot drink on nasal airflow and symptoms of common cold and flu,” *Rhinology* 46 (4): 271-5 (2008) に所収。加湿した空気の効果に関する臨床試験の結果報告は、M. Singh, “Heated, humidified air for the common cold,” *Cochrane Database Syst Rev* 2006 (3): CD001728 にある。鼻洗浄に関する調査は、I. Šlapak, “Efficacy of isotonic nasal wash (seawater) in the treatment and prevention of rhinitis in children,” *Arch Otolaryngol Head Neck Surg* 134 (1): 67-74 (2008) にある。生理食塩水に関する調査は、J. E. Gern, “Inhibition of rhinovirus replication in vitro and in vivo by acid-buffered saline,” *J Infec Dis* 195: 1137-43 (2007) にある。生菌薬の研究については、M. De Vrese et al., “Probiotic bacteria reduced duration and severity but not the incidence of common cold episodes in a double blind, randomized, controlled trial,” *Vaccine* 24 (44-46): 6670-4 (2006); K. Hatakka et al., “Effect of long term consumption of a probiotic milk on the infections in children attending day care centres: double-blind, randomised trial,” *Brit Med J* 322: 1327-9 (2001) ならびに P. Winkler, “Effect of a dietary supplement containing probiotic bacteria plus vitamins and minerals on common cold infections and cellular immune parameters,” *Int J Clin Pharmacol Ther* 43 (7): 318-26 (2005) を参照のこと。生理食塩水を用いた鼻スプレーの調査は、P. Adam et al., “A clinical trial of hypertonic saline nasal spray in subjects with the common cold or rhinosinusitis,” *Arch Fam Med* 7: 39-

on immune function, viral shedding, and clinical status in rhinovirus-infected volunteers," *J Infect Dis* 162: 1277-82 (1990) にある。抗ヒスタミン薬の論評は、A. I. M. De Sutter et al., "Antihistamines for the common cold," *Cochrane Database of Syst Rev* 2006 (4) に収められている。種々の鎮咳薬の効能の論評については、Z. C. Boujaoude and M. R. Pratter, "Clinical approaches to acute cough," *Lung,* August 22, 2009 を参照のこと。

さまざまな文化で母親たちが行なう異なる風邪の対処に関する論評は、L. M. Pachter et al., "Home-based therapies for the common cold among European American and ethnic minority families," *Arch Pediatr Adolesc Med* 152: 1083-8 (1998) にある。人びとが風邪薬に期待する効能に関するブルース・バレットの研究は、B. Barrett et al., "Sufficiently important difference for common cold: Severity reduction," *Ann Fam Med* 5 (4): 216-23 (2007) に収められている。

ジャック・グワルトニー・ジュニアによる亜鉛の論評は、T. J. Caruso, C. G. Prober, and J. M. Gwaltney, "Treatment of naturally acquired common colds with zinc," *Clin Infect Dis* 45 (5): 569-74 (2007) に所収。コールドFXに関する情報については、第7章に列記した文献を参照されたい。2005年の研究は、Gerald N. Predy, Vinti Goel, Ray Lovlin, Allan Donner, Larry Stitt, Tapan K. Basu, "Efficacy of an extract of North American ginseng containing polyfuranosyl-pyranosyl-saccharides for preventing upper respiratory tract infections: a randomized controlled trial," *Can Med Assoc J* 173 (9): 1043-8 (2005) に収められている。エキナセアの効能に関する論評は、L. K. Barrett et al., "Echinacea for preventing and treating the common cold (review)," *Coch Lib* 2006 (1): 1-39; S. A. Shah et al., "Evaluation of echinacea for the prevention and treatment of the common cold: a meta-analysis," *Lancet* 7: 473-80 (2007) に所収。ターナーによる2005年の論評は、R. B. Turner et al., "An evaluation of *Echinacea angustifolia* in experimental rhinovirus infection," *New Engl J Med* 353 (4): 341-8 (2005) に収められている。運動が風邪のかかりやすさ、罹患期間、重症度に与える影響に関する情報は、T. Weidner, "Effect of exercise on upper respiratory tract infection in sedentary subjects," *Br J* pathogens?" *Cell Mol Life Sci* 64 (2): 181-91 (2007); J. Lederberg, "Emerging infections: An evolutionary perspective," *Emerg Infect Dis* 4 (3): (1998) ならびに www.evolution.berkeley.edu の "Evolution from a virus's view," December 2007 に基づく。

ライノウイルスがインフルエンザに与えていると思われる影響に関する情報は、J. S. Casalengo et al., "Rhinoviruses delayed the circulation of pandemic influenza (H1N1) 2009 Virus in France," *Clin Microbiol Infect*, Jan. 28, 2010; A. Linde et al., "Does viral interference affect spread of influenza?" *Euro Surveill* 14 (40): pii=19354 (2009); R. M. Greer et al., "Do rhinoviruses reduce the probability of viral co-detection during acute respiratory tract infections," *J Clin Virol* 45 (1): 10-5 (2009) にある。

他の疾病の治療における風邪ウイルスの使用に関する研究は、G. F. Arnold et al., "Broad neutralization of human immunodeficiency virus type 1 (HIV-1) elicited from human rhinoviruses that display the HIV-1 gp41 ELDKWA Epitope," *J Virology* 83 (10): 5087-5100 (2009) ならびに L. Zhang et al., "CFTR delivery to 25% of surface epithelial cells restores normal rates of mucus transport to human cystic fibrosis airway epithelium," *PLoS Biol* Jul. 7 (7) 2009 にある。

ウイルスに関するルイス・ヴィラレアルの見解は、"Can viruses make us human?" *Proc Am Phil Soc* 148 (3): 296 (2003) ならびに L. P. Villarreal, "Are Viruses Alive?" *Scientific American*, December 2004, pp. 98-101 に収められている。ルイス・トーマスの言葉は *The Lives of a Cell* (Penguin, 1978) からの引用。内在性レトロウイルスに関する研究は、Robin A. Weiss, "The discovery of endogenous retroviruses," *Retrovirology* 3: 67 (2006) に所収。

付録 風邪の慰みに（コールド・コンフォート）

非ステロイド系の抗炎症薬（NSAID）が風邪に与える影響の論評については、S. Y. Kim, "Non-steroidal anti-inflammatory drugs for the common cold," *Cochrane Database of Syst Rev* 2009 (3): CD005362 を参照のこと。一部の鎮痛剤が風邪に与える望ましくない影響の証拠は、N. M. Graham et al., "Adverse effects of aspirin, acetaminophen, and ibuprofen

ーソンの研究は、“Knowledge and misconceptions regarding upper respiratory infections and influenza among urban Hispanic households: Need for targeted messaging,” *J Immig Min Health* 11: 71-82 (2009) に収められている。「捕まえて、捨てて、殺す」作戦の記述は、英国保健省のウェブサイト、www.dh.gov.uk で見ることができる。「不潔さを訴える」メッセージに関する情報は、www.eurekalert.org/pub_releases/2008-12/uod-uod121508.php の “University of Denver uses ‘gross’ messaging to increases handwashing, fight norovirus” にある。手指消毒剤に関するロナルド・ターナーの研究については、以下を参照のこと。R. B. Turner et al., “Efficacy of organic acids in hand cleansers for prevention of rhinovirus infections,” *Antimicrob Agents and Chemother* 48 (7): 2595-8 (2004); R. B. Turner and J. O. Hendley, “Virucidal hand treatments for prevention of rhinovirus infection,” *J Antimicrob Chemother* 56: 805-7 (2005); R. B. Turner et al., “Effectiveness of hand sanitizers with and without organic acids for removal of rhinovirus from hands,” *Antimicrob Agents Chemother*, January 4, 2010.

日本人のお辞儀の習慣に関するロットバートの見解は Rotbart (2008), p. 268 による。子どもたちに自己接種しないように教えることに関する研究は、D. L. Corley et al., “Prevention of postinfectious asthma in children by reducing self-inoculatory behavior,” *J Pediatr Psychol* 12: 519-31 (1987) に収められている。病欠に関する 2008 年の調査は、National Public Radio, the Kaiser Family Foundation および the Harvard School of Public Health によって 2008 年 5 月 24 日から 6 月 8 日にかけて行なわれた。ブレンドンの言葉は、the report on NPR's *Morning Edition*, July 28, 2008 に引用されている。2004 年 4 月 20 日付けのプレスリリースで発表されたコーネル大学の衛生・生産性調査研究所（ＩＨＰＳ）によるプレゼンティーイズム（疾病就業）に関する研究（www.news.cornell.edu/releases/April04/cost.illness.jobs.sssl.html）も参照のこと。

第９章　風邪を擁護する

風邪ウイルスの毒性と適応に関する私の記述は、Kirchberger (2007), p. 8; S. Dreschers, “The cold case: are rhinoviruses perfectly adapted and the birth of infection control," *Qual Saf Health Care* 1: 233-4 (2004); 国際ゼンメルワイス協会のウェブサイトである www.semmelweis.org ならびに Irvine London, *The Tragedy of Childbed Fever* (Oxford, 2000) にある。オペレーション・ストップ・カフ（咳防止作戦）の研究は、M. A. K. Ryan et al., "Hand-washing and respiratory illness among young adults in military training," *Am J Prev Med* 21 (2): 79-83 (2001) に所収。石鹸と乾燥した手に関するロットバートの見解は Rotbart (2008), p. 270 からの引用。さまざまな洗浄剤その他の風邪予防手段の効果に関するエレイン・ラーソンの研究については、下記を参照のこと。A. E. Aiello et al., "Effect of hand hygiene on infectious disease risk in the community setting: A meta-analysis," *Am J Public Health* 98 (8): 1372-81 (2008); S. F. Bloomfield et al., "The effectiveness of hand hygiene procedures in reducing the risks of infections in home and community settings including handwashing and alcohol-based hand sanitizers," *Am J Infect Control* 35 (10): S27-S64 (2007); A. E. Aiello et al., "Consumer antibacterial soaps: Effective or just risky?" *Clin Infect Dis* 45 (Suppl 2): S137-47 (2007); E. L. Larson, "Warned, but not well armed: preventing viral upper respiratory infections in households," *Public Health Nursing* 24 (1): 48-59 (2006) ならびに E. L. Larson, "Effect of antibacterial home cleaning and handwashing products on infectious disease symptoms," *Ann Int Med* 140 (5): 321-29 (2004)。アメリカ人の手洗いの習慣に関する調査については、http://asm.org で閲覧できる 2003 年 9 月 15 日付けの the report on the American Society for Microbiology Survey on washing hands at airports; Soap and Detergent Association's 2007 survey ならびに GOJO "Germ" Survey, May 2004 を参照のこと。周りにいる人の同調圧力やその他の要素が手洗いの習慣に与える影響の調査報告については、下記を参照。E. Scott and K. Vanick, "A survey of hand hygiene practices on a residential college campus," *Am J lnfect Control* 35 (10): 694-6 (2007); E. L. Larson, "Hand hygiene behavior in a pediatric emergency department and a pediatric intensive care unit: comparison of use of 2 dispenser systems," *Am J Crit Care* 14 (4): 304-11 (2005) ならびに〈水と衛生プログラム〉ウェブサイト：www. wsp.org。風邪に関する誤解にかかわるエレイン・ラ

G. Nichols et al., "Respiratory viruses other than influenza virus: impact and therapeutic advances," *Clin Microb Rev* 21 (2): 274-90 (2008); A. K. Patick, "Rhinovirus chemotherapy," *Antiviral Res* 72 (2-3): 391-6 (2006); F. G. Hayden et al., "Efficacy and safety of oral pleconaril for treatment of colds due to picornaviruses in adults," *Clin Infect Dis* 36 (12): 1523-32 (2003) ならびに R. B. Turner, "Efficacy of tremacamra, a soluble intercellular adhesion molecule 1 for experimental rhinovirus infection: a randomized clinical trial," *J Am Med Assoc* 281 (19): 1797-804 (1999)。抗ウイルス／抗炎症治療薬に関するジャック・グワルトニー・ジュニアの研究は、J. M. Gwaltney, "Combined antiviral-antimediator treatment for the common cold," *J lnfect Dis* 186: 147-54 (2002) に収められている。有望な風邪ワクチンに関する新しい研究は、U. Katpally et al., "Antibodies to the buried N terminus of rhinovirus VP4 exhibit cross-serotypic neutralization," *J Virology* 83 (14): 7040-8 (2009) を参照。共感が風邪に与える影響に関する2009年の研究は、D. P. Rakel, "Practitioner empathy and the duration of the common cold," *Fam Med* 41 (7): 494-501 (2009) を参照。

第8章 ひかぬが勝ち（ドント・キャッチ・ミー・イフ・ユー・キャン）

ドナルド・トランプの握手に関する見解は彼のブログ（www.trumpuniversity.com/blog/post/2008/07/the-importance-of-a-good-handshake.cfm）で読むことができる。

くしゃみに関するスパイク・ウィン・シン・リーの研究は、S. W. S. Lee, "Sneezing in time of a flu pandemic: Public sneezing increases perception of unrelated risks and shifts preference for federal spending," *Psychological Science*, November 9, 2009 にある。

顔を覆うマスクの研究は下記を参照のこと。J. L. Jacobs et al., "Use of surgical face masks to reduce the incidence of the common cold among health care workers in Japan: a randomized controlled trial," *Am J Infect Control* 37 (5): 417-9 (2009). 2009年度のイグ・ノーベル賞授賞式に関する私の記述は、*Br Med J* 339: b4089 (2009) に基づく。イグナーツ・ゼンメルワイスの逸話は、M. Best and D. Neuhauser, "Ignaz Semmelweis published online July 10, 2009: eCAM, doi:10.1093/ecam/nep068; A. Nguyen and V. Slavik, "COLD-FX," *Can Fam Phys* 53: 481-2 (2007); D. Baines, "Hard to swallow: CV technologies," *Canadian Business*, March 27-April 9, 2006. 飛行機のトレーテーブルの広告効果に関する記述は、*Inc. Magazine*, July 2007 に掲載されたステファニー・クリフォードの談話に基づく。2008 年のコールドＦＸの研究は、2008 年 9 月 15 日付けのアフェクサ社のプレスリリースに記載されている。

プラシーボ効果に関する議論は、Ron Eccles, "The power of placebo," *Curr Allergy Asthma Rep* 7: 100-4 (2007); A. K. Vallance, "Something out of nothing: the placebo effect," *Adv Psych Treat* 12: 287-296 (2006) にある。プラシーボ効果に関するロナルド・エクレスの見解は、Kathryn Senior, "Alternative medicine and the cold challenge," *Lancet* 352: 1685 (1998) に収められている。トーマス・ジェファーソンとリチャード・カボットの言葉は、A. J. M. de Craen et al., "Placebos and placebo effects in medicine: historical overview," *J Roy Soc Med* 92: 511-15 (1999) からの引用。製品代価がプラシーボ効果に与える影響に関する研究は、"Commercial features of placebo and therapeutic efficacy," *J Am Med Assoc* 299 (9): 1016-7 (2008) にある。製品の色がプラシーボ効果に与える影響に関する研究は、A. J. M. de Craen et al., "Effect of colour of drugs: systematic review of perceived effect of drugs and their effectiveness," *Br Med J* 313: 1624-6 (1996) を参照。プラシーボ効果と風邪に関するハロルド・ディールの研究は、H. Diehl, "Medicinal treatment of the common cold," *J Am Med Assoc* 101: 2042-49 (1933) に所収。プラシーボ効果と咳の治療に関するロナルド・エクレスの研究は、以下を参照のこと。R. Eccles, "Importance of placebo effect in cough clinical trials," *Lung*, Sept. 16, 2009 ならびに P. C. L. Lee et al., "The antitussive effect of placebo treatment on cough associated with acute upper respiratory infection," *Psychosomatic Med* 67: 314-7 (2005)。

抗原連続変異とライノウイルスの遺伝コードの研究は、A. L. Kistler, "Genome-wide diversity and selective pressure in the human rhinovirus," *Virol J* 4: 40 (2007) に収められている。

将来有望と思われる風邪の治療薬については、下記を参照のこと。W.

man, *Native American Ethnobotany* (Timber Press, 1998) にある。風邪の治療に対するエキナセアの効果の最近の論評については、S. A. Shah et al., "Evaluation of echinacea for the prevention and treatment of the common cold: a meta-analysis," *Lancet* 7: 473-80 (2007) を参照のこと。2005年のターナーの論評は、R. B. Turner et al., "An evaluation of *Echinacea angustifolia* in experimental rhinovirus infection," *New Engl J Med* 353 (4): 341-8 (2005) に収められている。

エアボーン研究に関する私の記述は、http://cspinet.org/new/pdf/airbornecomplaint.pdf からダウンロードした *David Wilson v. Airborne* の集団訴訟にかかわるデータ、www.airbornehealthsettlement.com/index.htm にあるエアボーン和解に関するウェブサイト、www. ftc.gov/opa/2008/08/airborne.shtm から2009年5月20日にダウンロードした"Makers of airborne settle FTC charges of deceptive advertising"と題する2008年8月14日付けの連邦取引委員会（ＦＴＣ）プレスリリース、ならびに2006年2月27日にＡＢＣ放送が放映した番組"Does Airborne Really Stave off Colds?"（http://abcnews.go.com/GMA/OnCall/story?id=1664514&page=1 で閲覧できる）に基づく。

ＦＴＣの見解を公表したのは、同委員会の消費者保護局局長リディア・パーンズだった。

ザイカムとその製造会社〈マトリックス〉に関する情報は、マトリックス社のウェブサイト www.matrixxinc.com ならびに S. G. Boodman, "Paying through the nose," *Washington Post*, January 31, 2006: HE01 にある。ザイカムに関するバーコウィッツの見解は、www.inc.com/magazine/20080701/the-way-i-work-roger-berkowitz_pagen_2.html にある彼のブログ"The way I work"で読むことができる。アメリカ食品医薬品局（ＦＤＡ）の勧告に対するマトリックス社の返答は、*New York Times*, June 22, 2009, p. A5 に全面広告として掲載された。

コールドＦＸとその製造会社〈アフェクサ〉に関する情報については、以下を参照のこと。コールドＦＸのウェブサイト：www.COLD-FXusa.com; J. K. Seida et al., "North American (*Panax quinquefolius*) and Asian ginseng (*Panax ginseng*) preparations for prevention of the common cold in healthy adults: A systematic review," *Complementary and Altern Med*,

ナードの言葉は、ネブラスカ大学医療センター（UNMC）の2008年10月21日付けのプレスリリース（www.unmc.edu/news.cfm?match=14471）、ならびにレナード博士の電子メールからの引用。研究そのものは、S. Rennard, "Chicken soup inhibits neutrophil chemotaxis *in vitro*," *Chest* 118: 1150-7 (2000) に収められている。熱心なチキンスープファン2人の言葉は、A. Ohry and J. Tsafrir, "Is chicken soup an essential drug?" *J Can Med Assoc* 161 (12): 1532-3 (1999) からの引用。

ビタミンCに関する情報は、REFS and A. Strohle and A. Hahn, "Vitamin C and immune function," *Med Mnatsschr Pharm* 32 (2): 49-54 (2009) に収められている。

亜鉛に関するグワルトニーの見解は、T. J. Caruso et al., "Treatment of naturally acquired common colds with zinc," *Clin Infect Dis* 45 (5): 569-74 (2007) に所収。ジョージ・エビーは、現在市場に出回っている亜鉛トローチに薬効がまったくないのは組成のせいであり、正の電荷をもつ亜鉛イオンの量が少なすぎると主張していることを注記しておこう。G. A. Eby, "Zinc lozenges as cure for the common cold—A review and hypothesis," *Medical Hypotheses*, Nov. 9, 2009 を参照のこと。

風邪の代替医療に関する統計は、P. M. Barnes et al., "Complementary and alternative medicine use among adults: United States, 2002," *Advance Data from Vital and Health Statistics* 343, 1-19 (Hyattsville, Maryland: National Center for Health Statistics, 2004); D. W. Kaufman, "Recent patterns of medication use in the ambulatory adult population of the U.S.," *J Am Med Assoc* 287: 337-44 (2002) に基づいている。コモンコールドセンターのウェブサイト www.cardiff.ac.uk/biosi/subsites/cold/alt.html で閲覧できる風邪の代替医薬品のページも参照のこと。

代替医療に関するロットバートの議論は、Rotbart (2008), p. 310 に所収。ハーブを用いる治療の研究の現状に関するターナーの評価については、R. B. Turner, "Clinical trials of herbal treatments," *Evaluation & the Health Professions* 32 (4): 410-16 (2009) ならびに R. B. Turner, "Studies of 'natural' remedies for the common cold: pitfalls and pratfalls," *CMAJ* 173 (9) (2005) を参照。

北米先住民がエキナセアを使用していたという記述は、Daniel Moercom/museum-pdfs/b-commoncold.pdf で閲覧できる。ホウ砂を用いる治療に関する1895年の《サイエンティフィック・アメリカン》誌の記事は、*Scientific American*, May 1995, p. 10 に掲載された。アメリカ国立衛生研究所（ＮＩＨ）の風邪研究予算に関する統計は、NCCAMの広報室から入手した（2010年1月15日付けの電子メール）。一般開業医に関する記述は、マーシャル・マリンカー医師のもので、Worrall (2006), p. 123からの引用。小児用の風邪薬と鎮咳薬の使用に関する2008年の研究は、L. Vernacchio et al., "Cough and cold medication use by U.S. children, 1999-2006: results from the Slone survey," *Pediatrics* 122 (2): e323-9 (2008) に基づく。

市販の風邪薬その他の治療法に関する情報については、以下を参照のこと。M. Simasek and D. A. Blandino, "Treatment of the common cold," *Am Fam Phys* 75 (4): 515-20; P. S. Muether and J. M. Gwaltney, "Variant effect of first-and second-generation antihistamines as clues to their mechanism of action on the sneeze reflex in the common cold," *Clin Infect Dis* 33: 1483-8 (2001); B. Winther and N. Mygind, "The therapeutic effectiveness of ibuprofen on the symptoms of naturally acquired common colds," *Am J Rhinolog* 15 (4): 239-42 (2001); R. Eccles, "Efficacy and safety of over-the-counter analgesics in the treatment of cold and flu," *J Clin Pharm Ther* 31 (4): 309-19 (2006); D. Taverner and J. Latte, "Nasal decongestants for the common cold," *Cochrane Database Syst Rev* 2007 (19): CCD001953; A. I. M. Sutter et al., "Antihistamines for the common cold," *Cochrane Database Syst Rev* 2003 (3): CD 001267; S. M. Smith, "Over-the-counter medications for acute cough in children and adults in ambulatory settings," *Cochrane Database Syst Rev* 2008 (1): CD001831.

小児用の市販の風邪薬と鎮咳薬の危険性に関する報告は、R. C. Dart et al., "Pediatric fatalities associated with over the counter (nonprescription) cough and cold medications," *Ann Emerg Med* 53 (4): 411-7 (2009) にある。J. M. Sharfstein et al., "Over the counter but no longer under the radar—pediatric cough and cold medications," *New Engl J Med* 357: 2321-4 (2009) も参照のこと。

チキンスープの実験をしようと考えた動機に関するスティーヴン・レ

Yoo et al., "Microbial manipulation of immune function for asthma prevention. Inferences from clinical trials," *Proc Am Thoracic Soc* 4: 277-82 (2007) を参照のこと。抗生物質と喘息とのかかわりに関する議論については、Rotbart (2008), p. 156 を参照のこと。

第７章　風邪を殺すには

塩素室にかかわる大騒動に関する私の記述は、Hasok Chang and Catherine Jackson, eds., *An Element of Controversy: The Life of Chlorine in Science, Medicine, Technology and War* (British Society for the History of Science, 2007) 所収の David Nader と Spasoje Marcinko の興味深い章 "The rise and fall of 'chlorine chambers' against cold and flu"; Russell (2001)（とりわけ p. 63)、ならびに E. B. Vedder and H. P. Sawyer, "Chlorin [sic] as a therapeutic agent in certain respiratory diseases," *J Am Med Assoc* 82: 764-66 (1924) に基づく。塩素製造工場の労働者と風邪やインフルエンザのかかりにくさの関連に関する観察は、1924年12月8日に《タイム》誌に掲載された "Chlorine" と題する記事より。エドワード・ヴェダーによる塩素療法の研究と宣伝は、E. B. Vedder, "The present status of chlorine gas therapy," *Trans Am Climatolog Clin Assoc* 41: 203-16 (1925); "Recent development with regard to chlorine treatment of certain respiratory diseases," *J Med Soc New Jersey* 22: 40 (1925) ならびに "Chlorine gas therapy," *Ann Clin Med* 4: 21 (1925) にある。塩素療法が新たな流行になっているという新聞のくだりは、George Rothwell Brown, "Post-scripts," *Washington Post*, May 29, 1924, p. 1 にある。塩素を呼吸器系疾患予防のために利用する可能性に関するくだりは Vedder (1925), p. 303 からの引用。塩素療法が塩素のイメージチェンジに果たした役割に関するラッセルの記述は Russell (2001), p. 63 にある。風邪治療に塩素は役立たないとする医師の言葉は Russell (2001), p. 63 からの引用。

風邪治療の歴史に関する記述は、J. M. Gwaltney, "Viral respiratory infection therapy: Historical perspectives and current trials," *Am J Med* 112 (6A): 33S-41S (2002); "Developing treatments: The common cold," Museum of the Royal Pharmaceutical Society に所収されており、www. rpharms.

ペイジ・ヴィラーズの病気とアデノウイルス14の流行に関する私の記述は、CDCの *Morb Mort Weekly Rep* 56 (45): 1181-4 ならびに Louis Arana-Barradas, "Michelle's Yellow Rose," *Airman Magazine*, March/April 2008: pp. 10-14 に基づく。毒性と伝播性のあいだの進化上の取引についての議論は、www.evolution.berkeley.edu の "Evolution from a virus's view," December 2007 を参照。

ライノウイルスが他の病気に果たす役割に関する一般的な議論については、R. B. Turner, "Rhinovirus: More than just a common cold virus," *J lnfect Dis* 195: 765-6 (2007); N. G. Papadopoulus and S. L. Johnston, "The rhinovirus—not such an innocent?" *Q J Med* 94: 1-3 (2001) を参照のこと。ライノウイルスが喘息に果たす役割を探究するための新分子検出技法を用いた研究は、E. K. Miller, "Rhinovirus-associated hospitalization in young children," *J lnfect Dis* 195 (6): 773-81 (2007) にある。

セバスチャン・ジョンストンの研究については以下を参照。N. W. Bartlett et al., "Mouse models of rhinovirus-induced disease and exacerbation of allergic airway inflammation," *Nature Medicine* 14: 199-204 (2008); S. D. Message et al., "Rhinovirus-induced lower respiratory illness is increased in asthma and related to virus load and Th1/2 cytokine and IL-10 production," *Proc Natl Acad Sci* 105 (36): 13562-67 (2008); S. L. Johnston, "Innate immunity in the pathogenesis of virus-induced asthma exacerbations," *Proc Am Thorac Soc* 4: 267-70 (2007); P. A. Wark et al., "Asthmatic bronchial epithelial cells have a deficient innate immune response to infection with rhinovirus," *J Exp Med* 201 (6): 937-47 (2005) ならびに S. D. Message and S. L. Johnston, "Viruses in asthma," *Br Med Bull* 61: 29-43 (2002)。

衛生仮説に関する議論は、W. O. Cookson and M. F. Moffatt, "Asthma—an epidemic in the absence of infection," *Science* 275 (5296): 41-2 (1997); S. L. Johnston and P. J. M. Openshaw, "The protective effect of childhood infections," *Br Med J* 322: 376-7 (2001) ならびに S. Illi et al., "Early childhood infectious diseases and the development of asthma up to school age: a birth cohort study," *Br Med J* 322: 390-5 (2001) にある。軽微なライノウイルス感染の果たす役割に関する学説については、J.

175-81 (2006); S. D. Pressman and S. Cohen, "Does positive affect influence health?" *Psych Bull* 131 (6): 925-71; S. Cohen et al., "Childhood socioeconomic status and host resistance to infectious illness in adulthood," *Psychosomatic Med* 66: 553-8 (2004); S. Cohen et al., "Emotional style and susceptibility to the common cold," *Psychosomatic Med* 65: 652-7 (2003); S. Cohen, "Types of stressors that increase susceptibility to the common cold in healthy adults," *Health Psychology* 17 (3): 214-23 (1998); S. Cohen, "Negative life events, perceived stress, negative affect, and susceptibility to the common cold," *J Pers and Soc Psych* 64 (1): 131-40 (1993); S. Cohen et al., "Psychological stress and susceptibility to the common cold," *New Engl J Med* 325 (9): 606-12 (1991). アルコールと煙草の影響に関するコーエンの研究は、S. Cohen et al., "Smoking, alcohol consumption, and susceptibility to the common cold," *Am J Public Health* 83 (9): 1277-83 (1993) にある。

運動と風邪のかかりやすさに関するチャールズ・マシューズの研究は、C. E. Matthews, "Moderate to vigorous physical activity and influence on upper-respiratory tract infection," *Med Sci Sports Exer* 34 (8): 1242-8 (2002) に収められている。運動、風邪、閉経後の女性に関する研究は、J. Chubak, "Moderate-intensity exercise reduces the incidence of colds among postmenopausal women," *Am J Med* 119: 938-43 (2006) にある。極端な運動が与えるネガティブな影響の証拠は、L. T. Mackinnon, "Chronic exercise training effects on immune function," *Med Sci Sports Exerc* 32 (7 Suppl): S369-76 (2000) にある。アド・ヴァンジェールオエによるレジャー病の研究については、G. L. Van Heck and A. J. J. M. Vingerhoets, "Leisure sickness: A biopsychosocial perspective," *Psych Topics* 16 (2): 187-200 (2007) を参照のこと。社会的なつながりに関するコーエンの研究は、S. Cohen et al., "Sociability and susceptibility to the common cold," *Psych Sci* 14 (5): 389-95 (2003) ならびに S. Cohen et al., "Social ties and susceptibility to the common cold," *J Am Med Assoc* 277 (24): 1940-4 (1997) にある。

第6章　殺人風邪

effect," *New Engl J Med* 279: 742-7 (1968) に所収。足を冷やすことと風邪の罹患率に関するロナルド・エクレスの研究は、C. Johnson and R. Eccles, "Acute cooling of the feet and the onset of common cold symptoms," *Family Practice* 22: 608-13 (2005) に収められている。

〈フィリップス・エクセター・アカデミー〉での研究は、F. Sargent et al., "Further studies on stability of resistance to the common cold: The importance of constitution," *AJH* 45: 29-32 (1947) に所収。〈シアトルウイルスウォッチ〉の研究は、J. P. Fox et al., "The Seattle Virus Watch V. Epidemiologic observations of rhinovirus infections, 1965-1969, in families with young children," *Am J Epidemiol* 101 (2): 122-43 (1975) に収められている。エクセターでの研究結果とトーマス・ボールの調査は、T. Ball et al., "Is there a common cold constitution?" *Ambulatory Pediatrics* 2 (4): 261-7 (2002) ならびに T. Ball et al., "Influence of attendance at day care on the common cold from birth through 13 years of age," *Arch Pediatr Adolesc Med* 156 (2): 121-6 (2002) を参照のこと。

睡眠の中断と睡眠不足が風邪のかかりやすさに与える影響に関するシェルドン・コーエンの研究は、S. Cohen et al., "Sleep habits and susceptibility to the common cold," *Arch Intern Med* 169 (1): 62-7 (2009) にある。睡眠と炎症に関する研究は、S. R. Patel et al., "Sleep duration and biomarkers of inflammation," *Sleep* 32 (2): 200-4 (2009) に収められている。

慢性および急性のストレスに関する優れた議論については、Bruce McEwen, *The End of Stress as We Know It* (Washington, D.C.: Dana Press, 2002)〔『ストレスに負けない脳』桜内篤子訳、早川書房〕を参照のこと。ストレス研究の価値に関するデイヴィッド・ティレルの見解は、Tyrrell (2002), p. 209 にある。ストレス、社会経済的地位、情動スタイル、風邪のかかりやすさに関するコーエンの研究については、以下を参照。S. Cohen et al., "Objective and subjective socioeconomic status and susceptibility to the common cold," *Health Psychology* 27 (2): 268-74 (2008); S. Cohen et al., "Positive emotional style predicts resistance to illness after experimental exposure to rhinovirus or influenza A virus," *Psychosomatic Med* 68: 809-815 (2006); "Emotional style, nasal cytokines, and illness expression after experimental rhinovirus exposure," *Brain Beh Immun* 20:

view of the effects of colds and influenza on human performance," *Occupational Medicine* 39: 65-68 (1989) を参照のこと。

風邪がランニングその他のスポーツに与える影響に関する研究は、T. G. Weidner et a1., "Effects of viral upper respiratory illness on running gait," *Athletic Training* 32: 309-14 (1997); T. G. Weidner et al., "Pilot study: effects of viral upper respiratory illness on physical performance," *Sport Med* 15: 21-5 (1998) で読むことができる。

風邪が推論、学習、記憶に与える影響に関する研究は、R. S. Bucks et al., "Selective effects of upper respiratory tract infection on cognition, mood and emotion processing: A prospective study," *Brain Beh Immun* 22: 399-407 (2008) に収められている。

サイトカインと倦怠感その他の症状との関連性に関する研究は、K. W. Kelley, "Cytokine-induced sickness behavior," *Brain Beh Immun* 17 Suppl 1: S112-8 (2003) に所収。J. McAfoose and B. T. Baune, "Evidence for a cytokine model of cognitive function," *Neurosci and Biobehav Rev* 33 (3): 355-66 (2008) も参照のこと。

風邪が睡眠や覚醒に与える影響に関するドレイクの研究は、C. L. Drake et al., "Effects of an experimentally induced rhinovirus cold on sleep, performance, and daytime alertness," *Physiol Behav* 71: 75-81 (2000) に所収。

不顕性感染に関するジャック・グワルトニー・ジュニアの記述は、J. M. Gwaltney, "Rhinoviruses," in A. S. Evans and R. A. Kaslow, eds., *Viral Infection of Humans: Epidemiology and Control*, 4th ed. (New York City: Plenum Press, 1997), p. 815-38 に収められている。

第5章 土壌

児童の手から口への動きに関する研究は、N. S. Tulve et al., "Frequency of mouthing behavior in young children," *J Exposure Analysis and Environ Epidem* 12: 259-64 (2002) に所収。保育所に関するハーリー・ロットバートの言葉は、Rotbart (2008), p. 43 からの引用。

気温と風邪の関連性に関する情報は、R. G. J. Douglas et al., "Exposure to cold environment and rhinovirus common cold: Failure to demonstrate

オグデン・ナッシュの言葉は、1953年3月28日発行の《ニューヨーカー》誌掲載の詩歌 “Can I get you a glass of water?” からの引用。Ruth C. Woodman と St. Clair McKelway が書いた「トーク・オブ・ザ・タウン」（“Talk of the Town”）は、“Cousin Caddie,” *New Yorker*, June 10, 1961, p. 27 に収められたもので、www.newyorker.com/archive /1961/06/10/1961_06_10_027_TNY_CARDS_000267043#ixzzOdNIAWSnb で閲覧可能。咳の頻度に関する情報は、J. J. Kuhn et al., “Antitussive effect of guaifenesin in young adults with natural colds,” *Chest* 82: 713-18 (1982) で読むことができる。フィル・ジョーンズの言葉は、ロナルド・ターナーが主宰した NOSE email discussion group に対する 2007年10月11日付けの返答からの引用。

B－17 爆撃機のパイロットに関するジェイムズ・ラヴロックの逸話は、Lovelock (2000), p. 82 より。「ヴァルサルヴァ法（耳管通気法）」という用語は、ボローニャのアントニオ・マリア・ヴァルサルヴァという17世紀の解剖学者にちなんだもので、彼は「エウスタキオ管」という用語を造語し、ヒトの耳の他の部分を調べた人物である。風邪その他の病気にかかっているときに飛行機に乗る際の助言については、“Medical guidelines for air travel,” *Aviation Space and Environ Med* 74 (5), Section II Supplement (2003) を参照するといい。

ゲイ・タリーズによるフランク・シナトラの有名な評伝は、《エスクァイア》誌の1966年4月号に掲載された。風邪が気分に与える影響は、M. Schaechter, “Demeanors, moods, and microbes,” *Microbe* 1 (8): 348-49 (2006) に記述されている。ドニーズ・ジャニキ＝デヴァーツの研究は、D. Janicki-Deverts et al., “Infection-induced proinflammatory cytokines are associated with decreases in positive affect, but not increases in negative affect,” *Brain Beh Immun* 21: 301-7 (2007) に所収。風邪が人のさまざまな能力に与える影響については、A. Smith et al., “Effects of the common cold on subjective alertness, reaction time, and eye movements,” *J Psychophysiology* 13 (3): 145-51 (1999); A. Smith, “Effects of the common cold on mood and performance,” *Psychoneuroendocrinology* 23 (7): 733-9 (1998); A. P. Smith, “Respiratory virus infections and performance,” *Phil Trans R Soc Lond B* 327: 519-28 (1990); A. P. Smith, “A re-

ビアギッテ・ウィンザーの研究は、B. Winther et al., "Light and scanning electron microscopy of nasal biopsy material from patients with naturally acquired colds," *Acta Otolaryngol* 97 (3-4): 309-18 (1984) に所収されている。ジャック・グワルトニー・ジュニアが述べるように、ライノウイルスに感染した鼻の上皮細胞の生検を初めて行なったのは、ＮＩＡＩＤのロバート・クラウチとそのチームだったが、彼らは実験を失敗と考えた。R. G. J. Douglas, "Pathogenesis of rhinovirus common colds in human volunteers," *Ann Otol Rhino Laryngol* 79: 563-71 (1970) を参照のこと。B. Winther et al., "Sites of rhinovirus recovery after point inoculation of the upper airway," *J Am Med Assoc* 256: 1763-7 (1986) も参照。ウイルス複製の徴候が見られる少数の細胞を見つけた研究は、R. B. Turner et al., "Shedding of infected epithelial cells in rhinovirus colds," *J Infect Dis* 145 (6): 849-53 (1982) に所収。

風邪の症状の起源に関する説については、J. Owen Hendley, "The host response, not the virus, causes the symptoms of the common cold," *Clin Infect Dis* 26: 847-8 (1998) を参照されたい。

ケロッグ社の「ココアクリスピーズ」に関する主張に対するマリオン・ネスルの反論は、www.foodpolitics.com/?s=cocoa+krispies からの引用。児童の鼻水に関する情報は、N. Mygind et al., "The common cold and asthma," *Allergy* 54 (Suppl 57): 146-59 (1999) に所収。粘液に関するマーガレット・ヴィッサーの見解は、彼女の著書 *The Way We Are* (Faber and Faber, 1996), p. 164 からの引用。

鼻の進化に関するスティーヴン・チャーチルの記述は、2005 年のチャーチルとのインタビューより。彼の研究はS. E. Churchill et al., "Morphological variation and airflow dynamics in the human nose," *Am J Hum Biol* 16: 625-38 (2004) に所収されている。ロナルド・エクレスによる鼻の形の研究は、S. C. Leong and R. Eccles, "A systematic review of the nasal index and the significance of the shape and size of the nose in rhinology," *Clin Otolaryngol* 34 (3): 191-8 (2009) に所収されている。鼻腔に関するジャック・グワルトニー・ジュニアの研究は、J. M. Gwaltney et al., "Computed tomographic study of the common cold," *New Engl J Med* 330 (1): 25-30 (1994) に所収。

through," *Time*, Sept. 30, 1957によった。

新しく発見された多数のライノウイルスの株については、K. E. Arden and I. M. MacKay, "Human rhinoviruses: coming in from the cold," *Genome Medicine* 1: 44 (2009) ならびにA. Kistler, "Pan-viral screening of respiratory tract infections in adults with and without asthma reveals unexpected human coronavirus and human rhinovirus diversity," *J Infect Dis* 196 (6): 817-25 (2007) を参照されたい。病気の乳幼児から検出された未知のライノウイルス株に関するウィスコンシン大学の研究については、W. M. Lee et al., "A diverse group of previously unrecognized human rhinoviruses are common causes of respiratory illness in infants," *PLoS ONE* 2 (10): e966 (2007) で読むことができる。同一の家庭内に複数のライノウイルス株があることにかかわる研究は、V. Peltola, "Rhinovirus transmission within families with children," *J Infect Dis* 197 (3): 382-9 (2008) に所収。ライノウイルスのゲノム解析に関する報告は、C. Tapparel et al., "New complete genome sequences of human rhinoviruses shed light on their phylogeny and genomic features," *BioMedCentral Genomics* 8: 224 (2007) で読むことができる。

風邪ウイルスの季節性については、J. M. Gwaltney and R. Eccles, "An explanation for the seasonality of acute upper respiratory tract viral infections," *Acta Otolaryngol* 122: 183-91 (2002) で言及されている。ヒトメタニューモウイルスの進化に関する研究は、M. de Graaf et al., "Evolutionary dynamics of human and avian metapneumoviruses," *J Gen Virol* 89 (Pt 12): 2933-42 (2008) に所収。アデノウイルスが肥満に果たしていると思われる役割の情報は、R. L. Atkinson, "Viruses as an etiology of obesity," *Mayo Clin Proc* 82 (10): 1192-8 (2007) にある。ウイルスの「寄生生態」の記述は、フランス、ストラスブール大学のウイルス学者、マルク・H・V・ヴァン・レーゲンモルテルとアメリカ疾病予防管理センターのブライアン・W・J・マーヒーの2人によるもので、Luis Villarreal, "Are Viruses Alive," *Scientific American*, December 2004, p. 98に引用されている。

第4章　大荒れ

第3章 黴菌（ばいきん）

ライノウイルスと人体の大きさの比較は、Tyrrell (2002), p. 109 に基づく。ベンジャミン・フランクリンの風邪に関する見解は、1773 年 7 月 14 日付けのベンジャミン・ラッシュ宛の手紙より。風邪研究の優れた発達史は、Tyrrell (2002) に収められている。A. Spickard, “The common cold: Past, present, and future research,” *Chest* 48 (5): 545-9 (1965) ならびに P. H. Long, “Etiology of acute upper respiratory infection (common cold),” *J Exp Med* 53: 447-70 (1931) も参照のこと。ジョージ・ジー・ジャクソンの言葉は、G. G. Jackson, “Understanding of viral respiratory illnesses provided by experiments in volunteers,” *Bacteriol Rev* 28 (4): 423-30 (1964), p. 423 から引用した。ドゥーケイの観察は、A. R. Dochez, “Studies in the common cold: Ⅳ. Experimental transmission of common cold to Anthropoid apes and human beings by means of a filtrable agent,” *J Exp Med* 52: 701 (1930) に所収。

ＣＣＵの歴史と研究に関する私の記述は、Tyrrell (2002); D. J. Tyrrell, “The common cold—my favorite infection,” *J Gen Virol* 68: 2053-61 (1987); Andrewes (1973) ならびに Angela Greenslade と Janet Wilson-Ward のインタビューによった。ポートンダウンに関する情報は、イギリス国防省のウェブサイト www.mod.uk/DefenceInternet で見ることができる。ポートンダウンで行なわれた試験や神経ガスの研究の報告は、ＢＢＣ放送のウェブサイト http://news.bbc.co.uk で閲覧可能。

ヒトの鼻の細胞に関するティレルの見解は、Tyrrell (2002), p. 72 より。

ライノウイルス同定競争に関する情報は Gwaltney (2002); J. M. Gwaltney and W. S. Jordan, “Rhinovirus and respiratory disease,” *Bacteriol Rev* 28 (4): 409-22 (1964); W. Pelon, “A cytopathogenic agent isolated from naval recruits with mild respiratory illness,” *Proc Soc Exp Biol and Med* 94: 262-7 (1957) ならびに W. H. Price, “The isolation of a new virus associated with respiratory clinical disease in humans,” *Proc Natl Acad Sci* 42 (12): 892-96 (1956) に所収されている。プライスの発見に関する私の記述は、Donald G. Cooley, “Visit to a common cold laboratory,” *New York Times*, November 3, 1957 ならびに “Medicine: Cold war breakinfluenza A virus on household and day care center fomites," *J Infection* 51: 103-9 (2005) に所収。

乳幼児のいる家庭における成人の風邪の罹患率の倍加に関する統計は、MacKay (2008), p. 304 を参照のこと。家庭における風邪の伝播については、D. A. Goldmann, "Transmission of viral respiratory infections in the home," *Pediatr Infect Dis J* 19 (10suppl): S97-102 (2000) ならびに C. P. Gerba, "Application of quantitative risk assessment for formulating hygiene policy in the domestic setting," *J Infection* 43: 92-8 (2001) を参照。家庭に潜む病原体に関するガーバの研究は、P. Rusin and C. Gerba, "Reduction of faecal coliform, coliform and heterotrophic plate count bacteria in the household kitchen and bathroom by disinfection with hypochlorite cleaners," *J Appl Microbiol* 85 (5): 819-28 (1998) ならびに Gerba (2001) に収められている。洗濯物に関するガーバの言葉は、Gerba (2001), p. 97 からの引用。家庭におけるウイルスに関するビアギッテ・ウィンザーの研究は、2008 年 10 月 18 日にワシントンＤＣで開催された ICAAC ／ IDSA でポスター講演 "Contamination of surfaces in homes of adults with natural rhinovirus colds and transfer to fingertips during normal daily activities" として発表された。

ウィンザーによるホテルの研究は、B. Winther et al., "Environmental contamination with rhinovirus and transfer to fingers of healthy individuals by daily life activity," *J Med Virol* 79 (10): 1606-10 (2007) に所収されている。ヘンドリーの名前は、2006 年 9 月 29 日付けでヴァージニア大学健康システム（訳注　ヴァージニア大学と連携した医療関連施設の統合体で、ヴァージニア大学医療センターもこれに含まれる）による研究に関して行なわれたプレスリリースで引用された。

カリフォルニア大学が行なったジェット機内における風邪の研究は、J. N. Zitter et al., "Aircraft cabin air recirculation and symptoms of the common cold," *J Am Med Assoc* 288 (4): 483-6 (2002) に所収されている。K. Leder and D. Newman, "Respiratory infections during air travel," *Int Med Journal* 35: 50-5 (2005) ならびに M. B. Hocking, "Common cold transmission in commercial aircraft: Industry and passenger implications," *J Env Health Res* 3 (1): 7-12 (2004) も参照のこと。

K. N. Huynh et al., "A new method for sampling and detection of exhaled respiratory virus aerosols," *Clin Infect Dis* 46: 93-5 (2008) による。

細菌と公共施設の表面に関するガーバの研究は、K. A. Reynolds et al., "Occurrence of bacteria and biochemical markers on public surfaces," *Int J Environ Health Res* 15 (3): 225-34 (2005) に所収されている。小児科医院におけるウイルスの研究は、2008年10月18日にワシントンＤＣで開催されたＩＣＡＡＣ／ＩＤＳＡでポスター講演 "Evidence of lingering germs on toys in pediatric waiting rooms" としてダイアン・パパスによって発表された。ハワイの軍関係施設のフィットネスセンターにおける病原体の研究は、K. A. Goldhammer, "Prospective study of bacterial and viral contamination of exercise equipment," *Clin J Sport Med* 16 (1): 34-8 (2006) に収められている。ドル札に関するスイスの研究は、Y. Thomas, "Survival of influenza virus on banknotes," *Appl Environ Microb* 74 (10): 3002-7 (2008) に所収。

職場における風邪の伝播に関する研究については、J. J. Jaakola et al., "Shared office space and risk of the common cold," *Europ J Epidem* 11 (2): 213-6 (1995) を参照されたい。呼吸器系ウイルスとオフィスの換気にかかわる研究については、T. A. Myatt, "Detection of airborne rhinovirus and its relation to outdoor air supply in office environments," *Am J Respir Crit Care Med* 169: 1187-90 (2004) を参照。職場における細菌の存在に関するガーバの研究は、〈クロロックス〉社が2007年2月14日に発表したプレスリリースならびに http://ag.arizona.edu/media/archives/6.14.html からダウンロードした2006年2月16日付けのアリゾナ大学の研究報告で読むことができる。

学校における病原体に関するガーバの研究は、K. R. Bright et al., "Occurrence of bacteria and viruses on elementary classroom surfaces and the potential role of classroom hygiene in the spread of infectious diseases," *J School Nursing* 26: 33 (2009) に収められている。保育施設における風邪の伝播を調べるためのモザイクウイルスを用いた研究は、Xi Jiang et al., "Pathogen transmission in child care settings," *J Infect Dis* 177: 881-88 (1998) に所収。家庭と保育所における物体表面上のウイルスに関するガーバの研究は、S. A. Boone and C. P. Gerba, "The occurrence of

った手段は、2004年12月10日付けの《ＵＳＡトゥデイ》紙に “Politician won't shake hands” の見出しで報じられた。

マーク・ニカスの研究は、M. Nicas and D. Best, “A study quantifying the hand-to-face contact rate and its potential application to predicting respiratory tract infection,” *J Occup and Environ Hyg* 5: 347-52 (2008) で読むことができる。自己接種に関するヘンドリーとグワルトニーの研究は、J. O. Hendley et al., “Transmission of rhinovirus colds by self-inoculation,” *New Engl J Med* 288: 1361-4 (1973) に収められている。学童の鼻ほじりに関する研究は、C. Andrade and B. S. Srihari, “A preliminary survey of rhinotillexomania in an adolescent sample,” *J Clin Psychiatry* Jun 62 (6): 426-31 (2001) で読むことができる。

ライノウイルスの空気感染に関するエリオット・ディックの研究は、E. C. Dick et al., “Aerosol transmission of rhinovirus colds,” *J Infect Dis* 156 (3): 442-8 (1987); D. J. D'Alessio et al., “Short-duration exposure and the transmission of rhinoviral colds,” *J Infect Dis* 150: 189-94 (1984) に収められている。媒介物の連鎖によってライノウイルスが消滅することを示したディックの研究は、L. C. Jennings et al., “Near disappearance of rhinovirus along a fomite transmission chain,” *J Infect Dis* 158 (4): 888-92 (1988) で読むことができる。

唾液と咳による分泌物にライノウイルスが含まれるという研究は、J. O. Hendley et al., “Transmission of rhinovirus colds by self-inoculation,” *New Engl J Med* 288: 1361 (1973) に収められている。

ヨウ素に関するグワルトニーの研究は、J. M. Gwaltney et al., “Rhinovirus transmission: One if by air, two if by hand,” *Am J Epidemiol* 107: 357-61 (1978) に所収。コーヒーカップのもち手その他の媒介物に関する研究は、J. M. Gwaltney and J. O. Hendley, “Transmission of experimental rhinovirus infection by contaminated surfaces,” *Am J Epidemiol* 116: 828-33 (1982) を参照のこと。殺菌ウイルスをモデルにしたウイルス伝播の研究は、F. Rheinbaben et al., “Transmission of viruses via contact in a household setting: Experiments using bacteriophage X174 as a model virus,” *Journal of Hospital Infection* 46: 61-6 (2000) に収められている。

オーストラリアで行なわれたウイルスを含んだ飛沫に関する研究は、

transmission of rhinoviral colds," *J Infect Dis* 150 (2): 189-93 (1984) ならびにD. J. D'Alessio et al., "Transmission of experimental rhinovirus colds in volunteer married couples," *J lnfect Dis* 133 (1): 28-36 (1976) に所収。エスキモーのキスについてディックは、キスをするときに「感染源の人と宿主の小鼻どうしも触れ合うかもしれない」と述べているが、これで感染が起きることはめったにない。

ジェイムズ・ラヴロックがCCUで実験したときの経験については、Lovelock (2000) ならびにAndrewes (1973) で論じられている。衛生学専門書の記述はFlorence Lyndon Meredith, *Hygiene* (Philadelphia, 1926), p. 414からの引用。咳やくしゃみによる飛沫の飛散については、F. E. Buckland and D. A. Tyrrell, "Spread of colds," *Br Med J* October 20, 1973, p. 123ならびにBoone and Gerba (2007), p. 1690で論じられている。ラヴロックはLovelock (2000), p. 86で、ハンカチを「新たな宿主を探したい微生物のための強力な助っ人」と呼んでいる。

媒介物と環境表面に関する記述は、Boone and Gerba (2007) ならびにB. L. England, "Detection of viruses on fomites," pp. 179-229 in C. P. Gerba and S. M. Goyal, ed., *Methods in Environmental Virology* (New York City: Marcel Dekker, 1982) に基づく。媒介物による病気伝播の典型的な事例が、イギリス、ヨーク州のあるホテルで起きた。同ホテルで行なわれた結婚披露宴の招待客の半数がノロウイルスによる胃腸炎に罹患したのは、前日にキッチンを手伝っていた人物が嘔吐した流し台でポテトサラダが調理されたためだった。J. Barker et al., "Spread and prevention of some common viral infections in community facilities and domestic homes," *J Appl Microbiol* 91: 7-21 (2001) を参照のこと。

手が風邪の伝播に果たす役割に関してグワルトニーとヘンドリーが行なった研究については、J. M. Gwaltney (2002) ならびにJ. M. Gwaltney et al., "Hand-to-hand transmission of rhinovirus colds," *Ann Intern Med* 88: 463-7 (1973) を参照。アメリカ人の鼻をぬぐう癖に関する調査は、〈オピニオン・リサーチ〉社によって1037人のアメリカ人を対象に2009年9月に実施され、2009年10月12日にwww.infectioncontroltoday.comに"Germ-spreading behaviors remain the norm, despite flu season concerns"と題して報告された。マーク・クーパーが握手を避けるのに使

F. Proctor and I. B. Andersen, *The Nose* (Amsterdam: Elsevier Biomedical Press, 1982), pp. 203-4; R. Eccles, "A role for the nasal cycle in respiratory defence," *Eur Respir J* 9: 371-6 (1996) ならびに J. M. Gwaltney et al., "Nose blowing propels nasal fluid into the paranasal sinuses," *Clin Infect Dis* 30: 387-91 (2000)。咳の生理に関する記述は、J. G. Widdicombe, "Neurophysiology of the cough reflex," *Eur Respir J* 8: 1193-1202 (1995) ならびに M. R. Pratter, "Cough and the common cold," *Chest* 129: 72S-74S (2006) で読むことができる。スーの死と喉の痛みを関連づけた研究は、E. D. S. Wolff et al., "Common avian infection plagued the tyrant dinosaurs," *PLoS ONE* 4 (9): e7288 (2009) である。痛みに対する罵り言葉の効果は、Richard Stephens et al., "Swearing as a response to pain," *NeuroReport* 20 (12): 1056-60 (2009) に所収されている。

第2章　風邪はどれほどうつりやすいか

風邪の伝播に関する情報は、J. O. Hendley and J. M. Gwaltney, "Mechanisms of transmission of rhinovirus infections," *Epidemiol Rev* 10: 242-58 (1988) ならびに J. M. Samet, "How do we catch colds?" *Am J Resp Crit Care Med* 169: 1175-6 (2004) に所収されている。

サー・クリストファー・アンドリューズは、風邪の伝播に関する彼の研究とイギリスのソールズベリーにある〈コモンコールドユニット（ＣＵ)〉における自身の研究について、Andrewes (1973) ならびに C. H. Andrewes, "Adventures among viruses Ⅲ : The puzzle of the common cold," *New Engl J Med* 242: 235-40 (1950) で述べている。アンドリューズがアイリーン・ナン・ロン島で行なった実験については、C. H. Andrewes, "The complex epidemiology of respiratory virus infections," *Science* 146: 1274-7 (1964) ならびに C. H. Andrewes, "Rhinoviruses and common colds," *Ann Rev Med* 17: 361-70 (1966) で読むことができる。ジャック・グワルトニー・ジュニアが〈ステートファーム・インシュアランス・カンパニー〉で行なった研究は、J. M. Gwaltney et al., "Rhinovirus infections in an industrial population I. The occurrence of illness," *New Engl J Med* 275: 1261-8 (1966) ならびに J. M. Gwaltney (2002), p. 229 より。ディックの研究は、D. J. D'Alessio et al., "Short-duration exposure and the

原　注

序　風邪の赤裸々な真実

ウォルター・シラーの宇宙飛行に関する記述は、ウォルター・シラー記念ウェブサイト www.wallyschirra.com ならびに www.nasa.gov によった。

私たちが一生でかかる風邪の回数は、S. Kirchberger, "Modulation of the immune system by human rhinoviruses," *Int Arch Allergy Immunol* 142: 1-10 (2007) に基づいている。風邪の研究者を描いたマンガは Tyrrell and Fielder (2002), p. 60 に所収。ハーリー・ロットバートの言葉は Rotbart (2008), p. 43 からの引用。風邪による経済損失の計算は、A. Mark Fendrick et al., "The economic burden of non-influenza-related viral respiratory tract infection in the United States," *Arch Intern Med* 163: 487-94 (2003) ならびに Gregory A. Poland and Michael A. Barry, "Common cold, uncommon variation," *New Engl J Med* 360: 21 (2009) にある。欠勤や病欠データの出典は、P. F. Adams et al., "Current estimates from the National Health Interview Survey," *Vital Health Statistics* 10, No. 200: 59, 66 (1999)。

第1章　風邪をもとめて

風邪ウイルスが涙腺を伝わって移動することを発見したビアギッテ・ウィンザーの研究は、B. Winther et al., "Sites of rhinovirus recovery after point inoculation of the upper airway, *J Am Med Assoc* 256: 1763-7 (1986) に収められている。風邪の症状の起源と風邪ウイルスに対する身体反応の記述全体は、Eccles (2007); Kirchberger (2007); J. M. Gwaltney et a1., "Symptom severity patterns in experimental common colds and their usefulness in timing onset of illness in natural colds," *Clin Infect Dis* 36: 714-23 (2003); D. E. Pappas et al., "Symptom profile of common colds in school-aged children," *Ped Infect Dis* 27 (1): 8-11 (2008) ならびにウェブサイト www.commoncold.org に所収。以下の文献も参照されたい。D.

本書は、二〇一一年二月に早川書房より単行本
として刊行された作品を文庫化したものです。

腸科学

——健康・長生き・ダイエットのための食事法

The Good Gut

ジャスティン・ソネンバーグ
&エリカ・ソネンバーグ
鍛原多恵子訳

ハヤカワ文庫ＮＦ

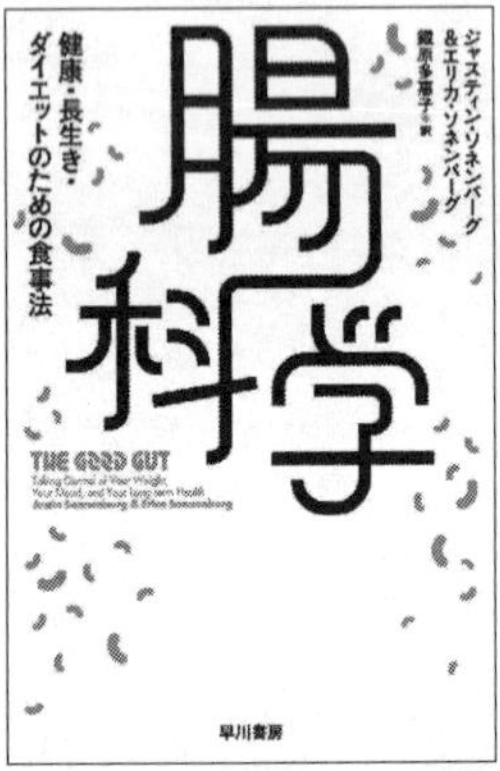

人類史上もっとも多くの人を苦しめている生活習慣病やアレルギー、自閉症などを抑え、若返りの働きがある腸内細菌。この細菌が、現代の食習慣により危機に瀕している！　細菌を育て、病気知らずの人生を送るにはどうすればよいのか？　スタンフォード大学の研究者が最新研究とともに、実践的なアドバイスを伝授。

赤の女王　性とヒトの進化

The Red Queen

マット・リドレー

長谷川眞理子訳

ハヤカワ文庫NF

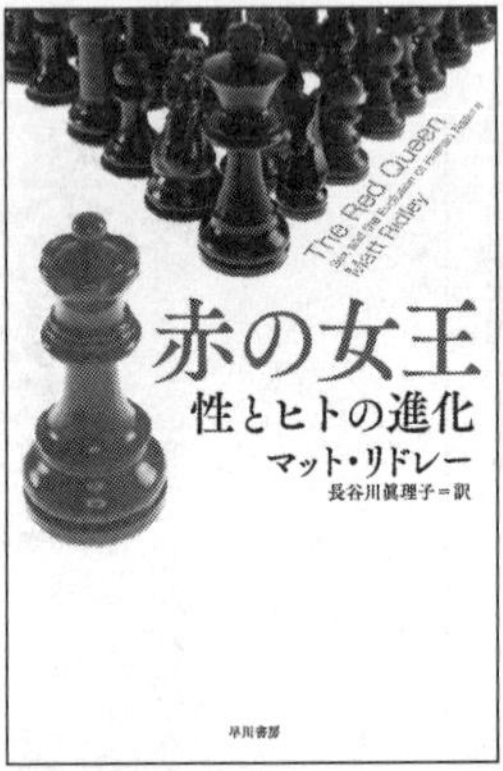

人間はいかに進化してきたか？
「性」の意味を考察する

ヒトにはなぜ性が存在するのか。普遍的な「人間の本性（ヒューマン・ネイチャー）」なるものはあるのか。それは男女間で異なるのか、そして私たちの行動にどのように影響しているのか。進化生物学に基づいて性の起源と進化の謎に迫る。大隅典子氏（東北大学大学院医学系研究科教授）推薦

予想どおりに不合理

——行動経済学が明かす「あなたがそれを選ぶわけ」

Predictably Irrational

ダン・アリエリー

熊谷淳子訳

ハヤカワ文庫NF

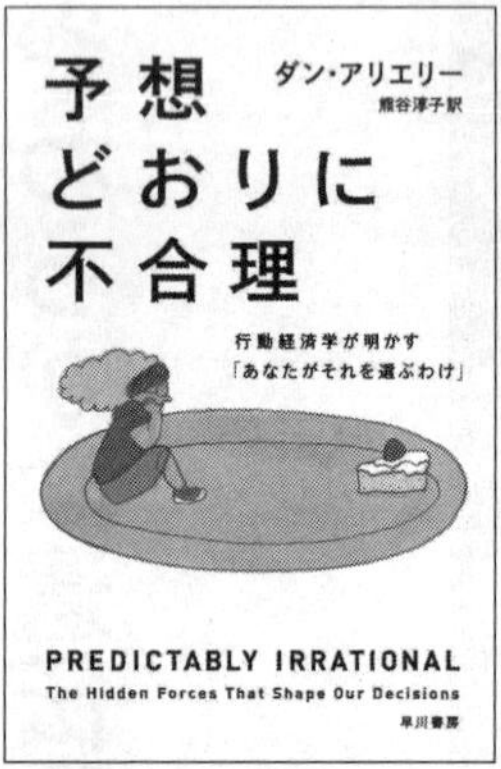

行動経済学ブームに火をつけたベストセラー！

「現金は盗まないが鉛筆なら平気で失敬する」「頼まれごとならがんばるが安い報酬ではやる気が失せる」「同じプラセボ薬でも高額なほうが利く」——。どこまでも滑稽で「不合理」な人間の習性を、行動経済学の第一人者が楽しい実験で解き明かす！

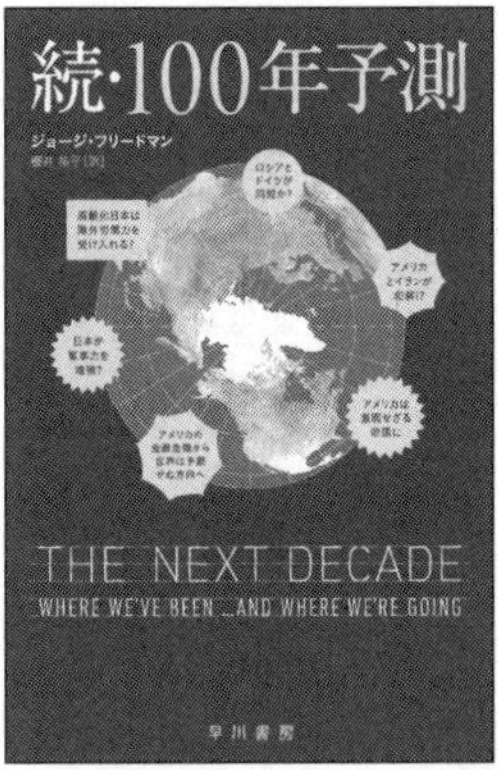
続·100年予測
ジョージ・フリードマン
THE NEXT DECADE
WHERE WE'VE BEEN ...AND WHERE WE'RE GOING
早川書房

〈数理を愉しむ〉シリーズ

Risk

リスクにあなたは騙される

ダン・ガードナー
田淵健太訳
ハヤカワ文庫ＮＦ

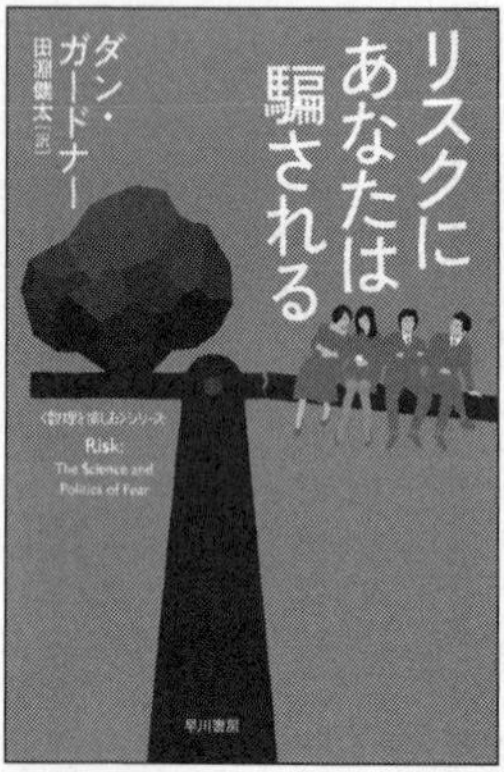

池田信夫氏推薦！
現代人がリスクに抱く過剰な恐怖心を徹底解明

環境汚染やネット犯罪など新たなリスクを抱える現代人。実際に災難に遭う率はどれほどか？　気鋭のジャーナリストがその確率を具体的に示し、言葉やイメージで判断が揺らぐ人間の心理と、恐怖をあおる資本主義社会の構造を鋭く暴く必読書。解説／佐藤健太郎

訳者略歴　翻訳家　米国フロリダ州ニューカレッジ卒（哲学・人類学専攻）　訳書に『からだの一日』アッカーマン,『ぼくは物覚えが悪い』コーキン,『元素をめぐる美と驚き』オールダシー＝ウィリアムズ（以上早川書房刊）他多数

HM=Hayakawa Mystery
SF=Science Fiction
JA=Japanese Author
NV=Novel
NF=Nonfiction
FT=Fantasy

かぜの科学（かがく）
もっとも身近な病の生態

〈NF421〉

二〇一四年十二月二十五日　発行
二〇二〇年　八　月　十五　日　三刷

（定価はカバーに表示してあります）

著　者　ジェニファー・アッカーマン
訳　者　鍛原（かじはら）多恵子（たえこ）
発行者　早川　浩
発行所　株式会社　早川書房
郵便番号　一〇一 - 〇〇四六
東京都千代田区神田多町二ノ二
電話　〇三 - 三二五二 - 三一一一
振替　〇〇一六〇 - 三 - 四七七九九
https://www.hayakawa-online.co.jp

乱丁・落丁本は小社制作部宛お送り下さい。
送料小社負担にてお取りかえいたします。

印刷・中央精版印刷株式会社　製本・株式会社明光社
Printed and bound in Japan
ISBN978-4-15-050421-2 C0147

本書は活字が大きく読みやすい〈トールサイズ〉です。